体感して学ぶ

ヨガの運動学

体にやさしく
効率的な動かし方

中村尚人
理学療法士・ヨガインストラクター

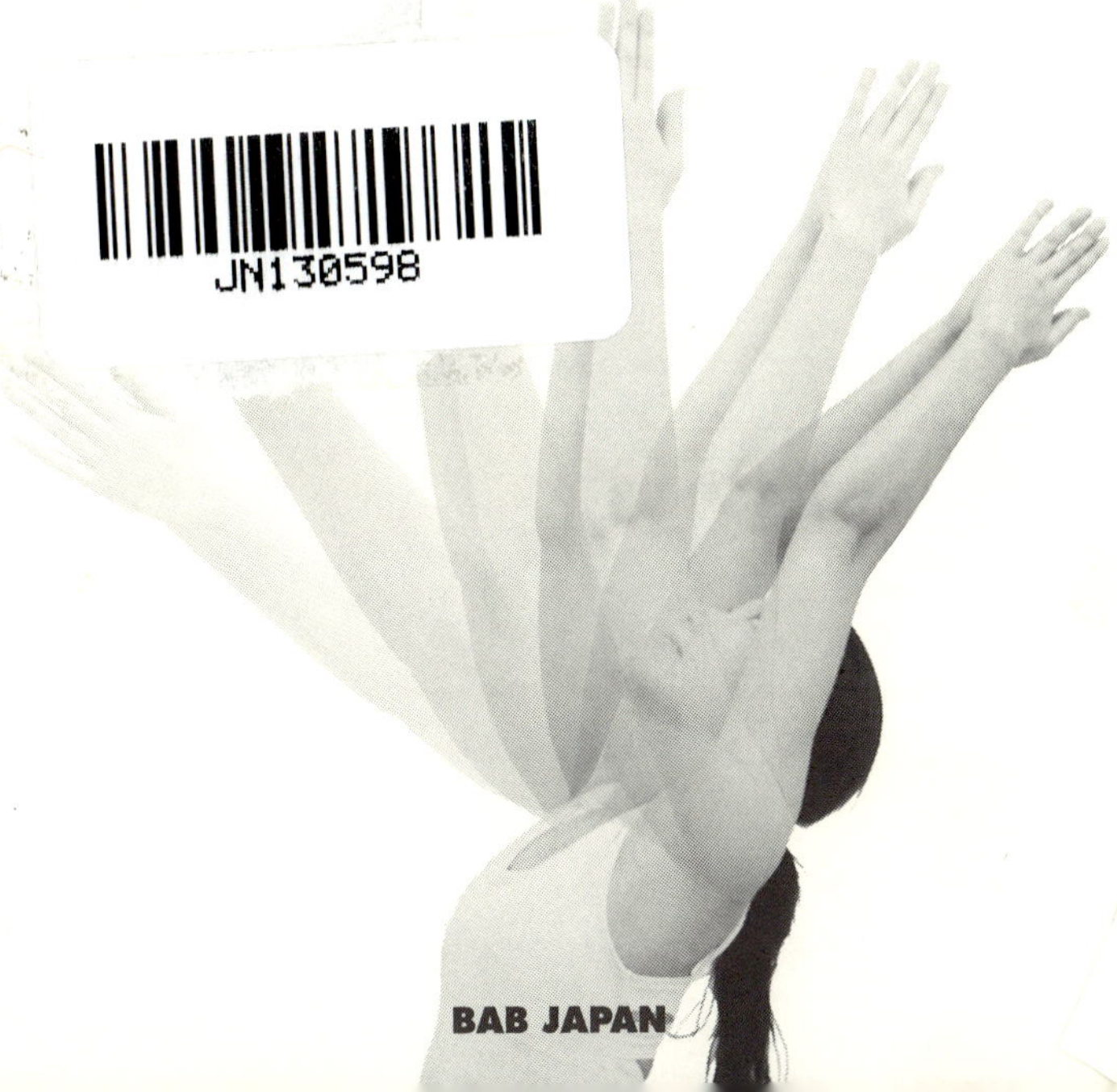

BAB JAPAN

はじめに

ヨガの実践法には大きく4つあります。クリア（浄化法）、アーサナ（坐法または体操法）、プラーナヤーマ（呼吸法または調気法）、ディヤーナ（瞑想法）です。これらは姿勢や行動によって心身のバランスを整え、快適で健やかな状態に導きます。

特にアーサナは、ラージャヨガの経典「ヨガスートラ」でまとめられている、悟りへの段階である「八支則」の中で3番目に位置し、自分の内面との対話に向けての謙虚な態度を作り、集中力を高めます。

8つあるうちの3番目というところからもわかるように、アーサナの目的の一つには待ち構えているプラーナヤーマやディヤーナの実施に必要な「坐法の習得」があります。そのために股関節の柔軟性を高め、無駄な力を抜いてまっすぐに脊柱を伸ばします。その過程は傍目にはストレッチ法や鍛錬法に映ることもあるでしょう。しかし、実際はより穏やかで繊細な内面の調整を伴います。力任せに動いたり、粗雑にポーズを取ることはアーサナではありません。もちろん時にはあえて強い刺激を体に加えて潜在能力を引き出したり、体を鍛える側面もあっていいと思いますが、それは付け加えられたものであって本来の姿は丁寧で繊細に行なうものがアーサナです。

このアーサナという繊細な作業を行なうためには、体が嫌がる苦行のようなものではなく、体が活き活きとし喜びを感じることを行なうといいでしょう。それがヨガスートラで解説される「アーサナは快適で安定している」ということです。

しかし、多くのヨガの愛好家がその目的を忘れ、スポーツのようにポーズを競い、難しいポーズができる事が何か幸せに繋がっているような虚構に囚われ、体を酷使し、無用な怪我やストレスに侵されているのを目にすることがあります。ヨガは苦を減らし幸せを感じさせてくれる生き方の道標のはずです。アーサナが制御の利かないエゴを主体とした欲や苦を増やすものになってしまっているのはとても残念です。特にアーサナのプラクティスを通して怪我をすることはできるだけ避けたいことです。武道であれば怪我も修行のうちという言い方もできるかもしれませんが、繊細なヨガの実践には無用なはずです。

本書の目的とするところは、人の体に本来備わっている自然な動き方を知ることで、ヨガのプラクティスを安全に、そして快適に行なえるようになることです。体には動き方の法則が存在します。その法則に則れば無理はなく、その法則に反すれば怪我のリスクを高めます。この法則を科学的に解説してくれるのが「運動学」なのです。

なぜ片脚バランスのポーズでふらつくのか?なぜ前屈ポーズで太ももの裏が突っ張るのか?なぜ手を挙げるポーズで肩が詰まるのか?なぜ反るポーズで腰が痛くなるのか?などなど、アーサナの実践で気になるところを運動学の視点で解説し、改善方法を提示します。進化の中で培ってきた人ならではの動きのコツをぜひアーサナのプラクティスに生かして下さい。

またアーサナだけではなく、クリアやプラーナヤーマについても運動学の視点からコツをお伝えします。そもそも、ヨガの実践は日常的な姿勢や体の動きとは異なります。ということはある意味慣れない特別なことをしているとも言えます。ですから、今まで使ったことのない筋肉や関節の意識を必要とします。そのことが日常の生活にもいい影響が出ることを祈っています。逆に怪我をしたり関節を緩めてしまうと、ヨガのクラスでは良くても日常生活に悪影響が出兼ねません。ヨガとの向き合い方も、ご自身の生活や人生の中で上手に距離感を持って付き合って頂きたいと思います。何のためにヨガを自分の人生に取り入れるのか、ヨガはある意味盲目的になりやすい世界ですので、客観的な視点をこの運動学からも持って頂ければ幸いです。

本書を執筆するにあたって、私のヨガの師であるサイモン・ボルグ・オリビエ氏、ビアンカ・マキリス氏（豪州の理学療法士でかつ長年のヨガテーチャー）、木村彗心氏（日本ヨーガ療法学会理事）、大きな影響を受けたティワリ氏（カイヴァリヤダーマヨガ研究所所長）に心から感謝いたします。ヨガは先人から代々伝えられてきた知恵です。直近の師以外にもヨガの先人に敬意を払って再度感謝の意を表したいと思います。また、いつも笑顔で支えてくれる家族に感謝します。ありがとう。

２０１９年１月

中村尚人

※**免責事項**

本書に書かれていることは自己責任のもとで行なって下さい。体に障害や問題を抱えている人は医師や医療者の助言をもらってから行なって下さい。本書に書かれていることを実践して起こったいかなる事象についても筆者及び出版社は一切の責任を負い兼ねますことをご了承下さい。

もくじ

Part 2

動きのコツ

～体に無理をさせないアーサナの深め方――41

Part 3

よくある質問にお答えします――181

Part 1

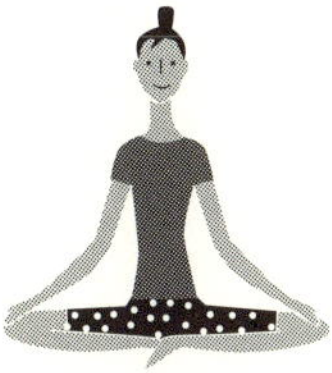

運動学を体験しよう

～できるかな？

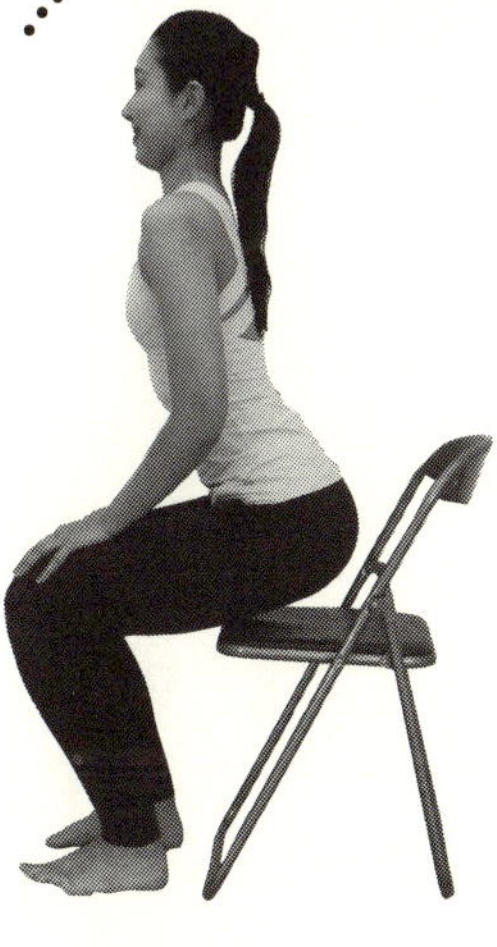

1 ✦バランスと着床ポジション

① 次の方法で椅子から立ち上がってみよう

・足を前に出したまま立ってみよう

・体を前に倒さないで立ってみよう

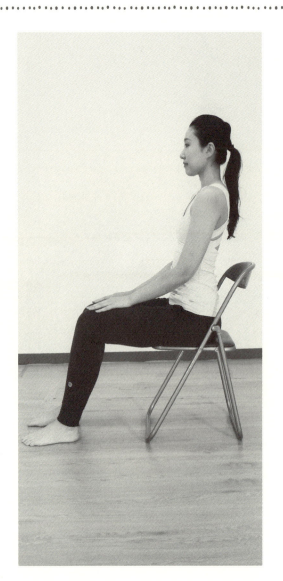

【解説】上半身の重心を足の上に乗せるためには膝を曲げてお尻の下に足を移動させ、上半身を前に倒して重心を足の上に移動させる必要があります。この動作を阻害すると立てなくなってしまうのです。

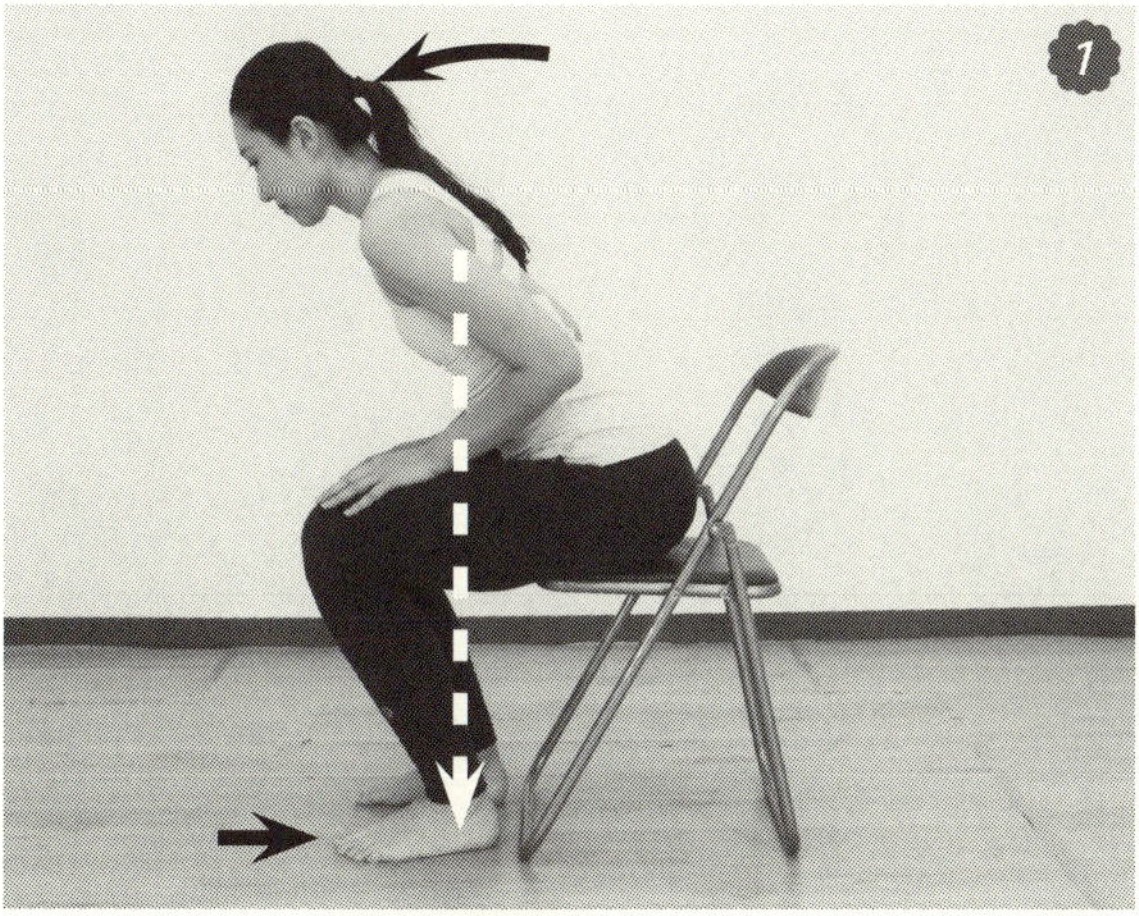

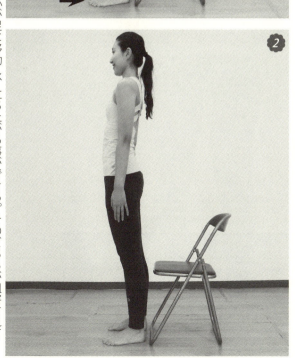

足を引き、上体を前へ倒す事によって重心が足に移動し、立ち上がる事ができる。そのどちらが阻害されても立ち上がれない。

② 次の2つの方法で片脚立ちをやってみよう

・足を肩幅に開いた状態から骨盤を横に移動させずに片脚をあげてみよう。
・縦一直線に脚を並べた状態から前脚を持ち上げてみよう。

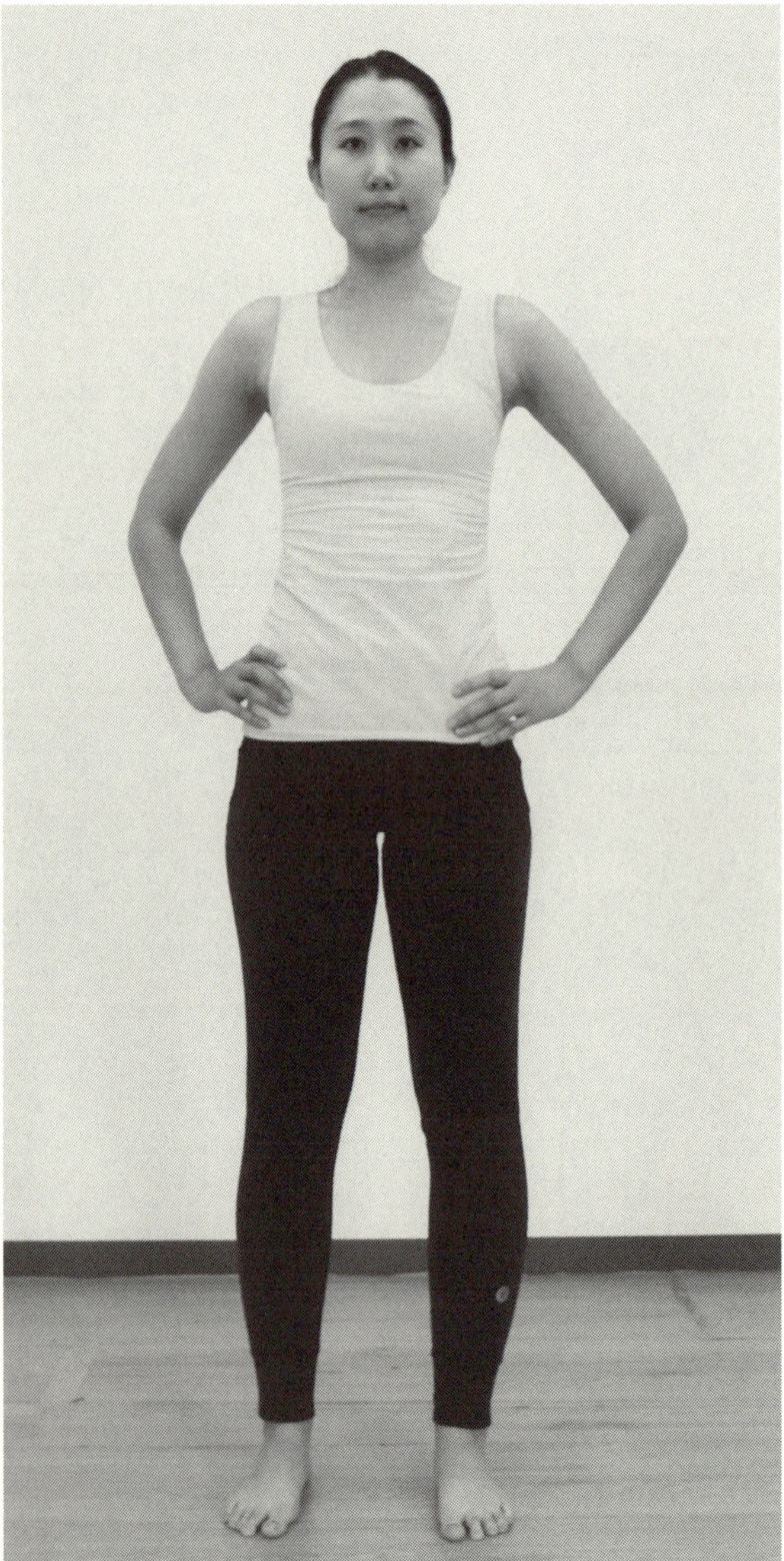

【解説】立ち上がりと同じく足の上に体の重心が乗らなくては片足立ちはできません。骨盤の幅に脚を開いていると重心は脚の間に落ちていることになり、片足では立てないのです。脚を前後に揃えた場合は足が内側に移動することで重心が足の中に入り、立てるのです。

足を前後に揃えた状態から上げる　／　重心を片足に移動させてから上げる　／　脚を開いた状態から体重移動せず上げる

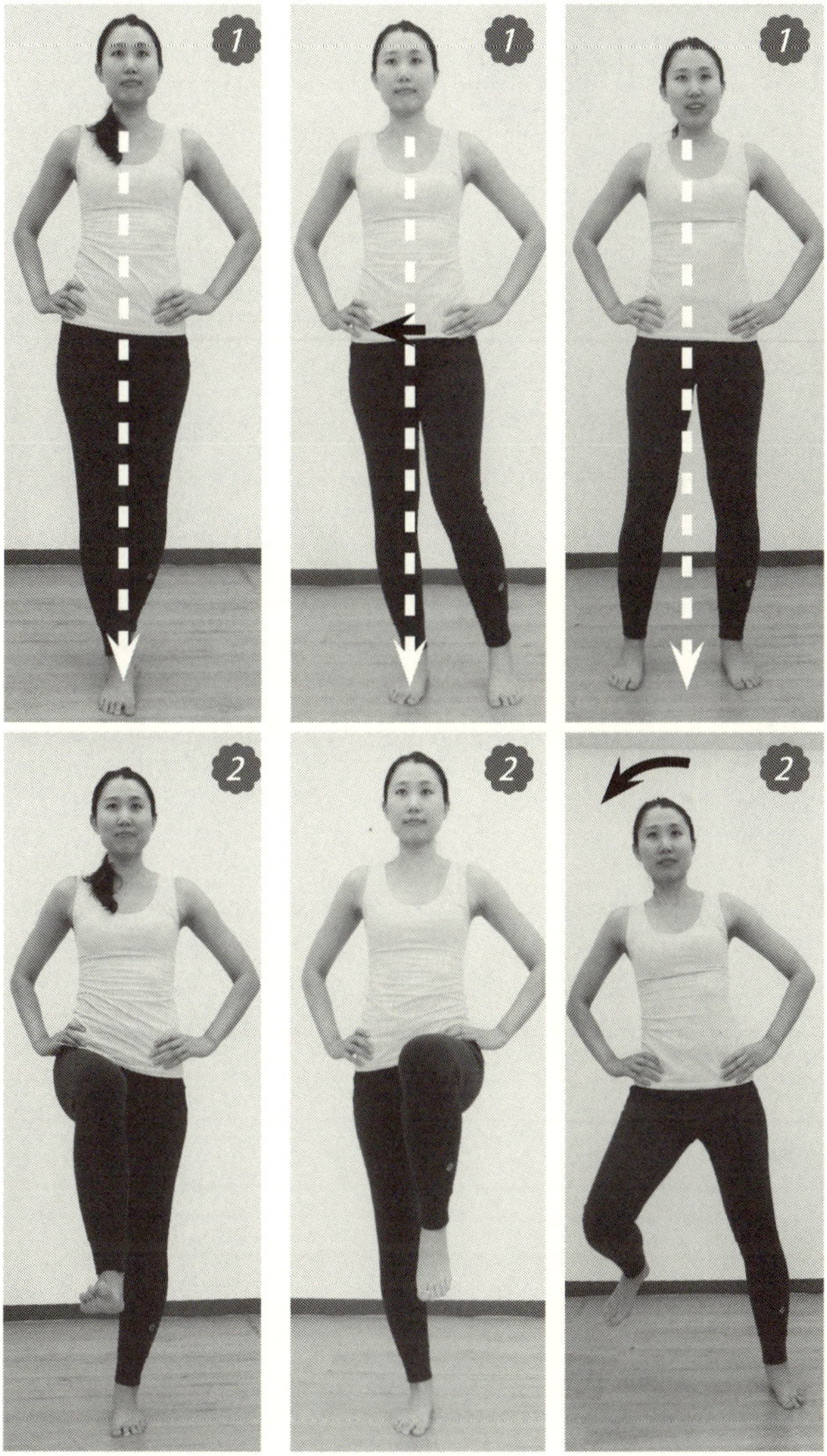

①と②のポイントは「重心」とそれを支える「支持基底面（ＢＯＳ：Base of Support）」の存在です。引力のある地球上では体を支える面に質量を乗せる必要があります。

これはヨガではバランスのアーサナなどに関係してきます。アルダチャンドラーサナを例に挙げると、バランスを高めるには手を置く位置に工夫が必要です。手を足よりも離れたところに置くとＢＯＳが広くなり安定します。逆に狭いとＢＯＳが狭くなり不安定になります。

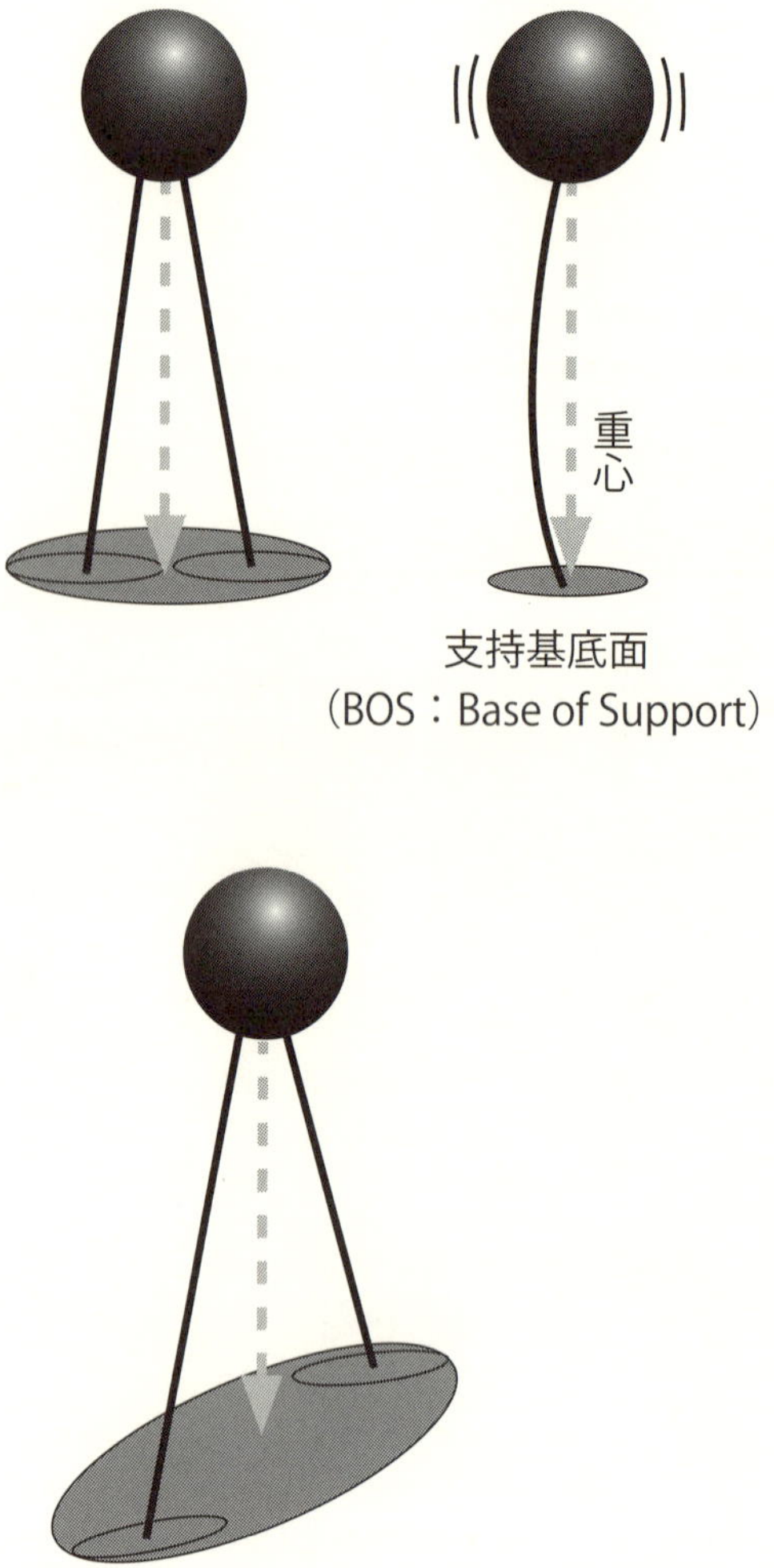

アルダチャンドラーサナ

足と手が遠く BOS が広い　　　足と手が近く BOS が狭い

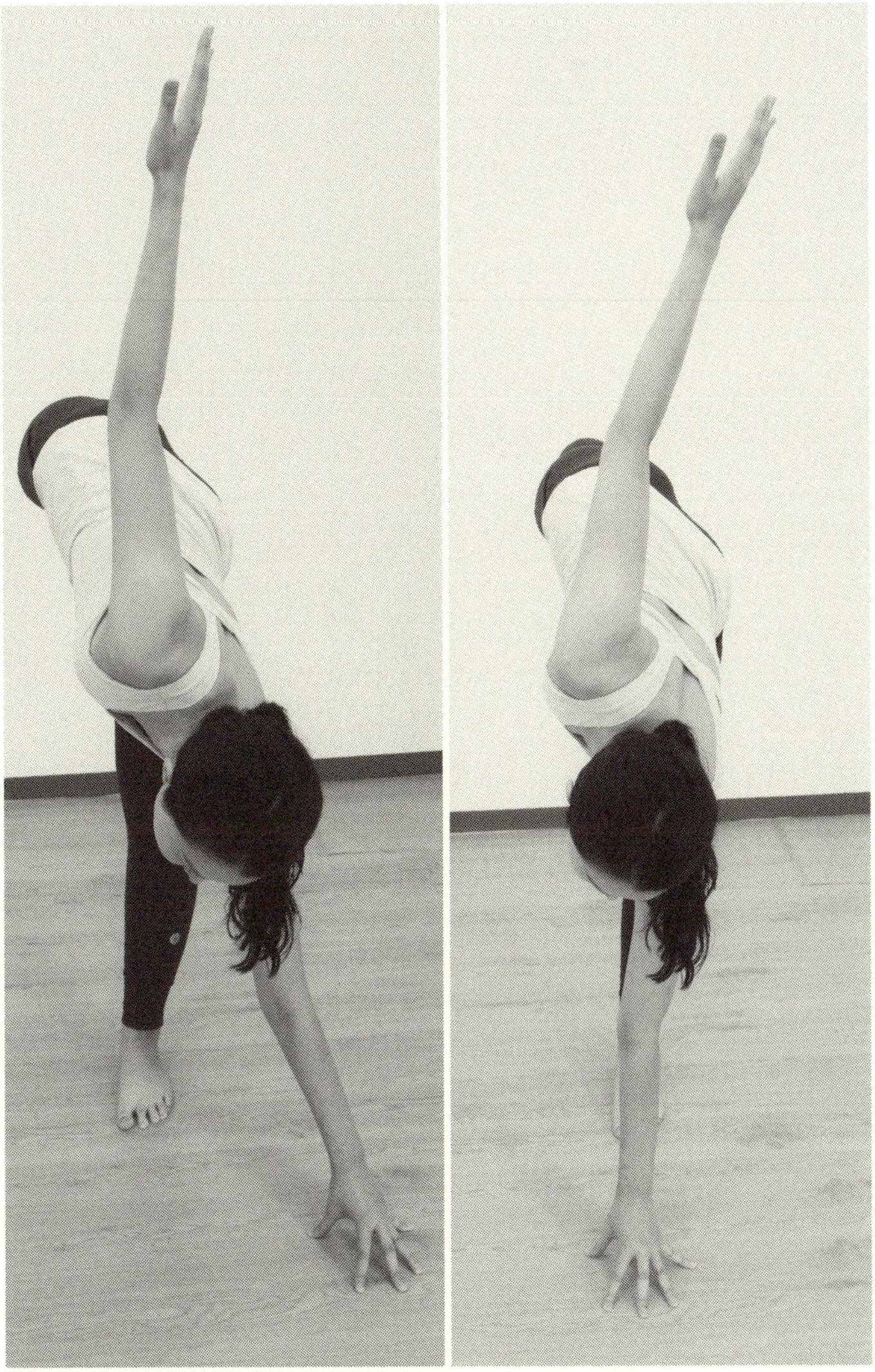

アルダチャンドラーサナでの片足、片手の着床でバランスをとる際は、手を着く位置を足から遠くにすると安定を保ちやすい（写真左）。

2 姿勢と力の伝達

◉次の2つの方法で高くジャンプしてみよう

・骨盤を前に出して鼠径部を開いた姿勢のままジャンプしてみよう。

・鼠径部を軽く引いて骨盤を少し後ろに引いた姿勢でジャンプしてみよう。

骨盤を前に出して鼠径部が
開いた姿勢からジャンプする

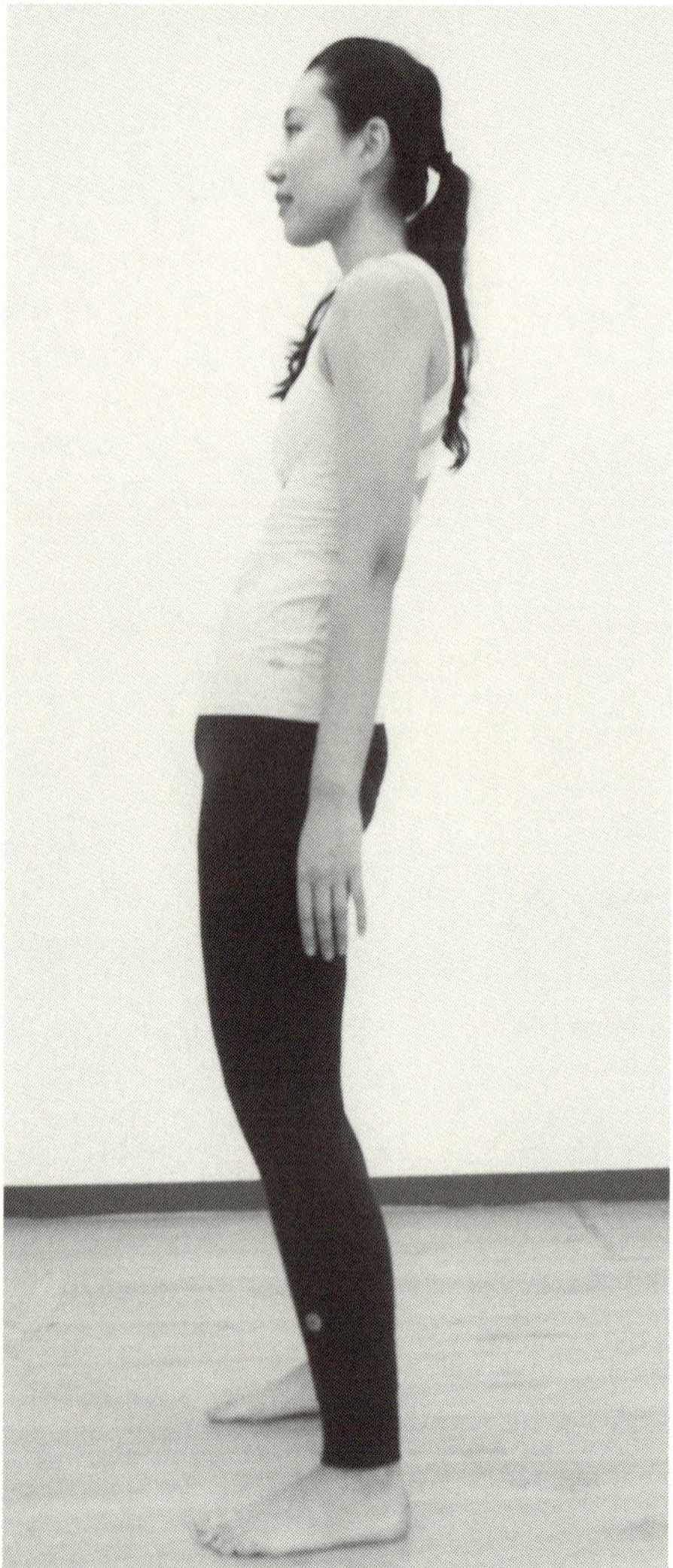

鼠径部を軽く引いて骨盤を少し後ろに引いた姿勢からジャンプする

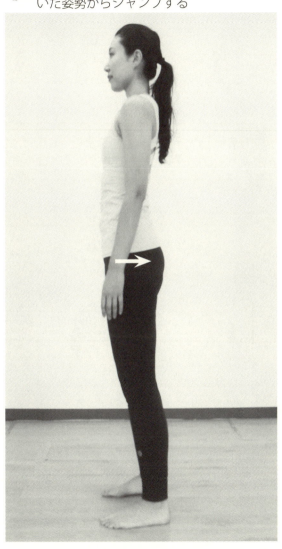

【解説】体が真っ直ぐにないと高く飛べませんね。力には働く方向があります。ジャンプするには重力と反対方向に飛ぶ必要がありますので真上に飛ぶ必要があります。しかし体が前後にズレていると力の方向が定まらないため、力が逃げてしまいうまく飛べないのです。

骨盤を前に出して鼠径部が開いた姿勢からジャンプする

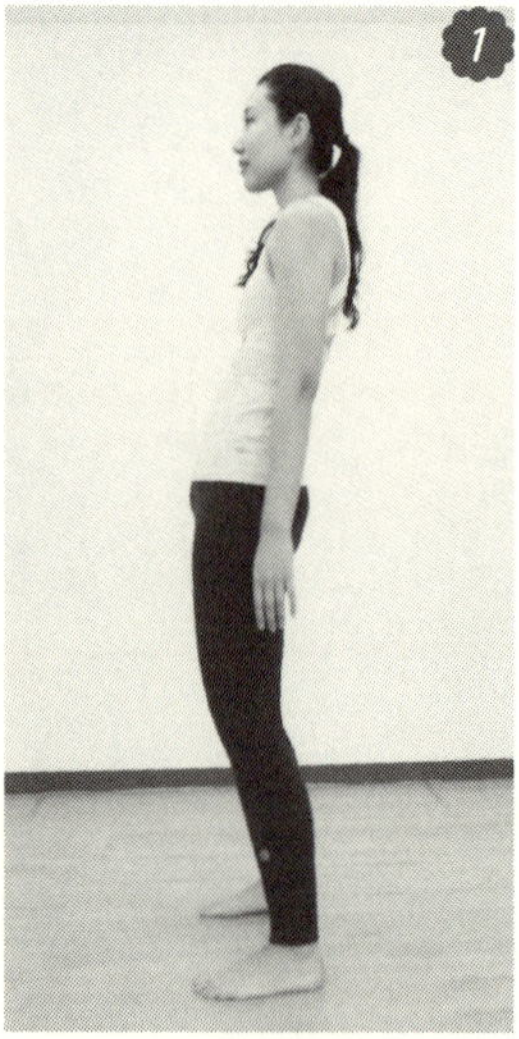

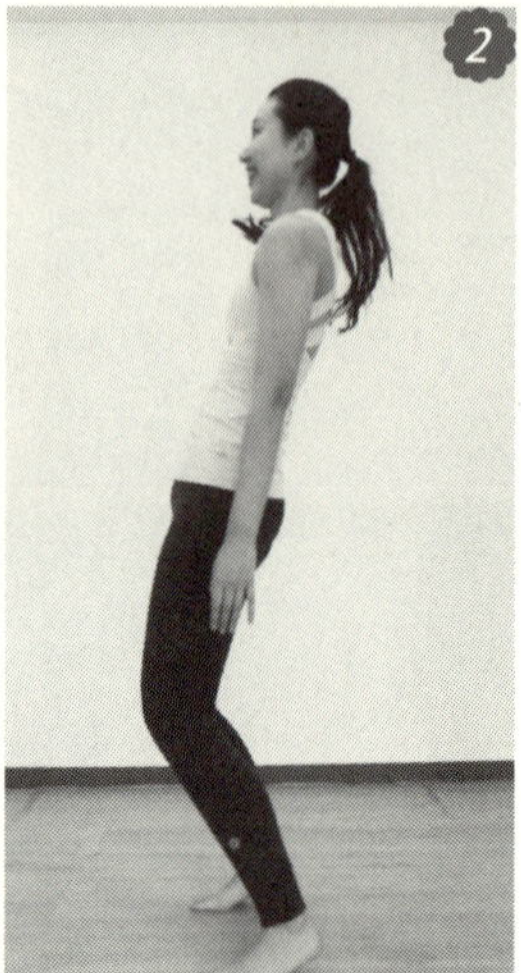

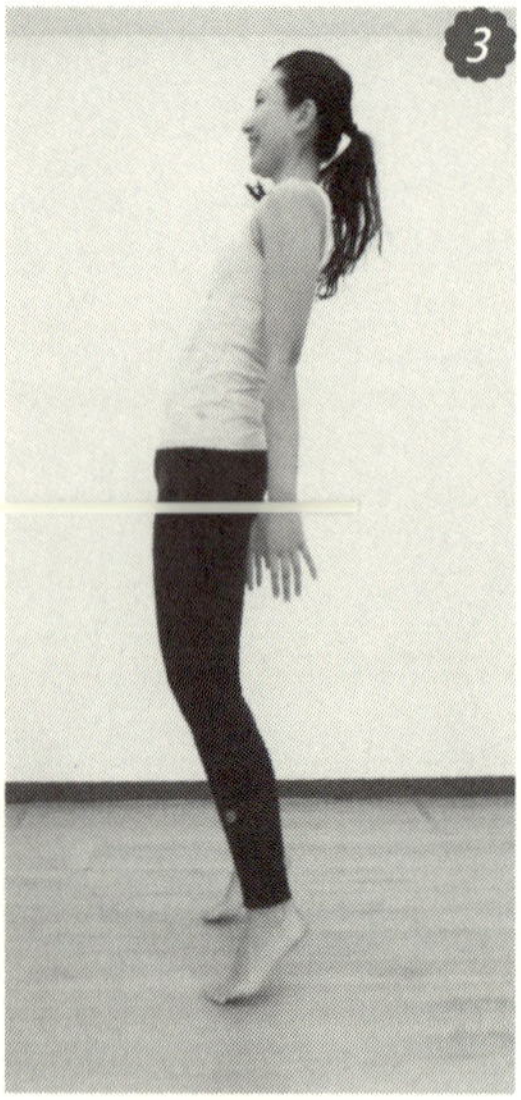

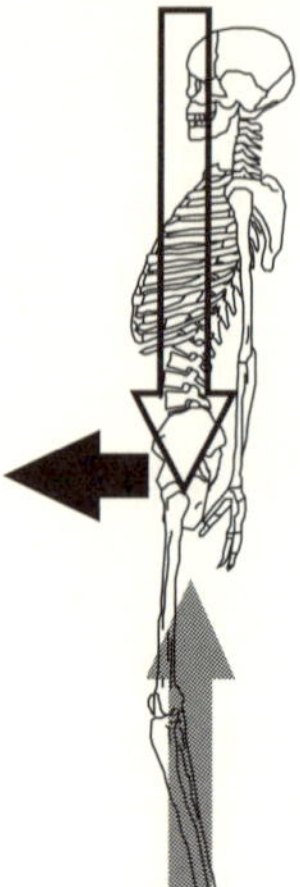

鼠径部を軽く引いて骨盤を少し後ろに引いた姿勢からジャンプする

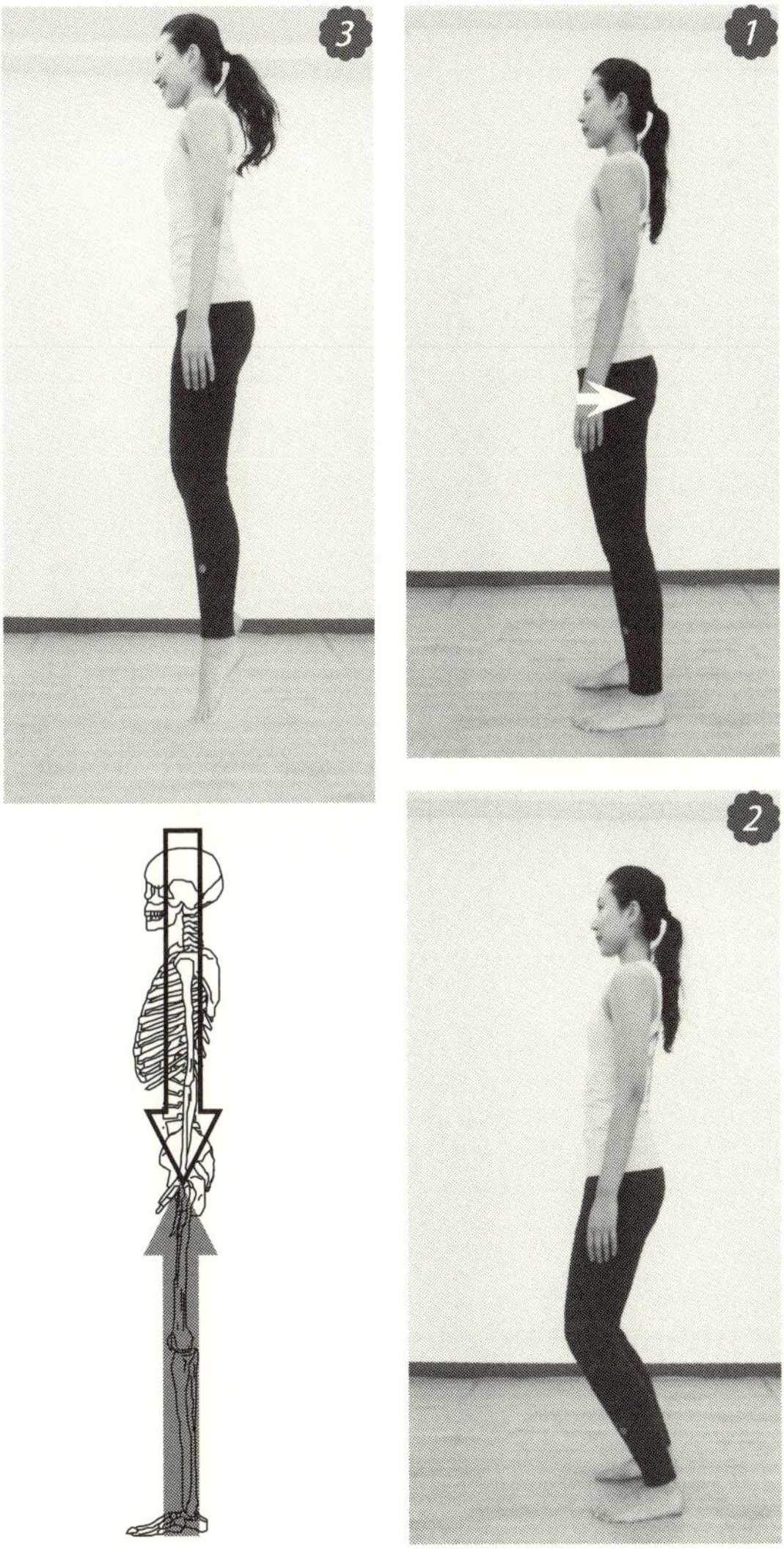

　ここでのポイントは「力の方向」と「作用と反作用（反力）」です。力は壁など硬いもので堰き止められると跳ね返り必ず戻ってきます。ボールを例に考えると、真っ直ぐ壁に当たれば真っ直ぐ返ってきますし、斜めに当たれば斜めに跳ね返っていきます。体も一直線か歪んでいるかで地面という壁からの反力に影響されるのです。

ダウンドッグ

床を押すアーサナでは、体が一直線になっていれば、
力が真っ直ぐに無駄なく伝わる。

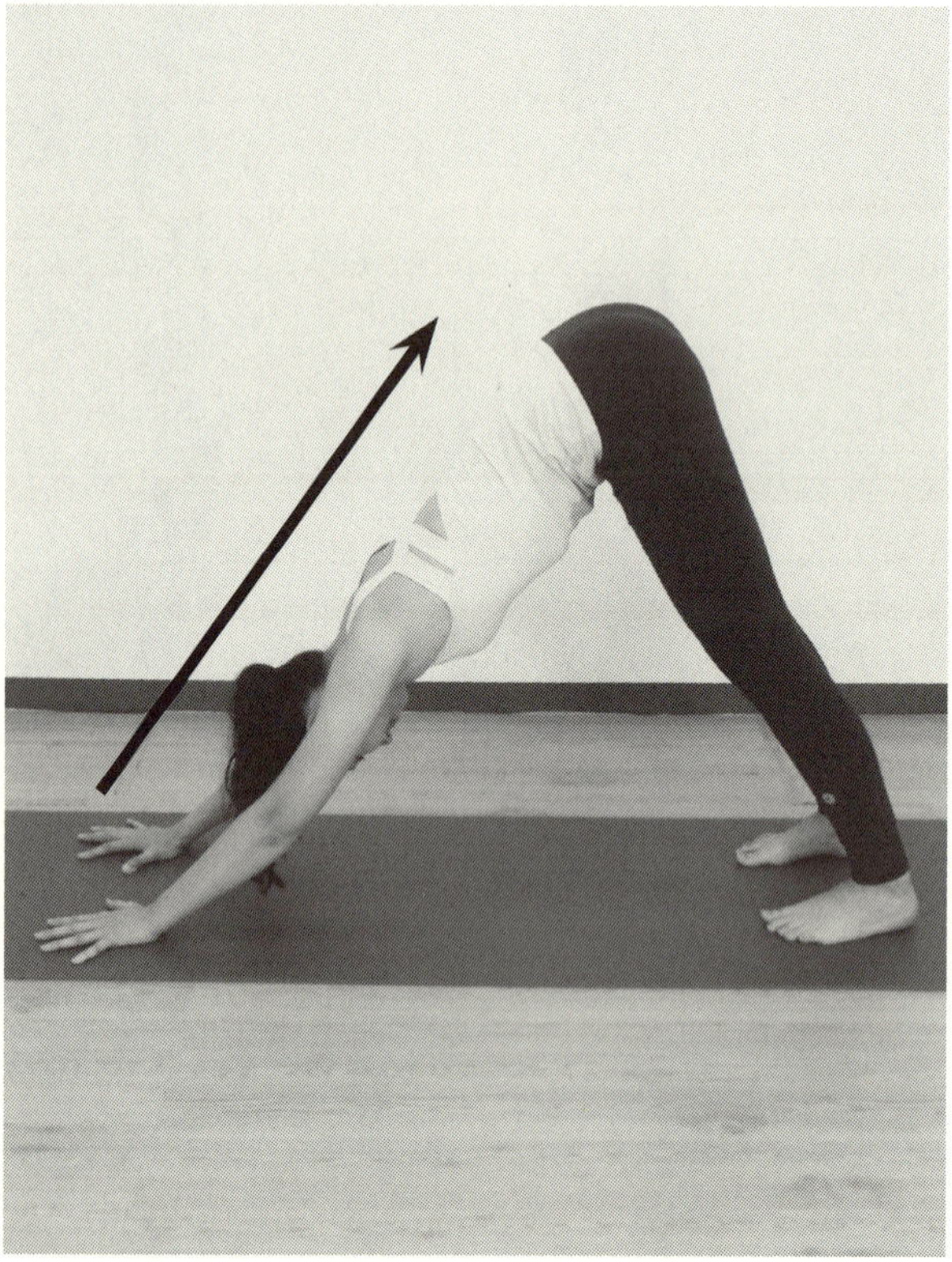

これはヨガでは床を押しているアーサナなどに関係してきます。ダウンドッグを例に挙げると、体が一直線上であれば力は真っ直ぐに伝わって行きますが、体に曲がっているところがあると力はそこで分散されてしまい、十分に力を伝達することはできません。

上体が丸まったり反ったりしていると、床を押す力が効率良く伝わらず、逃げてしまう。

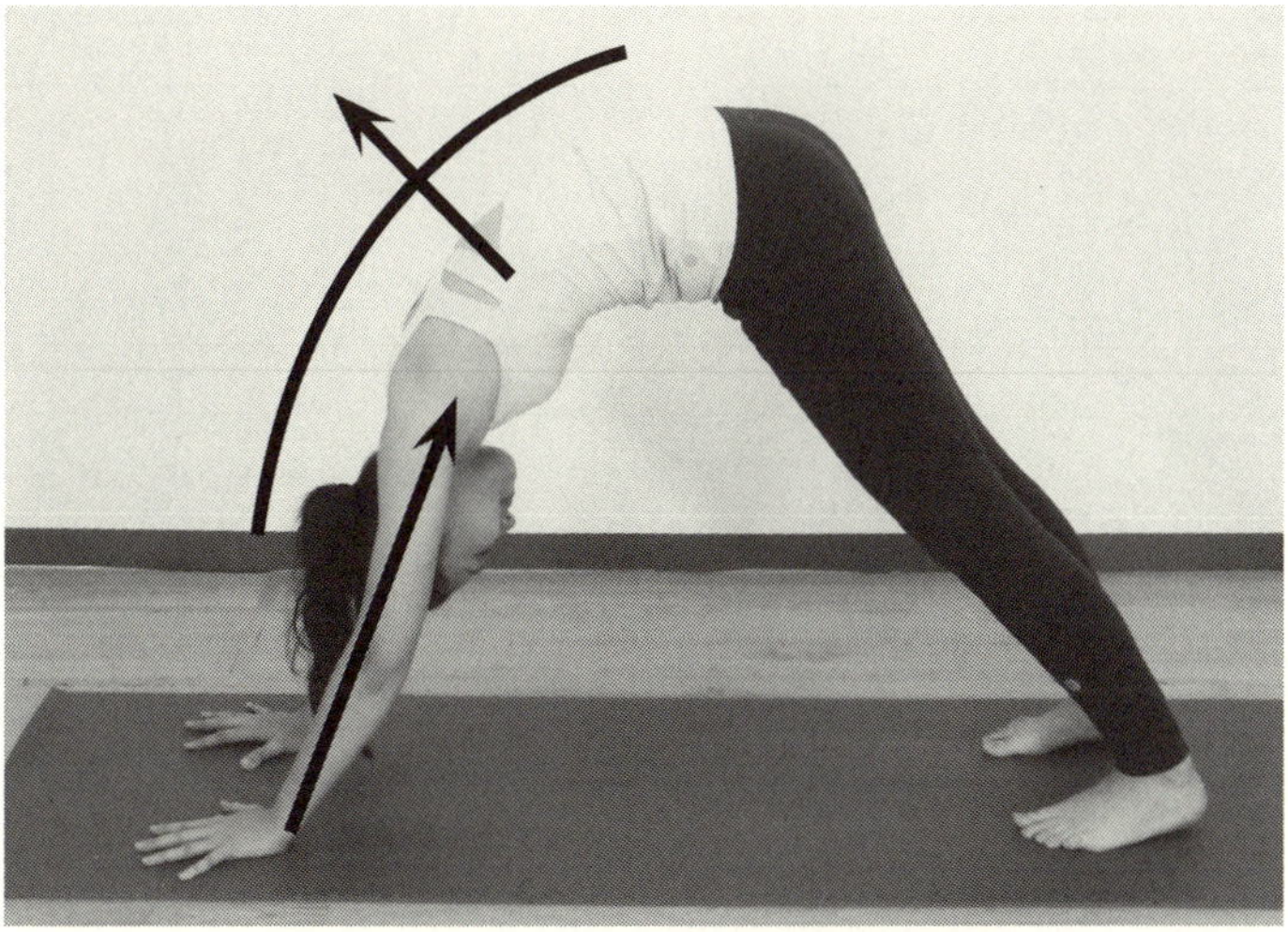

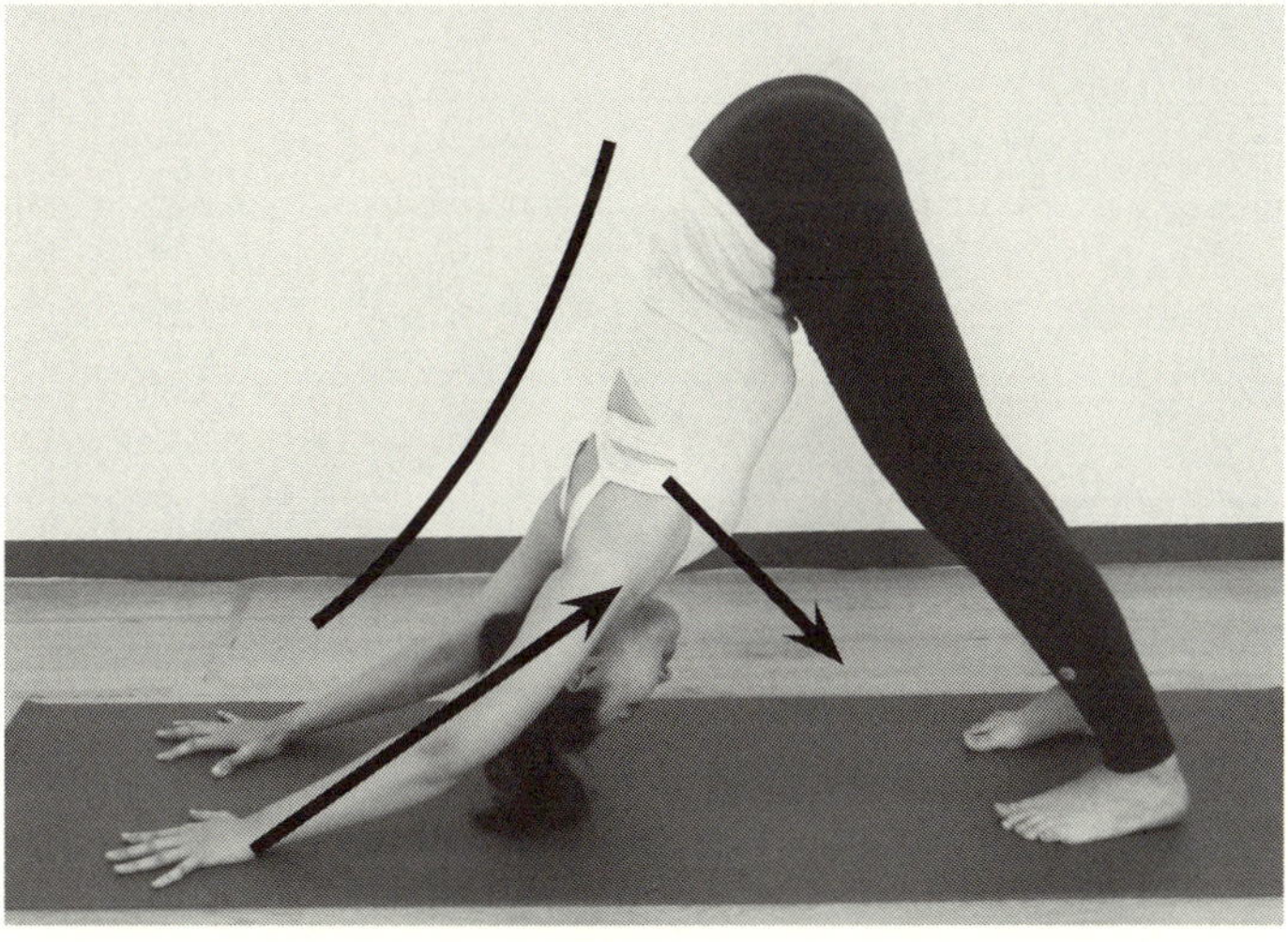

3 ✦筋構造と動きの関係

◉中指を曲げて背を合わせて他の指先をつけた状態で次のことをやってみよう

・薬指を離してみよう。
・中指の指の先を伸ばして真っ直ぐにしてみよう。

両手中指を曲げ、背を合わせて写真のように組む。この状態から、
・薬指を離す
・中指の先を伸ばして真っ直ぐにする

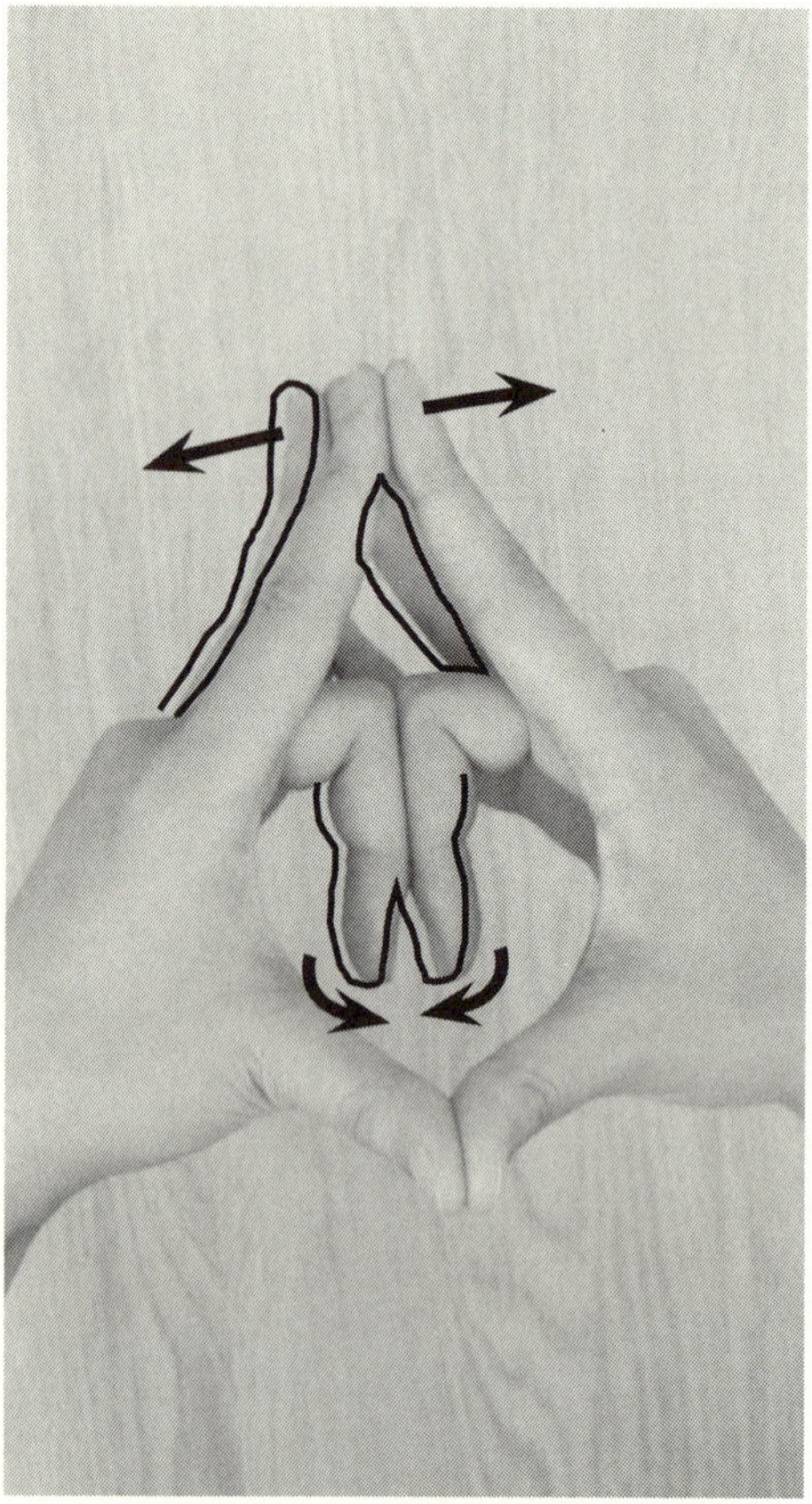

【解説】薬指を反る筋（総指伸筋）は実は中指と分かれていないのです。ですから、中指が曲がっていると反ることができません。また指先を伸ばす筋は、指の中ではなく前腕から伸びていますので、途中で曲げられると力が指先まで伝達できずに伸ばせなくなるのです。

ここでのポイントは、筋の長さやどこからどこまで伸びているかなどの特徴（「筋の走行」や「筋の起始停止」）によって動きが決まっているということです。

薬指を反る筋は中指と繋がっているので、中指が曲がっていると自力では反ることができない。

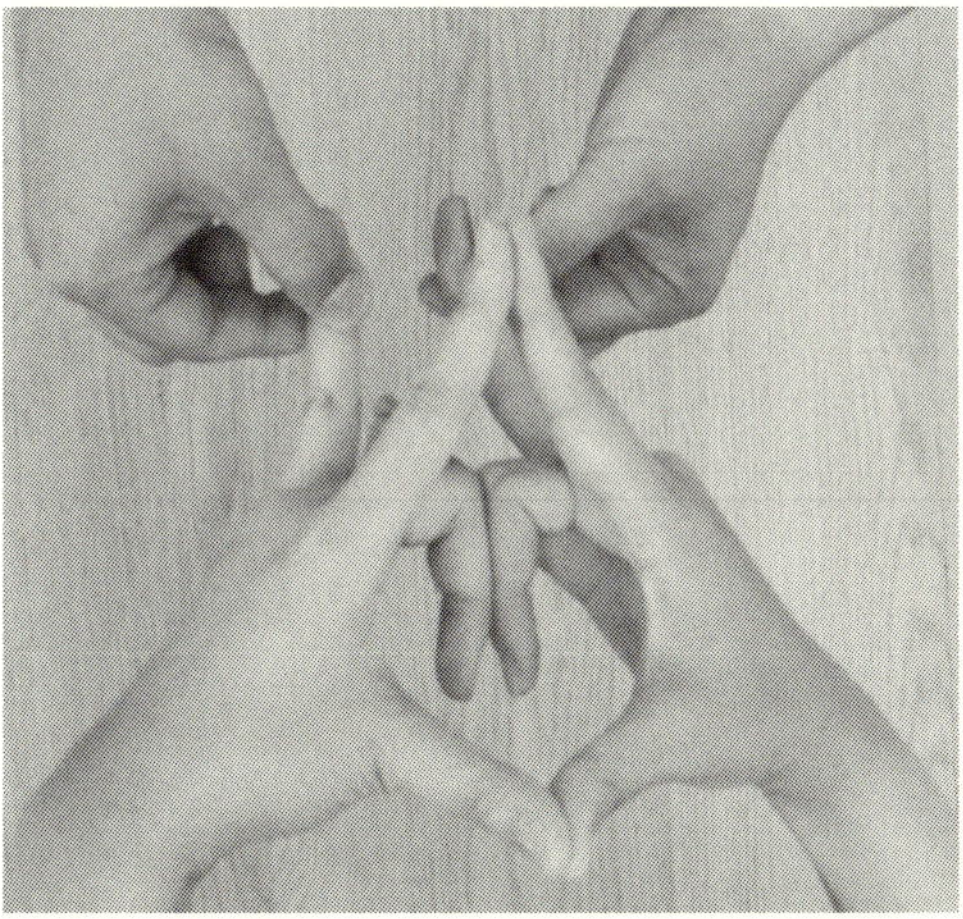

指先を伸ばす筋は指の中でなく前腕から伸びているので、中指の第二関節が曲がった写真のような状態からでは自力で第一関節だけ伸ばす動きはできない。

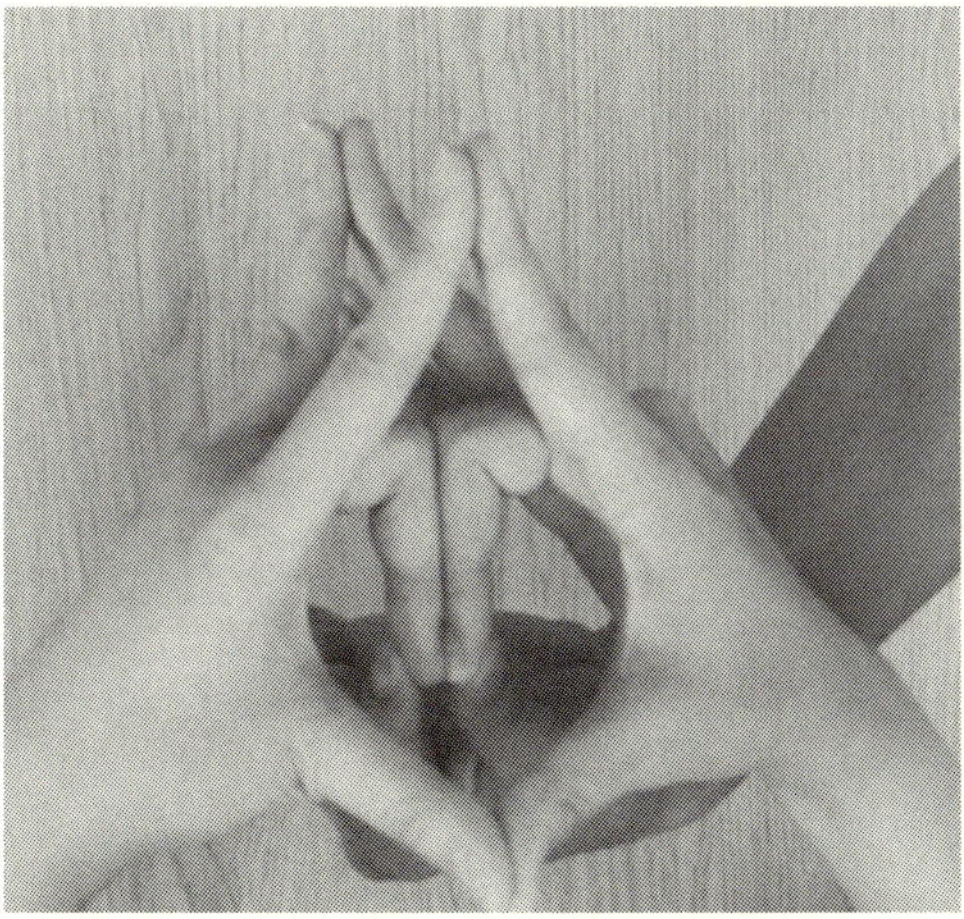

これはヨガではアーサナを行なう時の意識すべき筋の選択などに関係してきます。例えば大臀筋とハムストリングを例に挙げると。大臀筋は腸骨から大腿骨につきます。ハムストリングは座骨から大腿骨につきます。この走行の違いから、大臀筋は脚を後ろに引っ張り（股関節の伸展）ながらも外側（外転）かつ外回し（外旋）の動きが出ます。ハムストリングは比較的真っ直ぐ走行しますので純粋に脚を後ろに引き

大臀筋を使うと…

腸骨から大腿骨に斜めについているため、脚を後ろに引っ張りながら外転かつ外旋させる働きが生まれる。

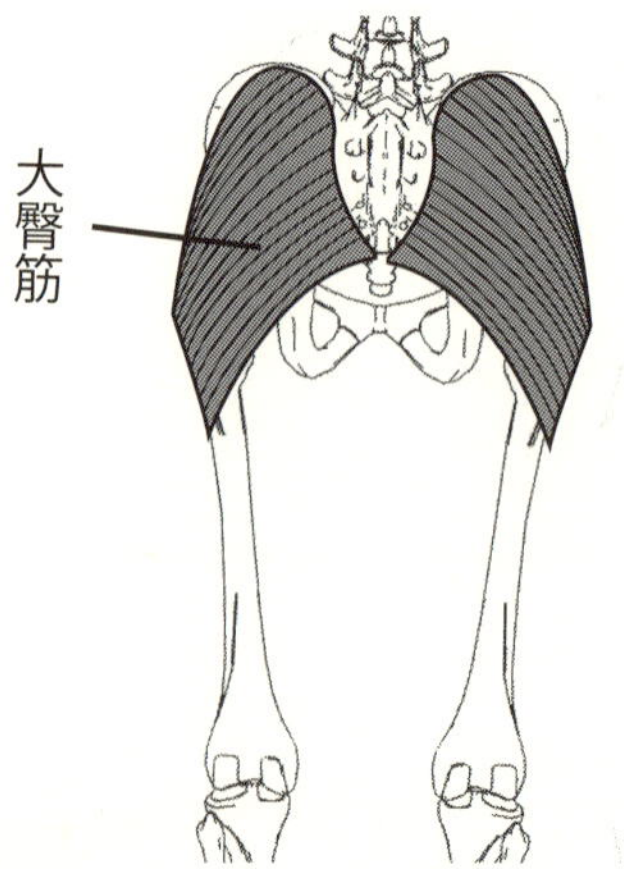

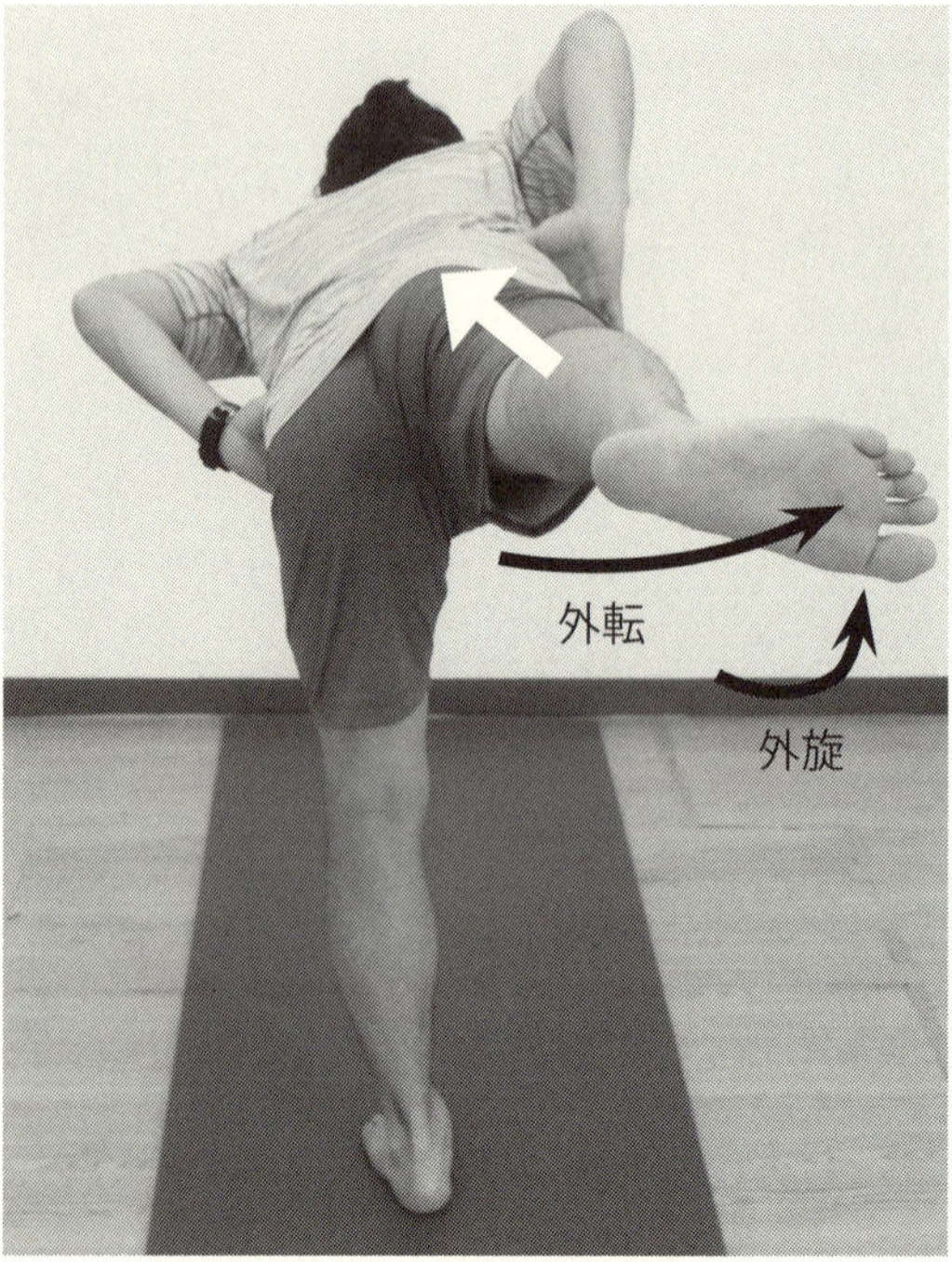

ハムストリングを使うと…

座骨から大腿骨に比較的真っ直ぐに結んでいるため、純粋に脚を後ろに引く動きが生まれる。

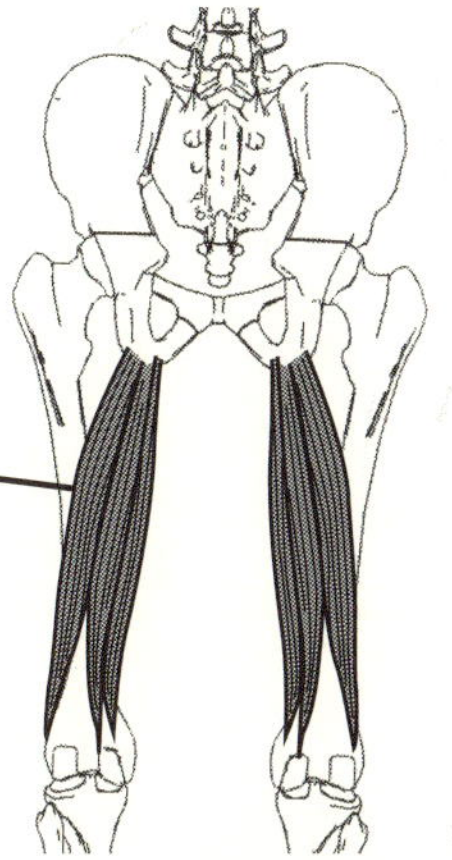

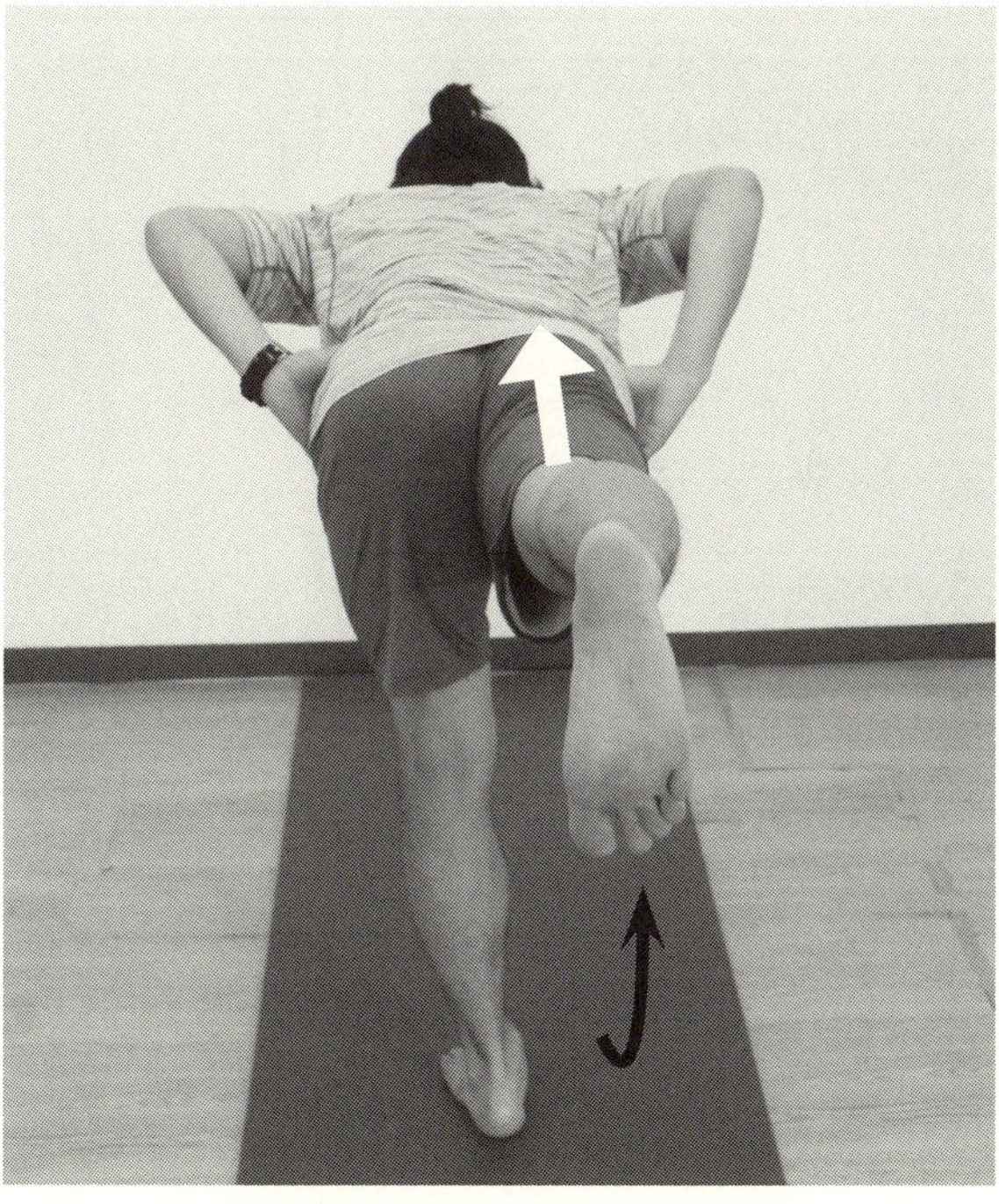

ます。

4 レバーアームの長さ

① 立った状態で次の2つの方法で脚を持ち上げて違いを感じてみよう

・膝を伸ばしたまま90度まで持ち上げる
・膝を曲げて90度まで持ち上げる

膝を伸ばしたまま 90 度まで持ち上げる

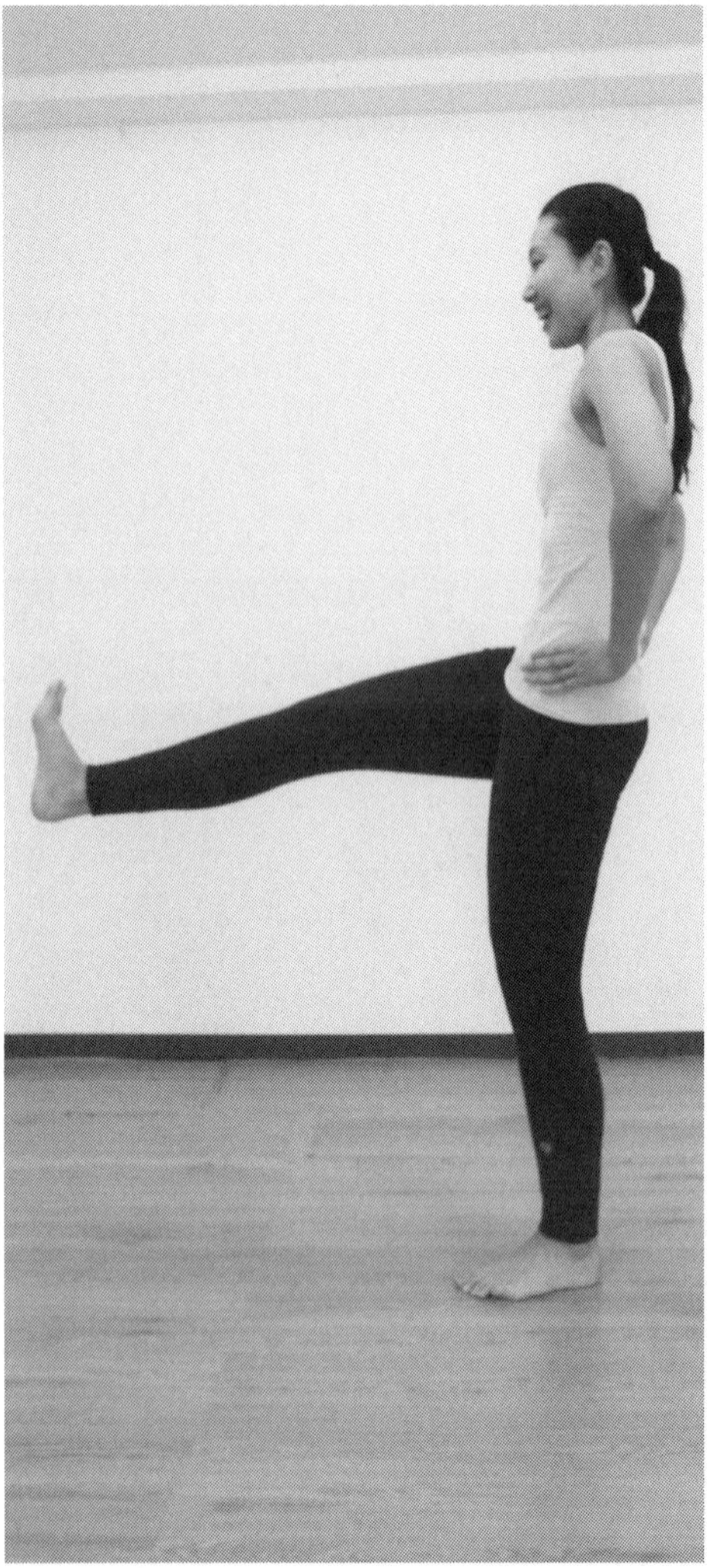

膝を曲げて 90 度まで持ち上げる

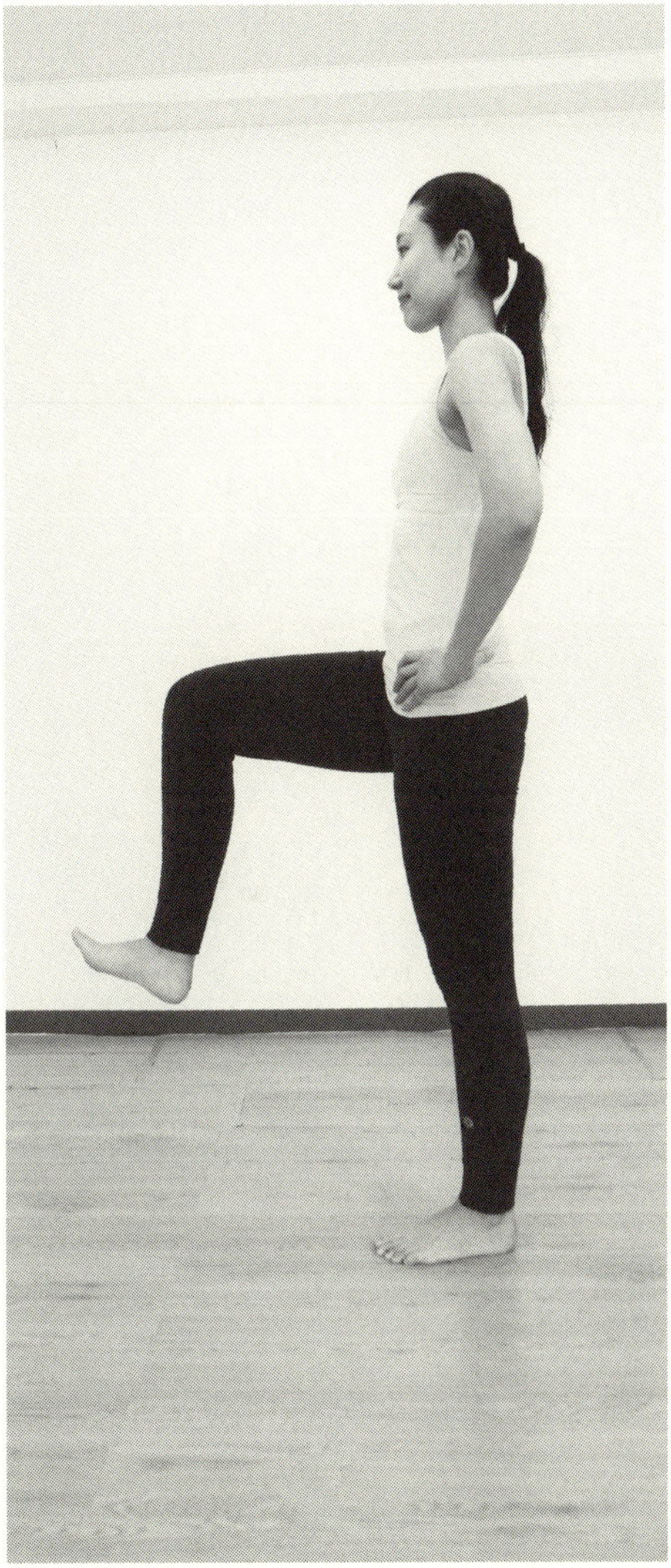

【解説】両方とも脚の重さは同じはずですが、膝を曲げるのと伸ばすのでは、伸ばした方が辛く感じたと思います。それは動きの支点からのレバーアームの長さが違うからです。同じ重さでも、支点から離れる程に重力によって引き起こされる回転モーメントは大きくなります。回転モーメントNm＝距離（支点からの長さ）×力（重力による負荷）ですからレバーアームを短くすれば負荷が小さく、長くすれば負荷が大きくなるのです。また今回の場合では、太腿の裏のハムストリングの硬さも影響を与えます。

これはヨガではアーサナの強度に関係してきます。ナーヴァーサナを例に挙げると、脚を曲げた状態と、伸ばした状態とでは負荷が異なります。特に床から脚を上げる時には、膝を伸ばした状態は両脚ではかなりの負荷になります。初心者の方の場合は膝を曲げて持ち上げる方が望ましいでしょう。

ナーヴァーサナ

膝を伸ばして床から脚を持ち上げるのは負荷が大きい。

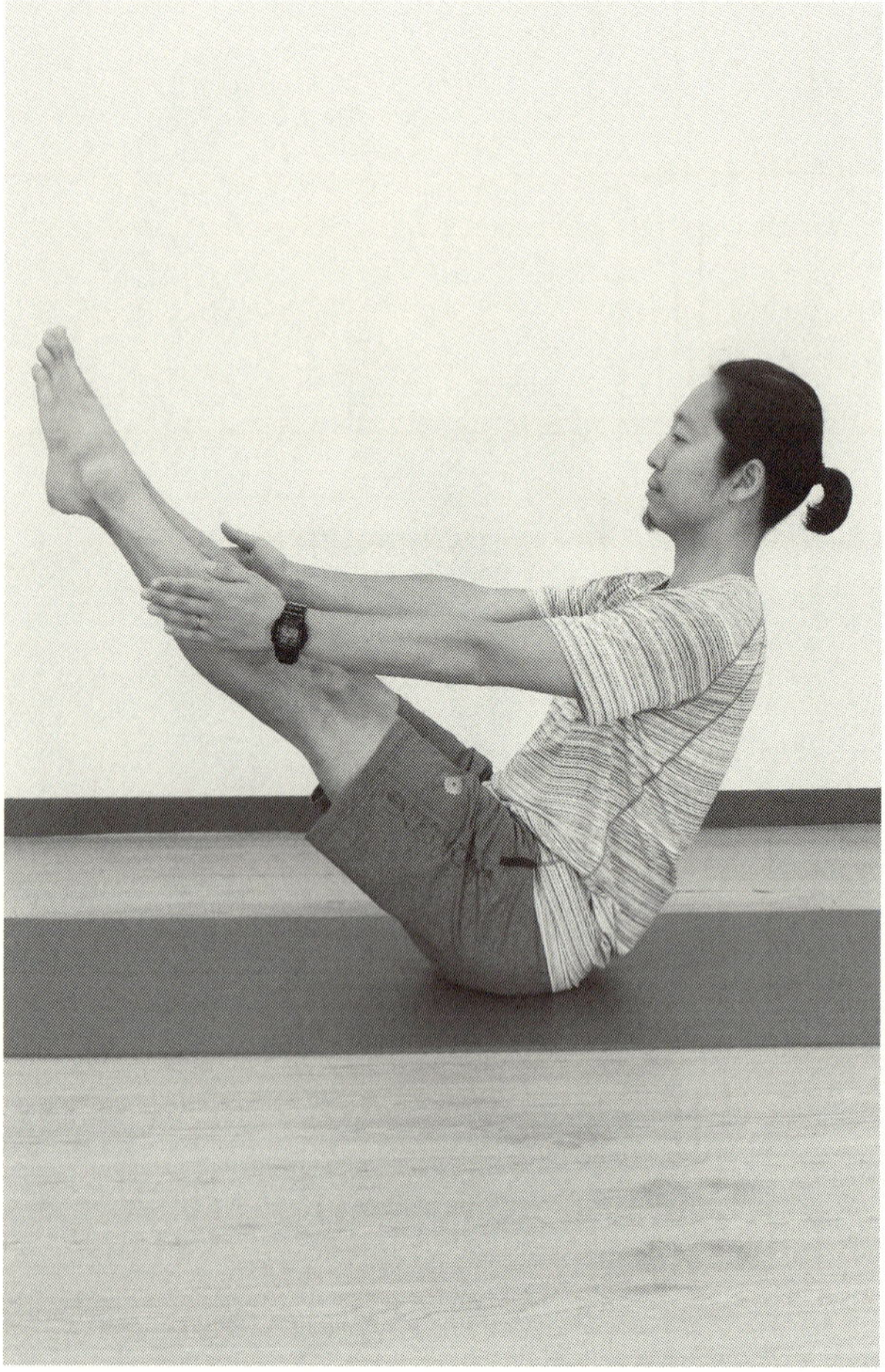

膝を曲げて上げると脚への負担が少ない。

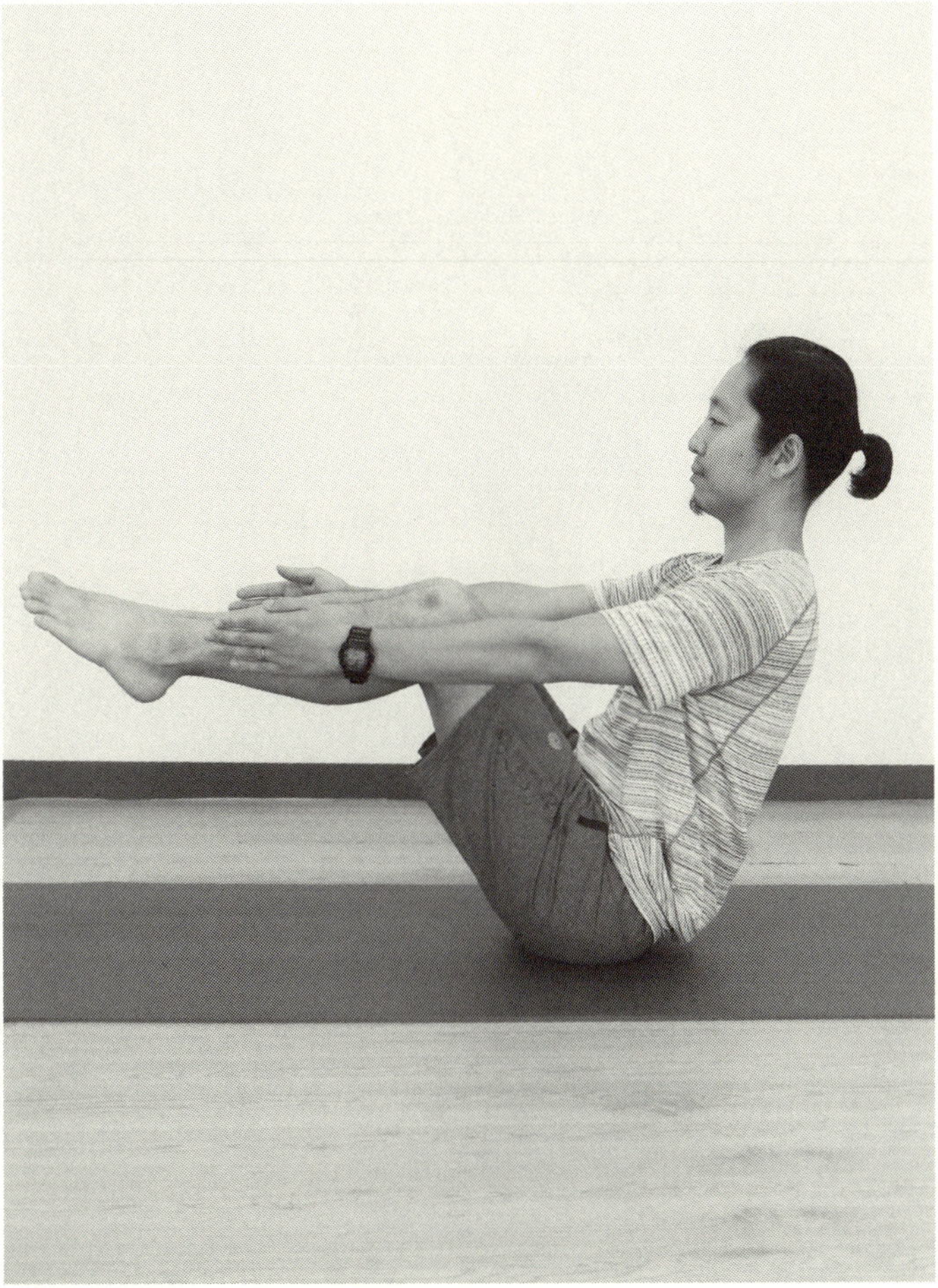

② 次の2つの方法でスクワットをして違いを感じてみよう

・体を垂直に起こした状態でスクワットしてみよう
・体を前に傾けてお尻を後ろに突き出した状態でスクワットしてみよう

【解説】スクワットも体の位置によって効いてくる筋肉の部分が異なってきます。体が起きている場合は、

体を垂直に起こした状態でスクワットする。

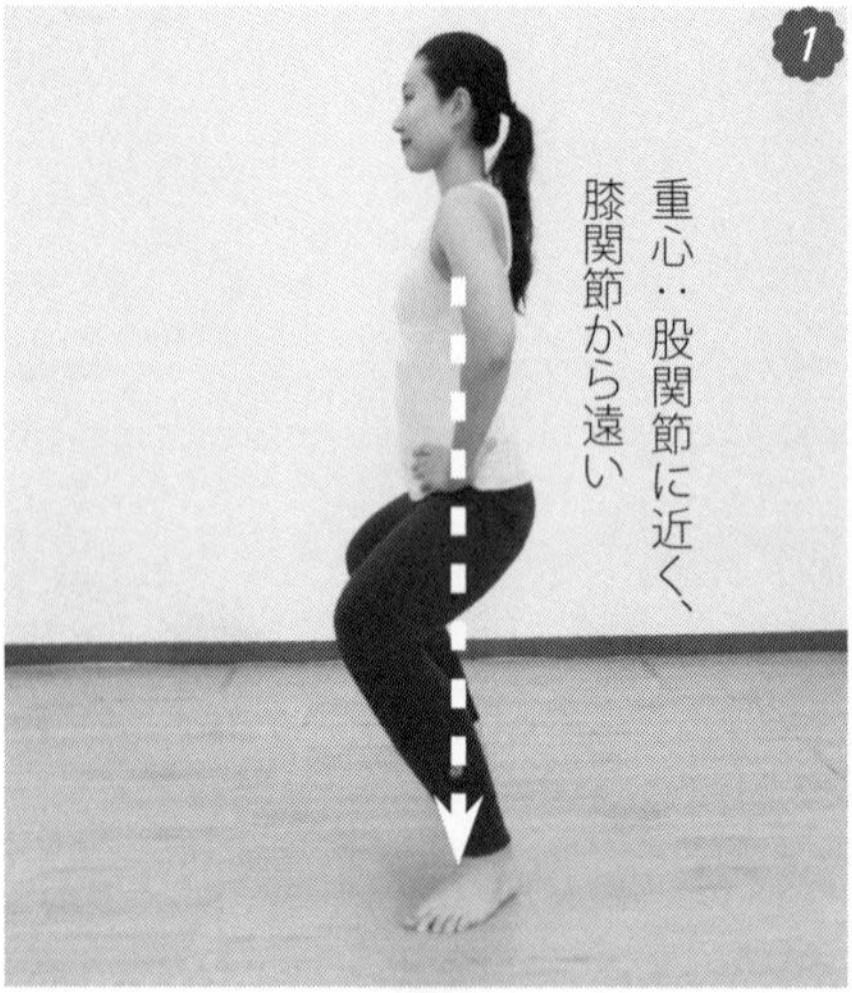

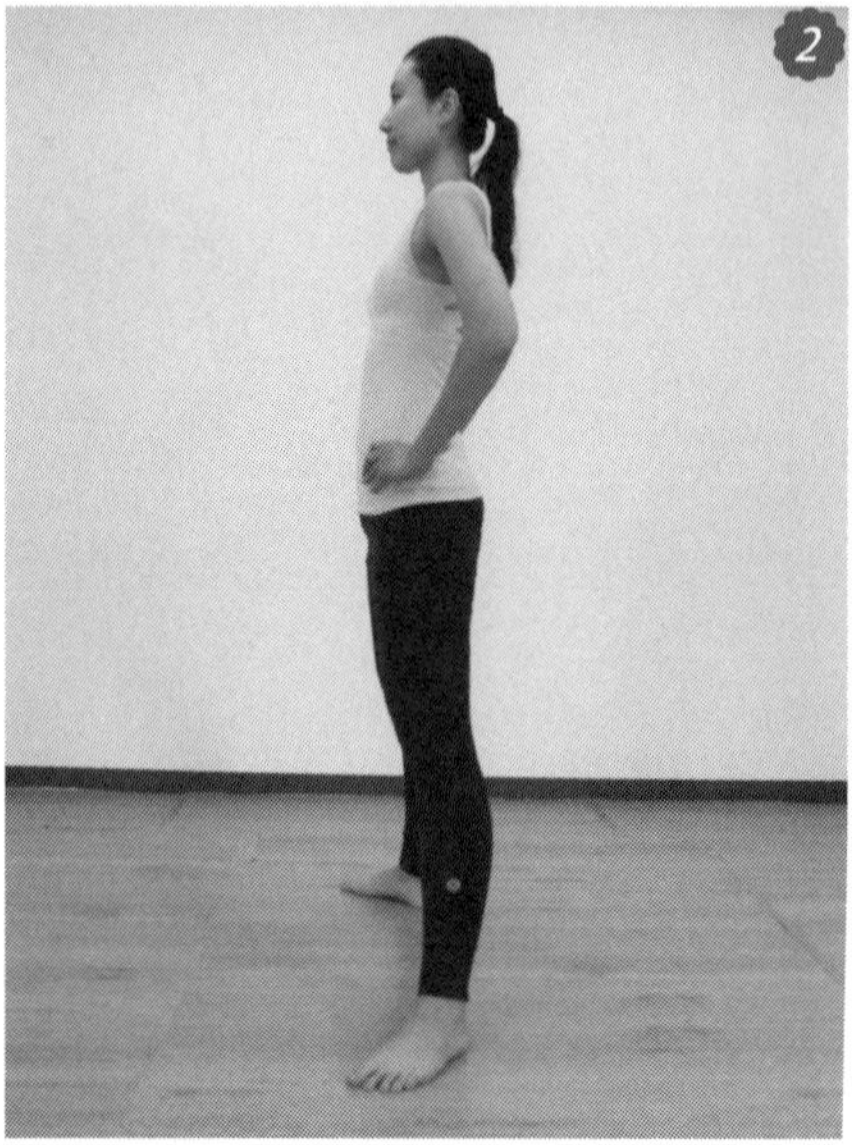

体を前に傾けてお尻を後ろに突き出した状態でスクワットする。

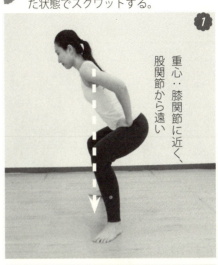

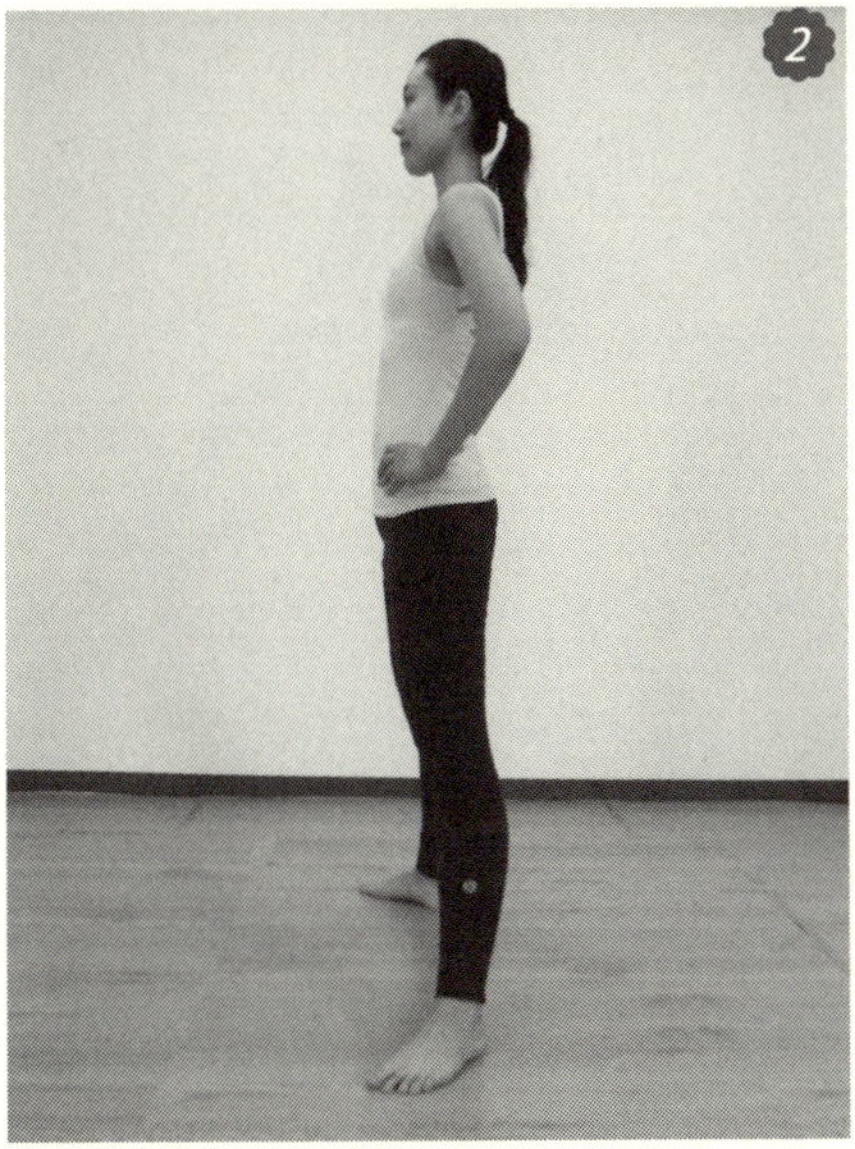

いわゆる空気椅子の状態ですから、太腿に効きます。対して体を前に傾けた場合は、お尻や太腿の後ろに効いてきます。この違いは重心と関節の位置関係によって決まります。体が起きている場合は上半身重心は膝関節から離れたところにあり、股関節に近いところにあります。支点から離れるほど負荷が大きくなるので股関節よりも膝関節の筋に負荷がかかります。体が前傾の場合は逆になりますので膝関節よりも股関節の筋に負荷がかかります。

これはヨガではアーサナの姿勢と負荷のかかる筋肉に関係してきます。ヴィーラバッドラーサナIを例に挙げると、手を上げて伸びている姿勢と、後ろにやや反っている姿勢とで負荷のかかり方が違います。重心に対して上半身がまっすぐな場合は体幹には大きな負荷はかかりませんが、体がやや後ろに倒れると体幹には後ろに倒れるのを支えるために腹筋に大きな負荷がかかります。似ている姿勢でも負荷は全く異

ヴィーラバッドラーサナ I

重心に対して上体をまっすぐ上に伸ばしている姿勢なら、体幹にかかる負荷が小さい。

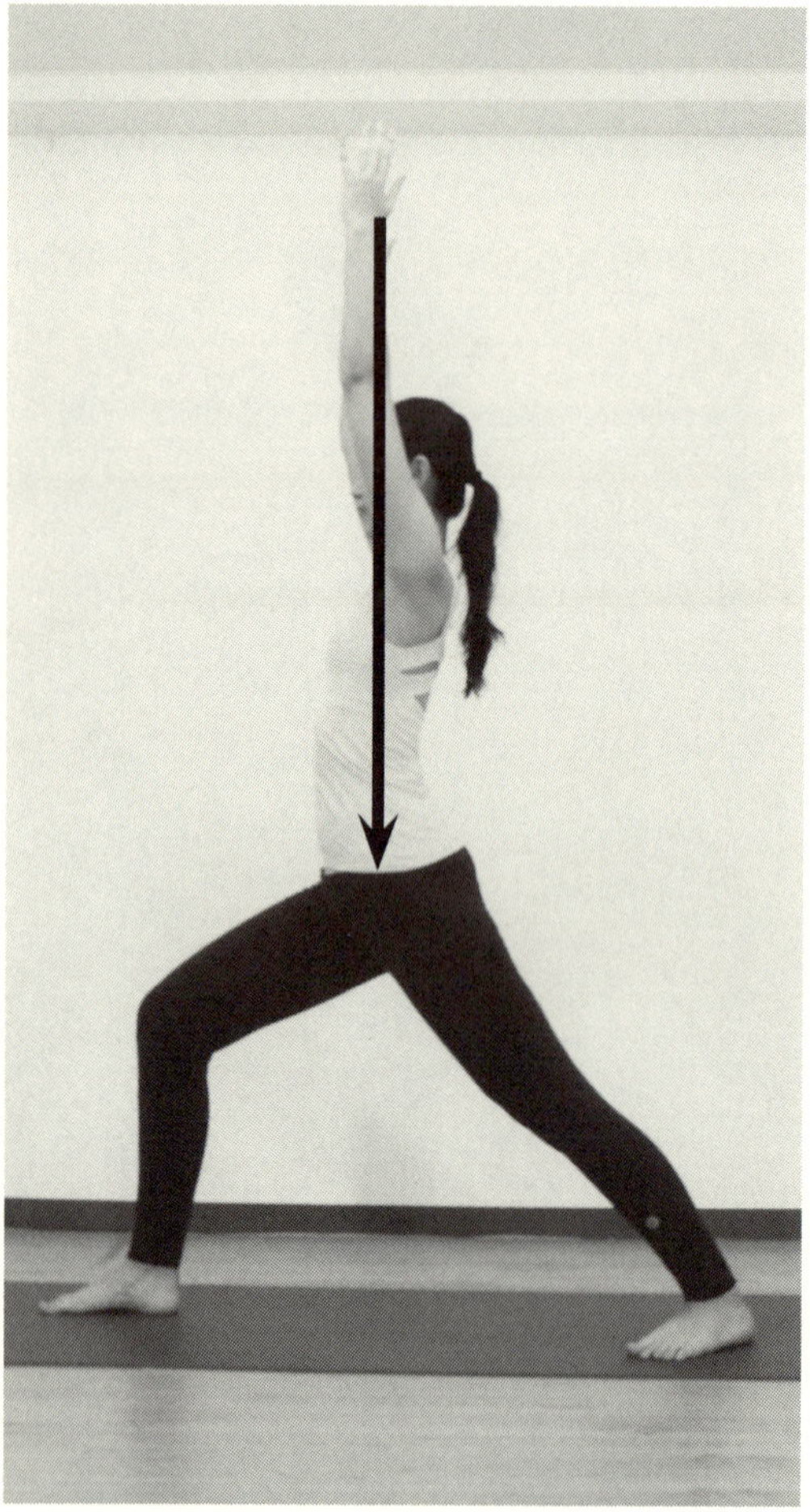

上体を後ろに倒した姿勢だと、腹筋に大きな負荷がかかる。

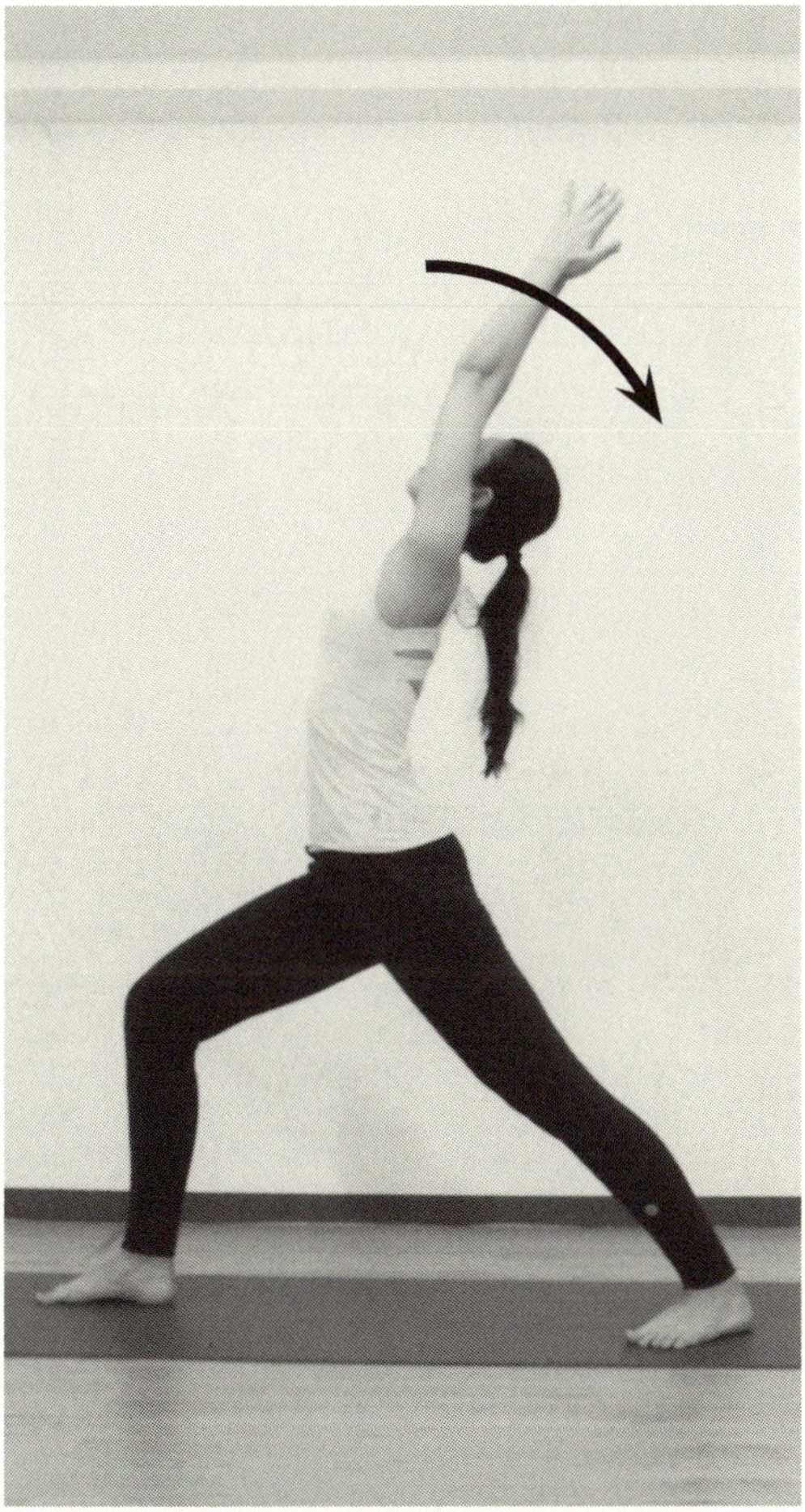

なります。

①と②のポイントは質量が同じでも「レバーアームの長さ」が、動かすときの負荷として影響するということです。重たいものを持ち上げるときも、体の中心から離して持つよりも、体に近づけて持つ方が楽なのもこのためです。動きの支点とそこからの力点のかかる長さの積が回転力（回転モーメント）という力の総和になります。

体の中心に近く持つ

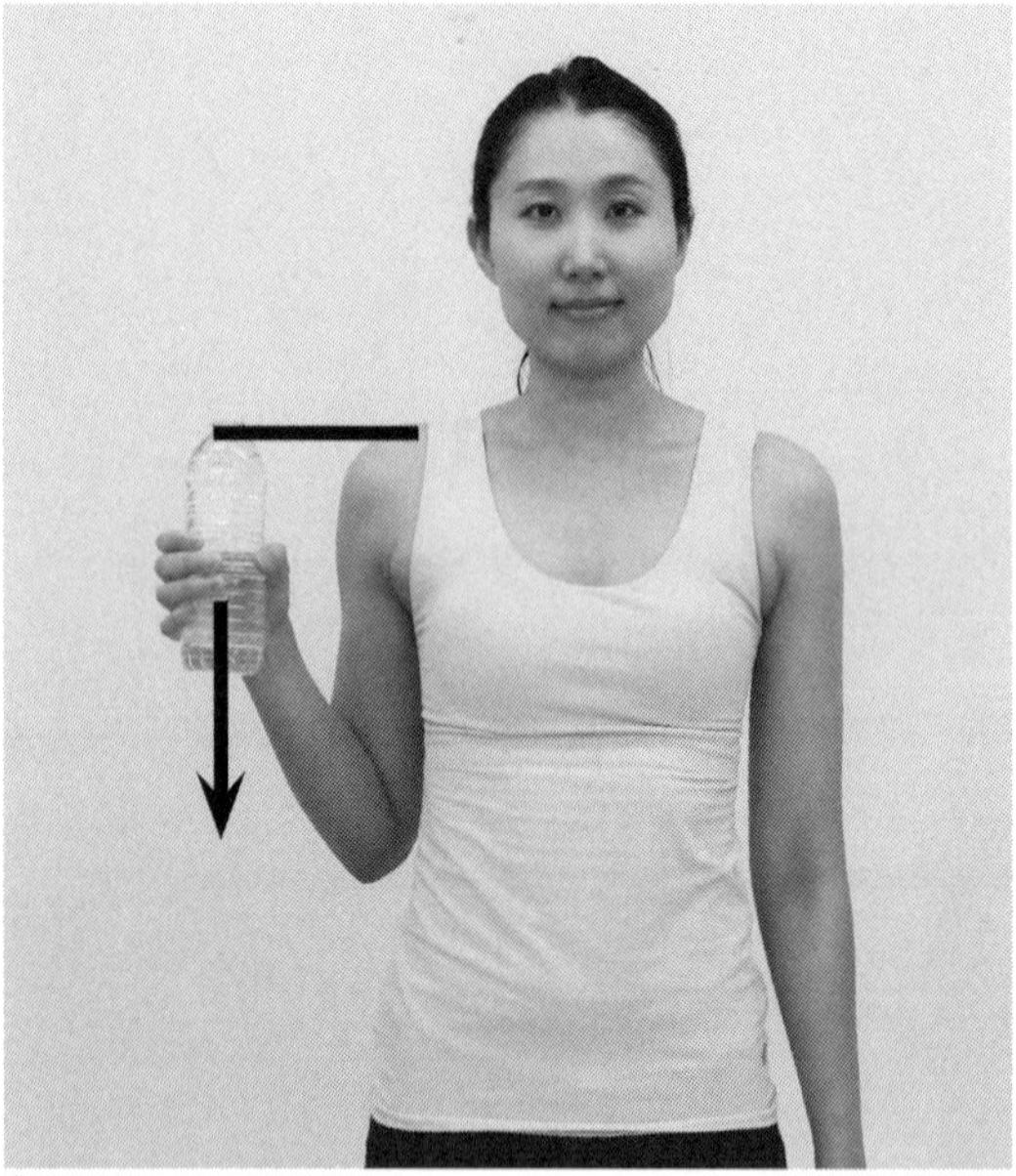

M（モーメント）＝F（力）×r（距離）

$500g \times 9.8m/s^2 \times 30cm = 1.5\ Nm$

体の中心から離して持つ

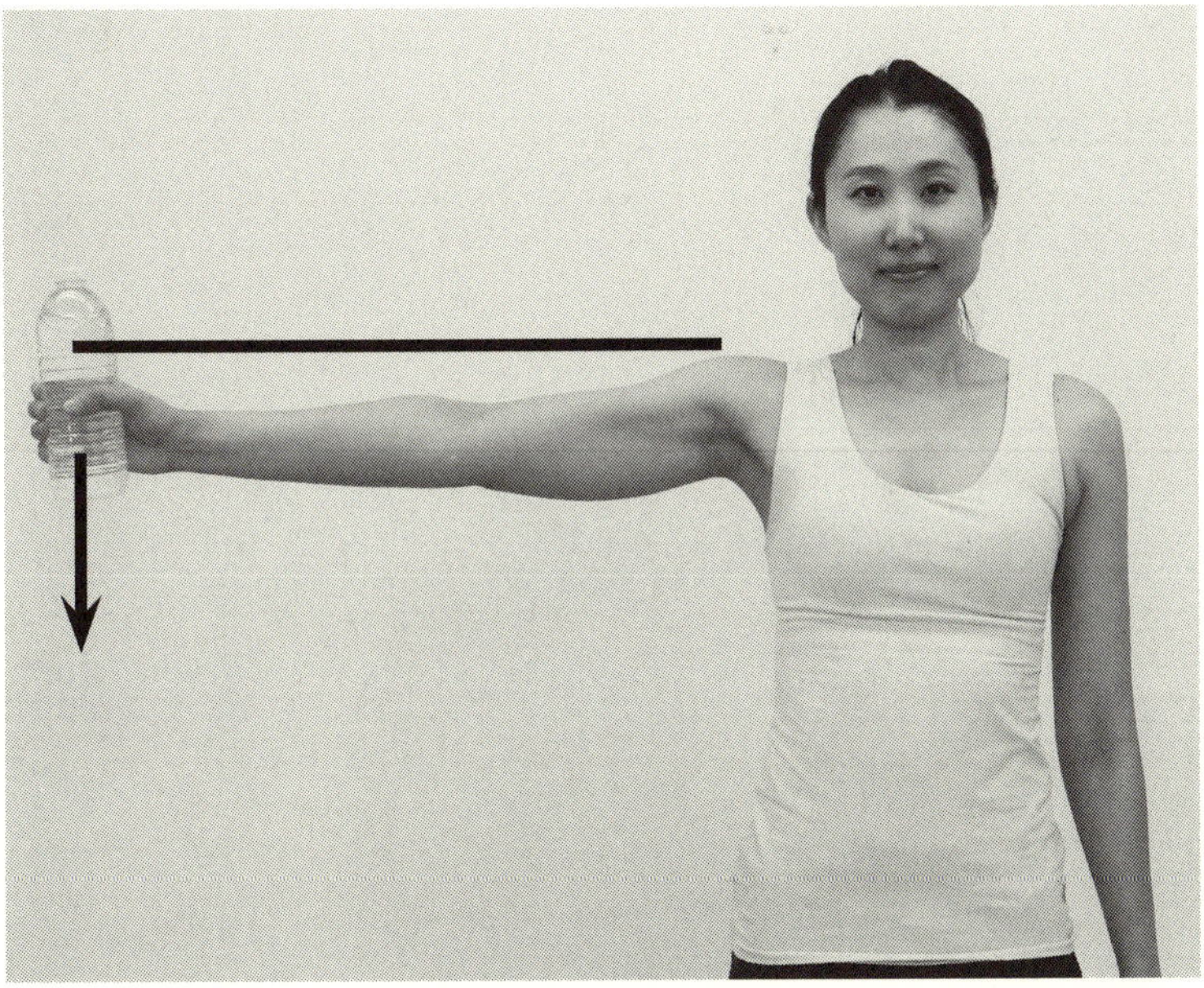

M（モーメント）＝F（力）×r（距離）

$500g \times 9.8m/s^2 \times 80cm = 4\,Nm$

5 ✦関節可動域とアライメント

◉正面を向いたまま次の2つの位置で重り（例：500mlのペットボトル）を持って違いを感じてみよう

・体のやや斜め後ろで重りを持ってみよう。

・体のやや斜め前で重りを持ってみよう。

体のやや斜め後ろで重りを持つ

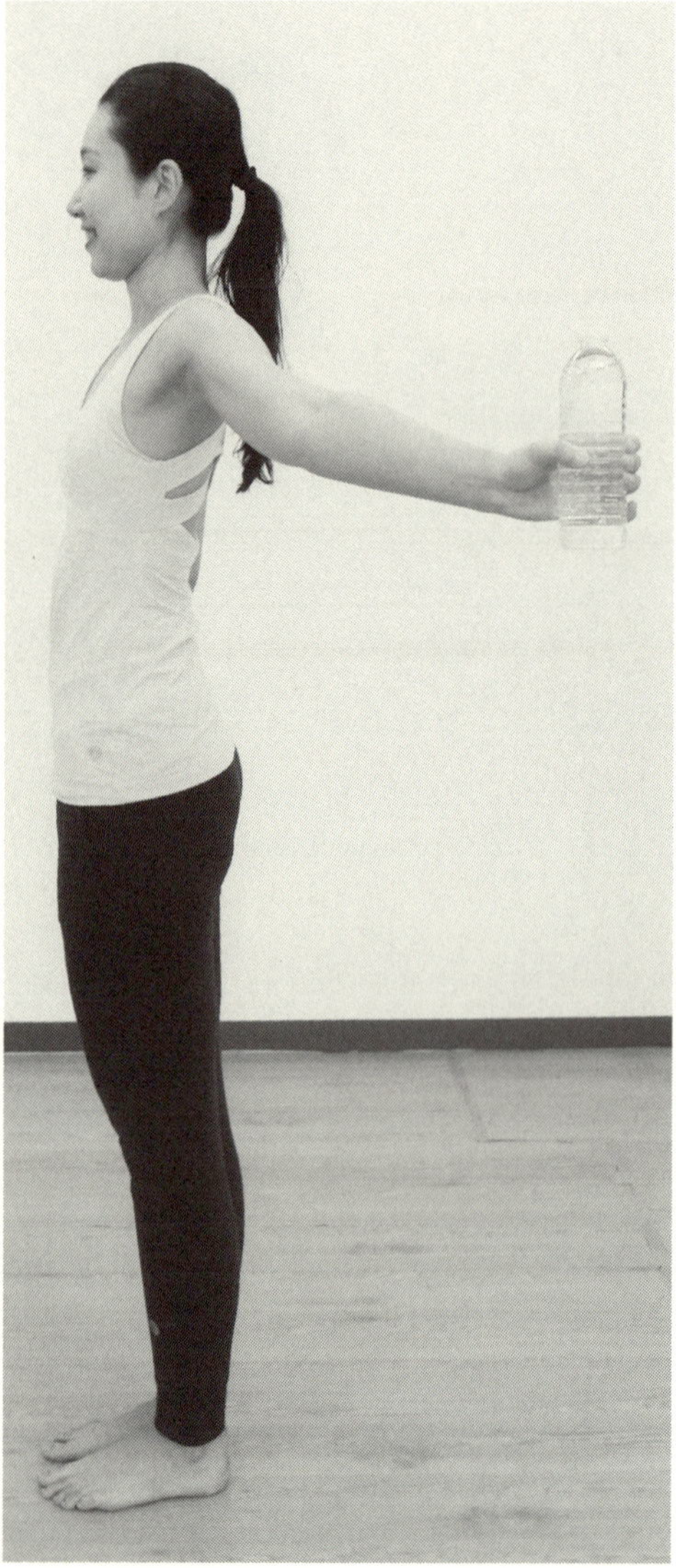

体のやや斜め前で重りを持つ

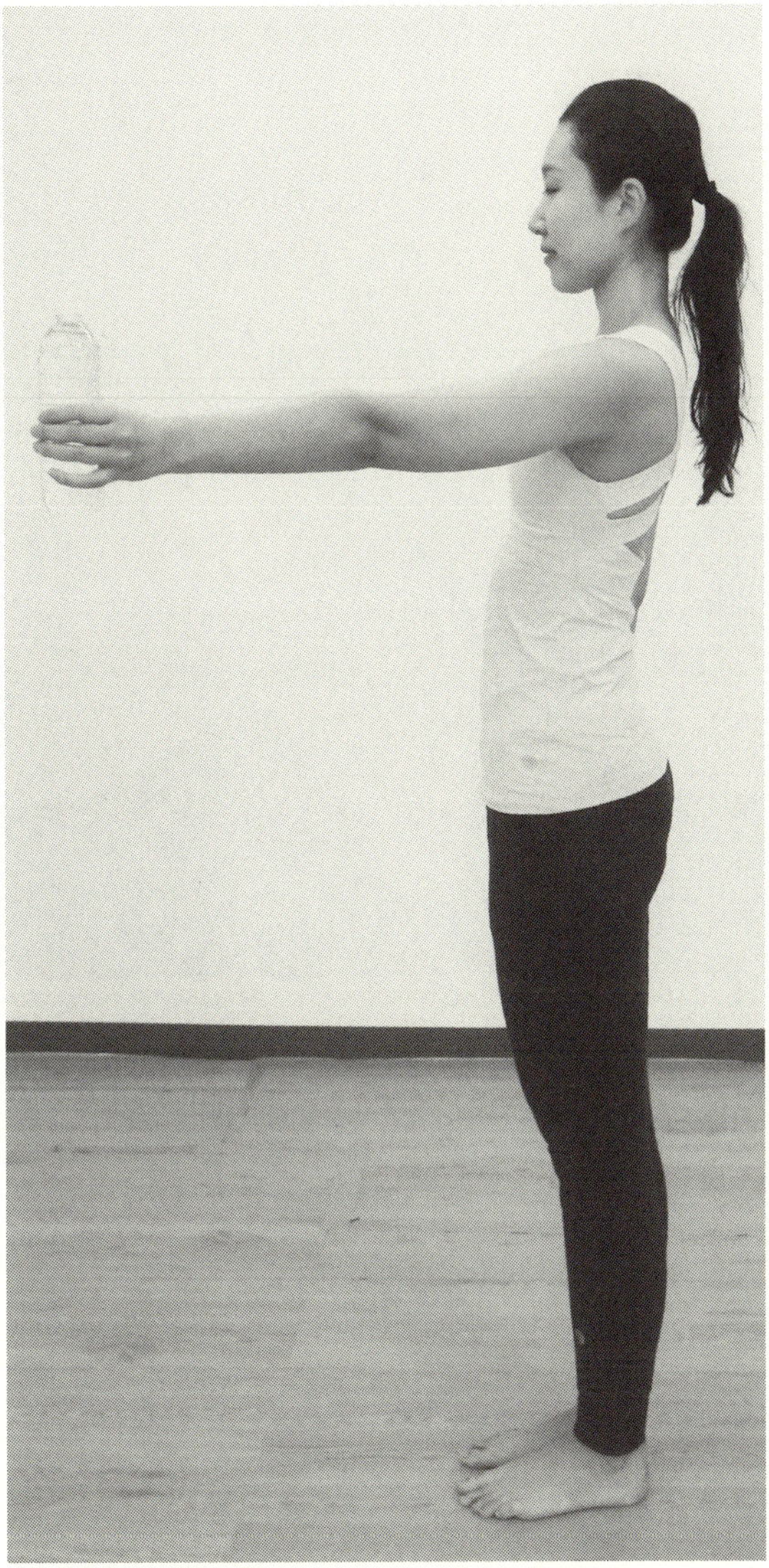

【解説】関節や筋には本来働くべき範囲と位置があります。そこから外れると関節や筋には大きな負荷がかかり、この負荷が大きすぎたり繰り返されると障害や怪我につながります。肩関節の場合、安定するのは斜め前です。ですので斜め前は安定して、斜め後ろではストレスを感じたと思います。

ここでのポイントは、関節や筋には本来安全で機能的に働く範囲「関節可動域」と位置「アライメント」

ヴァシシュターサナ

肩に無理がある位置だと体重を支えるのが大変。

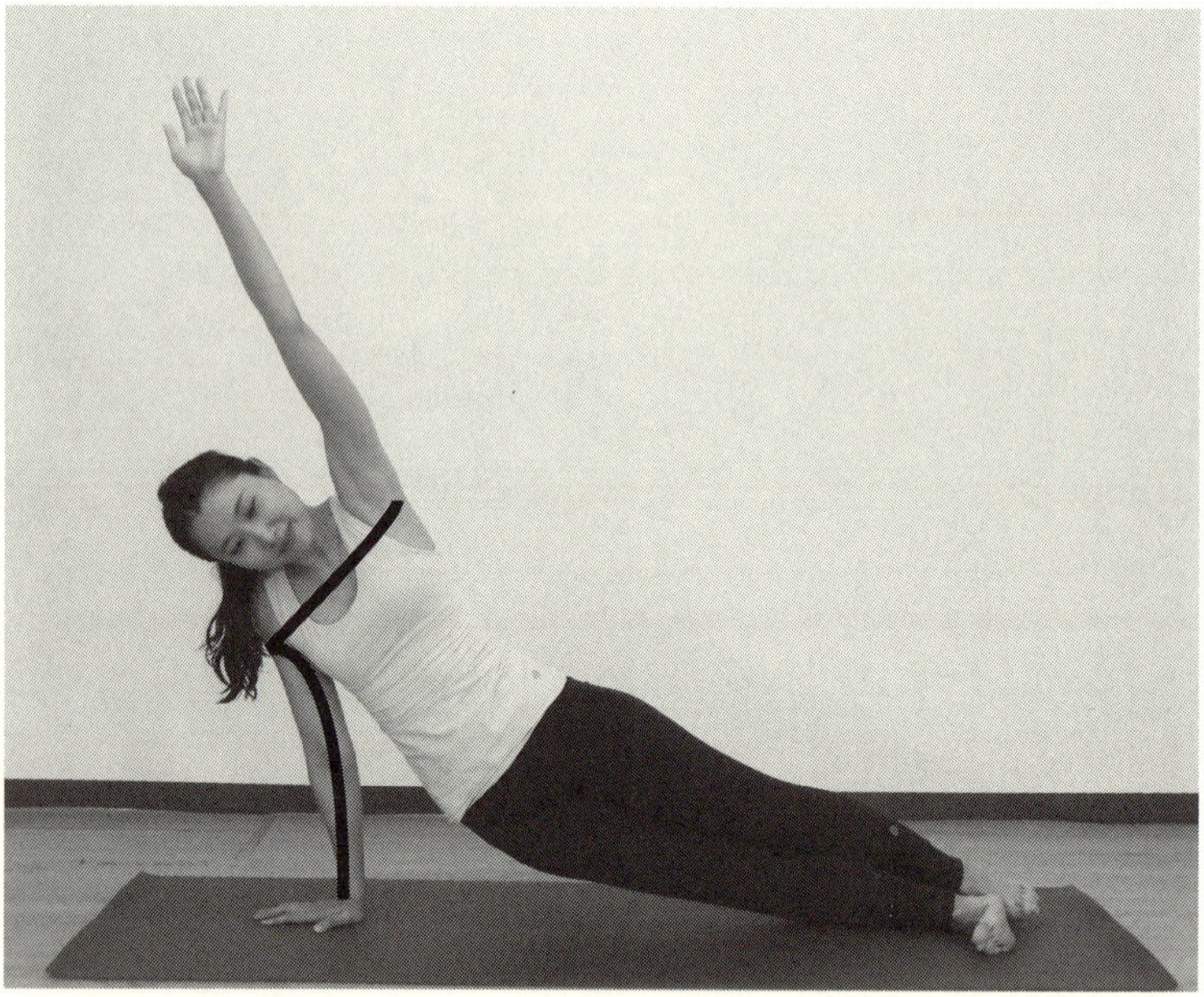

があるということです。
　これはヨガではアーサナの安定性と怪我の予防に繫がっていきます。ヴァシシュターサナを例に挙げると肩に無理のかかる位置で体重を支えるのと、肩が安定して無理なく体重を支えるのとでは怪我の危険度が異なります。安定している方はアーサナの充実感も全く違います。

肩に無理にない位置だと楽に体重を支えることができ、充実したアーサナを行なうことができる。

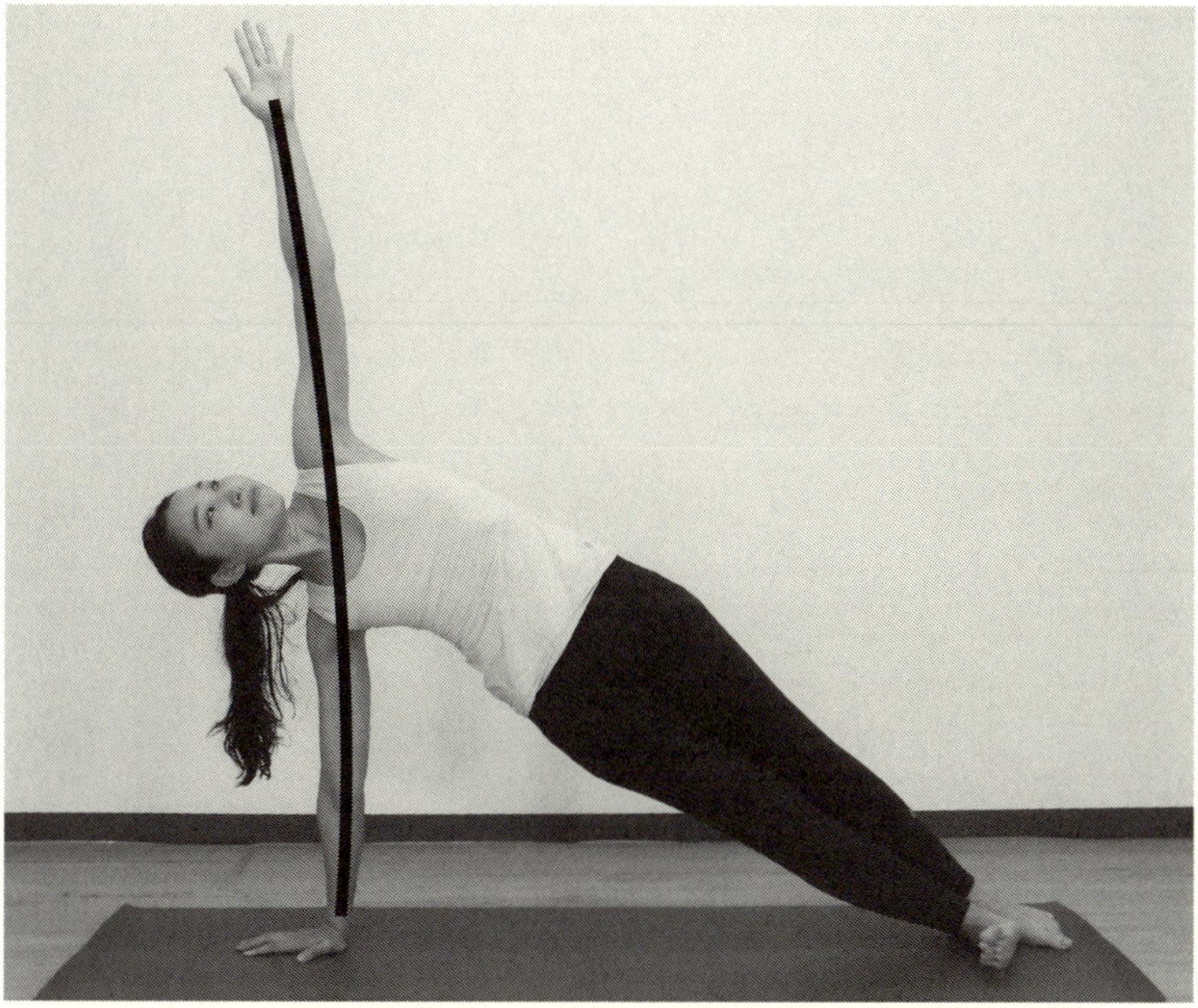

以上体験してきて感じられたように、運動学の背景には力学や機能解剖学などの基礎的な学問があります。地球上で生活しているかぎり私たちは重力の影響を避けることはできません。ですから、私たちの体は重力に対して進化した結果としての働きや形状になっています。脊柱の生理的彎曲も長い脚も、短くて広い骨盤も全て重力下での二足歩行に適応したものです。力学や機能解剖学の視点は重力と体の形状や機能の関係を紐解いてくれます。

また、運動学はこの他にも発達学、進化学、人類学、生理学など様々な学問を応用して、「運動」という現象を科学し、解説しています。ヨガの中（特にアーサナ）でも、この運動学という視点を用いることで、怪我のない効率的なプラクティスが可能になります。なぜ先人たちは今のシステムを作り上げて伝えてきたのかも、運動学が推測し解説してくれます。

本書では、正しいアーサナの取り方、間違ったアーサナの取り方という風に正誤をいうつもりはありません。今存在している様々なヨガの流派はそれぞれ意味があり、それを享受することで得るものがあるからこそ残っています。あくまでも、本書の提言は運動学の視点をプラクティスのヒント、エッセンスとして用いることが目的であって、何かを否定するために解説するものではありません。ヨガの肯定の心を持って、参考としていただけたら幸いです。

Part 2

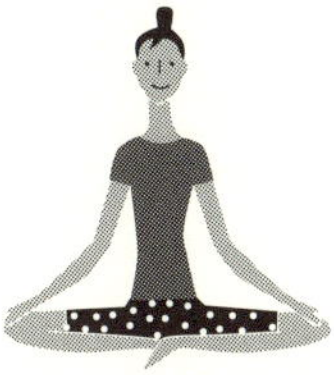

動きのコツ

~体に無理をさせない
アーサナの深め方

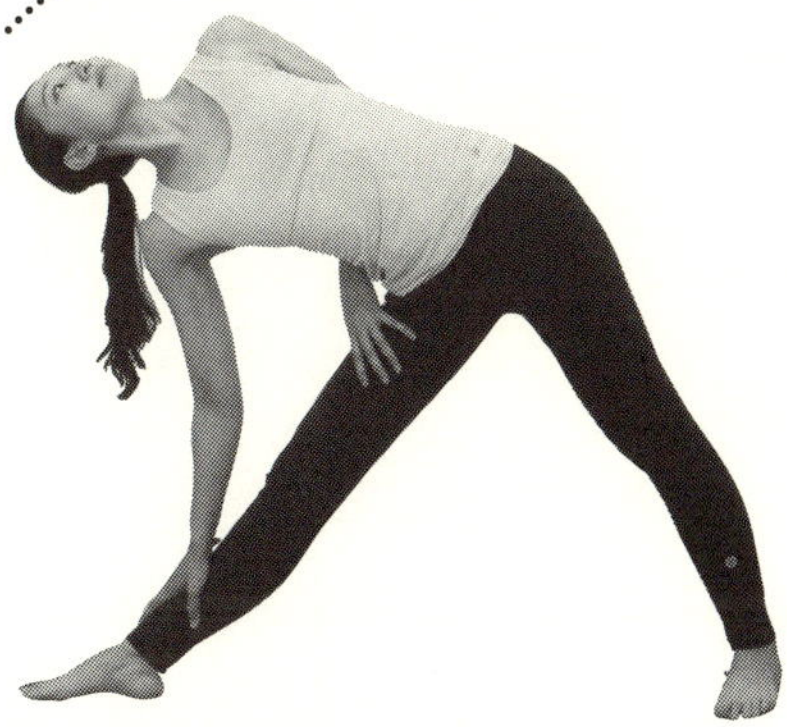

ここから、各部位ごとに運動学の視点から、どのような動き方がアーサナを取る上で効率的で安全な方法なのかをみていきましょう。実践を多く取り入れていますので、実際に一緒に動きながら体験してみて下さい。

1 ✦首の動かし方のコツ

首は細く繊細なところです。アーサナでは上を向いたり、横に倒した状態から上を見上げたり、さらには頭に体重をかけてバランスをとるヘッドスタンドなどかなり首に負荷をかける事が多くあります。アーサナで首を痛める方や、首に違和感を感じながら練習している方も多いでしょう。ここでは首の構造と、首に負担をかけないコツをお伝えします。

【解剖学】

頭蓋骨を乗せているのが第1頸椎で別名「環椎」です。環椎の位置は耳の穴（外耳）のやや下で、概ね口の中です。正面からレントゲンなどで確認する場合は口を開けて撮ります。頸椎の始まりがこんなに上という感覚は意外なのではないでしょうか。

頭蓋骨と環椎からなる関節を環椎後頭関節と言います。第2頸椎は別名「軸椎」といい環椎と一緒に回旋に関与します。振り向く動きの約7割はこの関節が担っています。

脊椎の構造（頚椎〜腰椎）

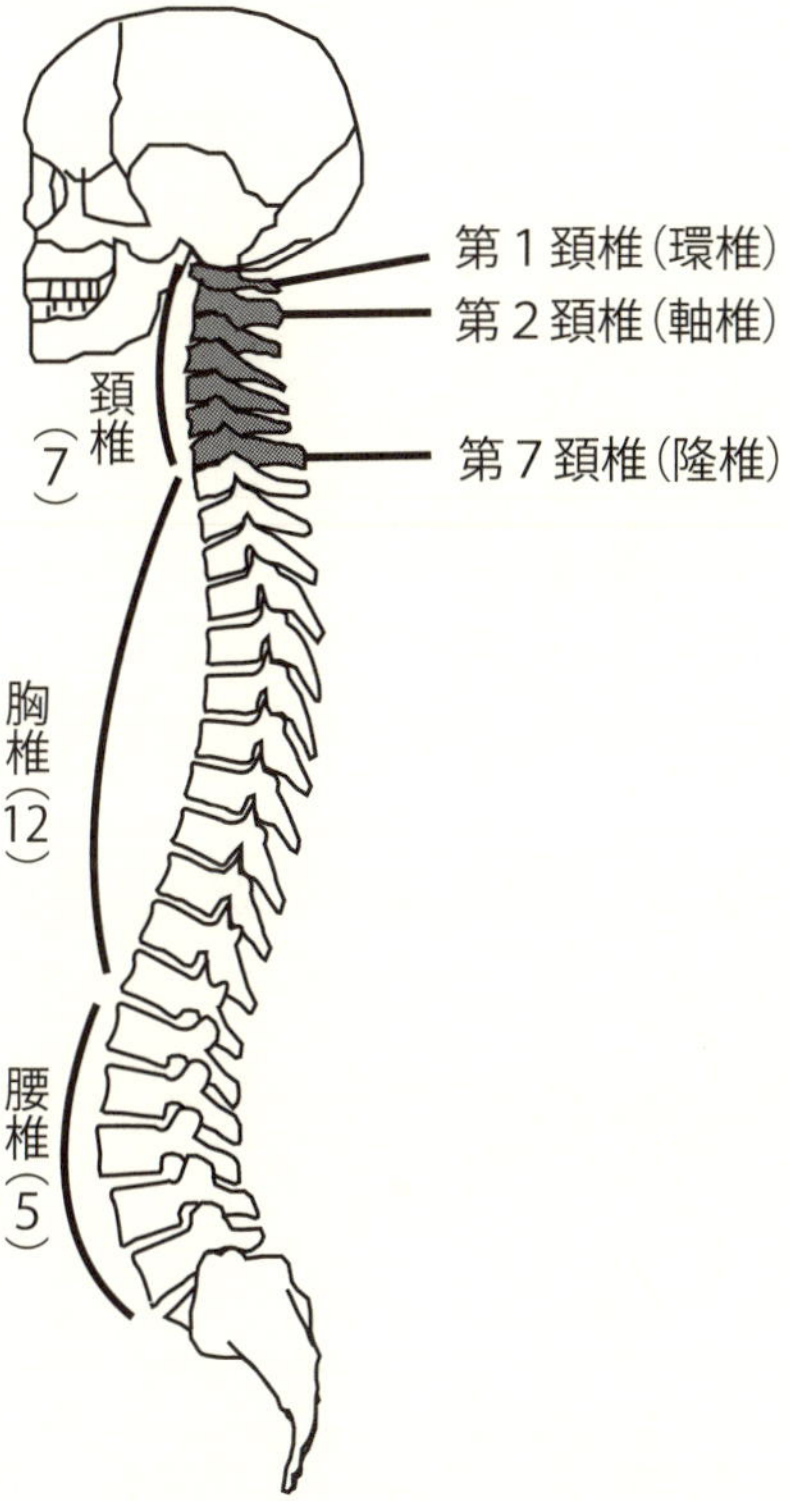

頭蓋骨を支える第１頚椎と第２頚椎

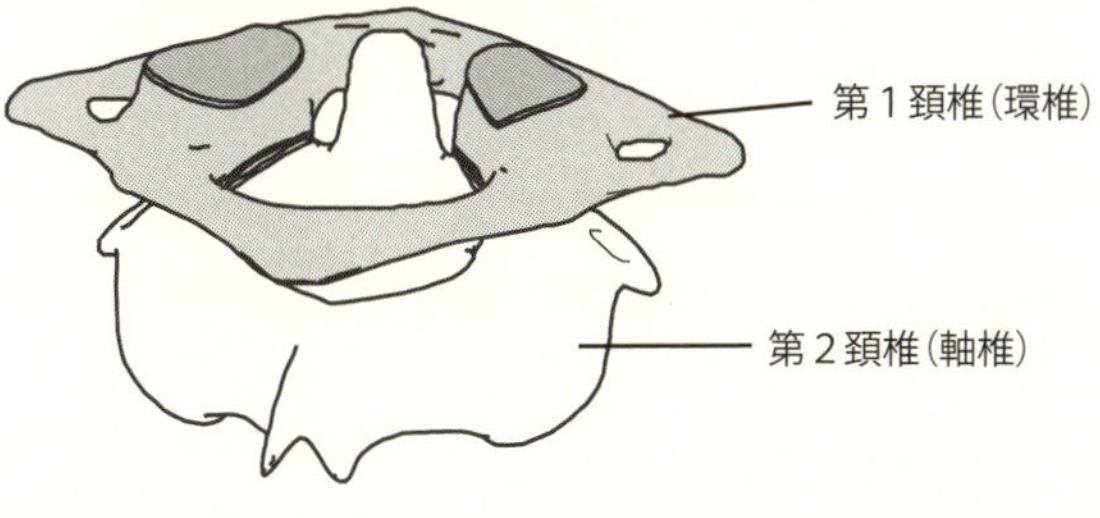

頚椎は全部で7つあり、一番下の第7頚椎の棘突起が長いので別名「隆椎」と言います。頚椎の特徴は可動域が大きい事です。また、腰椎などと比べると一つひとつの椎骨が小さい事がよく分かります。

◎「首」と「頚」の違い

「くび」は漢字で2つありますね。「首」と「頚」です。日本語としては同じ意味で使われています。解剖学上はこの2つは曖昧な部分はありますが概ね区別しています。「首」は主に前記で紹介した環椎後頭関節を指し、「頚」は頚椎の椎間関節を指します。英語では「首」は「head」、「頚」は「neck」で表現されることが多いです。頭の動きを担っているのが環椎後頭関節で、いわゆる「クビ」が頚椎になります。ちなみに、頚椎のことを首椎とは言いません。「neck」と「head」を含んだより広い概念で一般的には使われることが多いですが、感情を示すときの首を振る、頷くなどは環椎後頭関節の動きになります。

ではこの2つの「くび」の動きの違いを見てみましょう。

環椎後頭関節は環椎のお皿（上関節窩）の上に後頭骨の出っ張り（後頭顆）が乗っかった形をしています。動きとしては前述した「頷き運動」が中心となります。納得したときに頷いたり、疑問に思ったときに頭を傾げますがその動きが環椎後頭関節です。

それに対して頚椎の椎間関節は、空を見上げたり大きく振り向いたりと、大きな動きで参加して来ます。回旋運動はほぼ環軸関節ですから、上の二つの関節で首の動きの多くを担っているのが分かりますね。

環椎後頭部関節（頭蓋骨と第１頸椎の間）

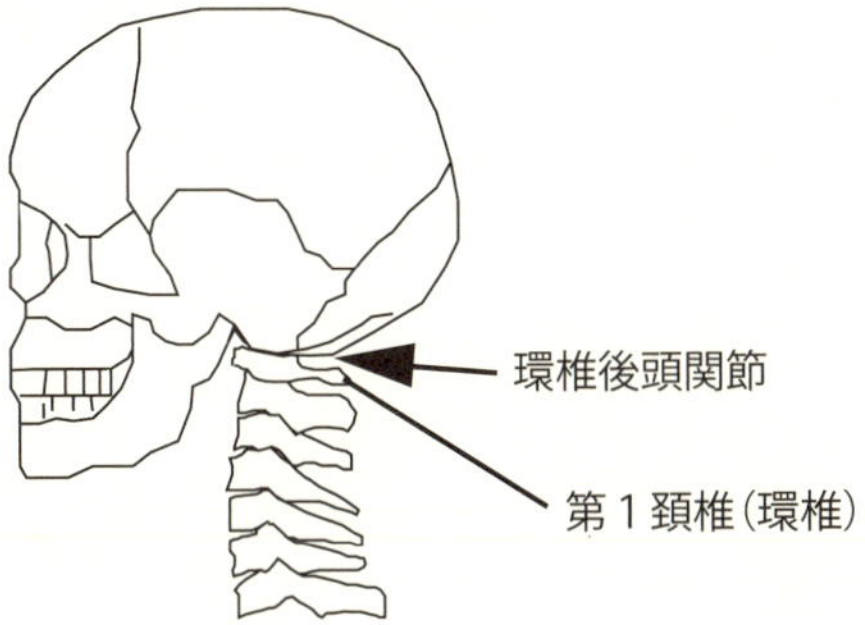

頸椎全体の椎間関節の動き

空を見上げたり、大きく振り向いたりといった大きな動き

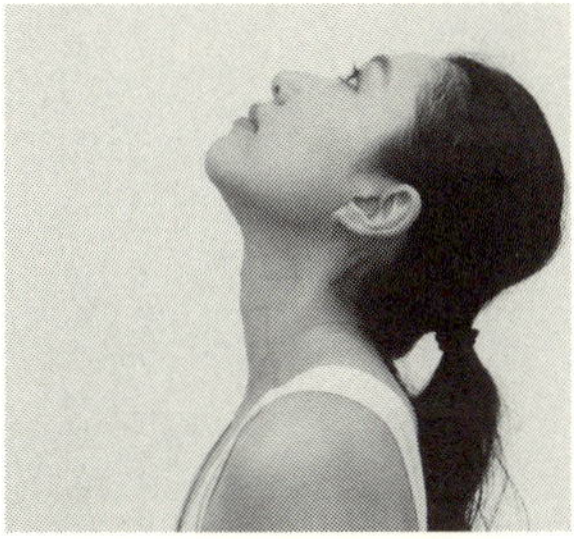

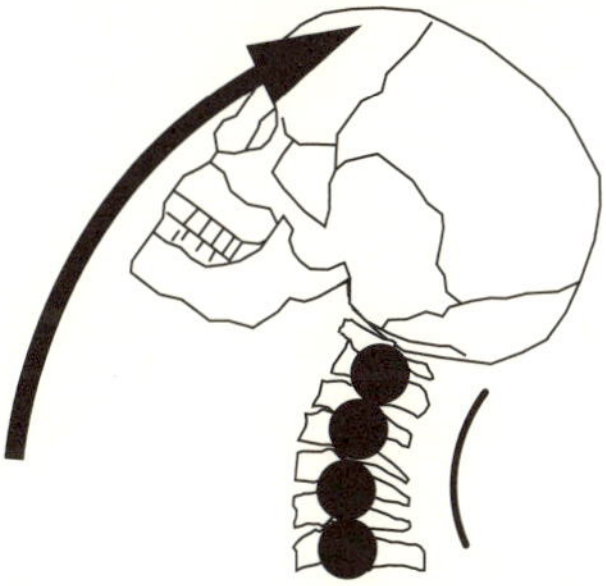

環椎後頭部関節の動き

頷いたり首を傾げたりといった小さな動き

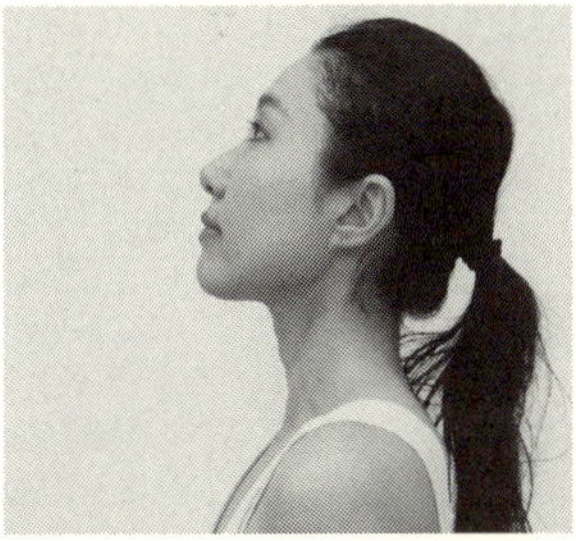

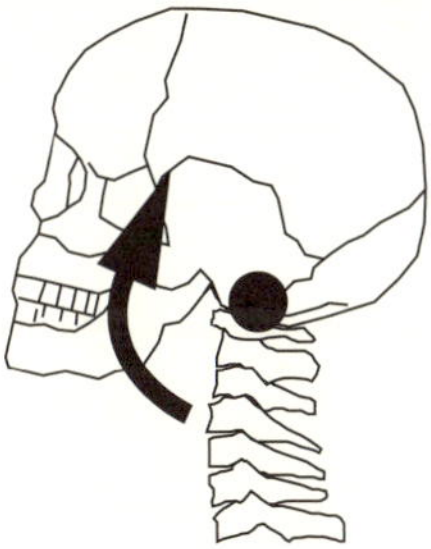

ではこの首と頚を使い分けてアーサナを取ってみましょう。

【実技】

◉ヴィーラバッドラーサナ　Ⅰ

① 環椎後頭関節で上を見る。

② 頚椎の椎間関節も含めて上を見る。

◉プールヴォッターナーサナ

① 環椎後頭関節で首を反る。

② 頚椎の椎間関節も含めて首を反る。

どうでしょうか。違いを感じましたか。環椎後頭関節は比較的小さな動きですから、頚椎の椎間関節を含んだ動きよりも首全体に対する負担が少ないのが分かったと思います。アーサナでは上げた手の指を見るとか天井を見ることが多いですが、この時に過剰に首を使うと喉や気道も圧迫して呼吸も苦しくなってしまいます。必要最低限の動きで行なった方が快適だと思います。

また、環椎後頭関節の首の反り（伸展）と椎間関節の反りの違いを横から見ると、伸びているのと潰れている違いが一目で理解できると思います。アーサナの快適さのポイントは「潰れ」ではなく「伸び」ですから、この視点からもあまり首を反りすぎない方がいいように思います。

ヴィーラバッドラーサナ Ⅰ

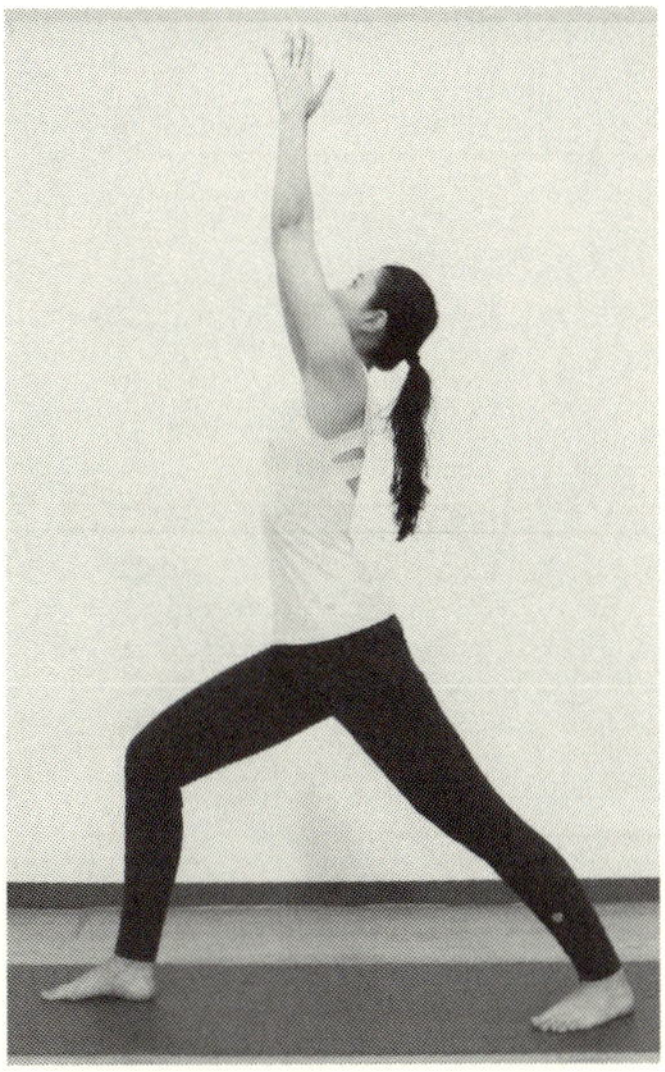

① 環椎後頭関節で上を見る。

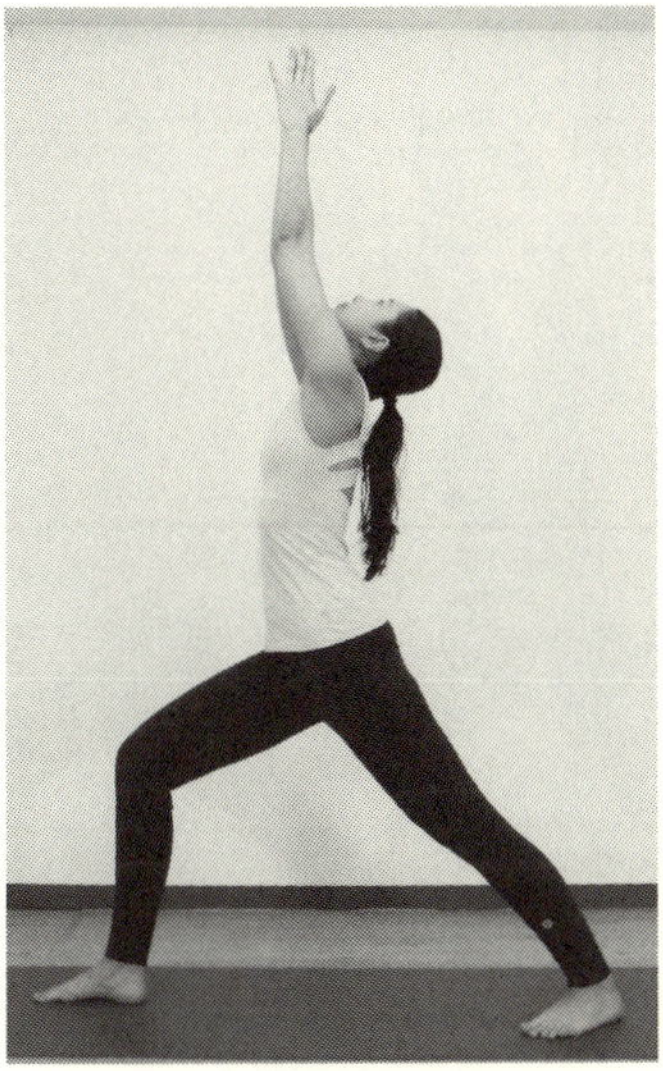

② 頸椎の椎間関節も含めて上を見る。

プールヴォッターナーサナ Ⅰ

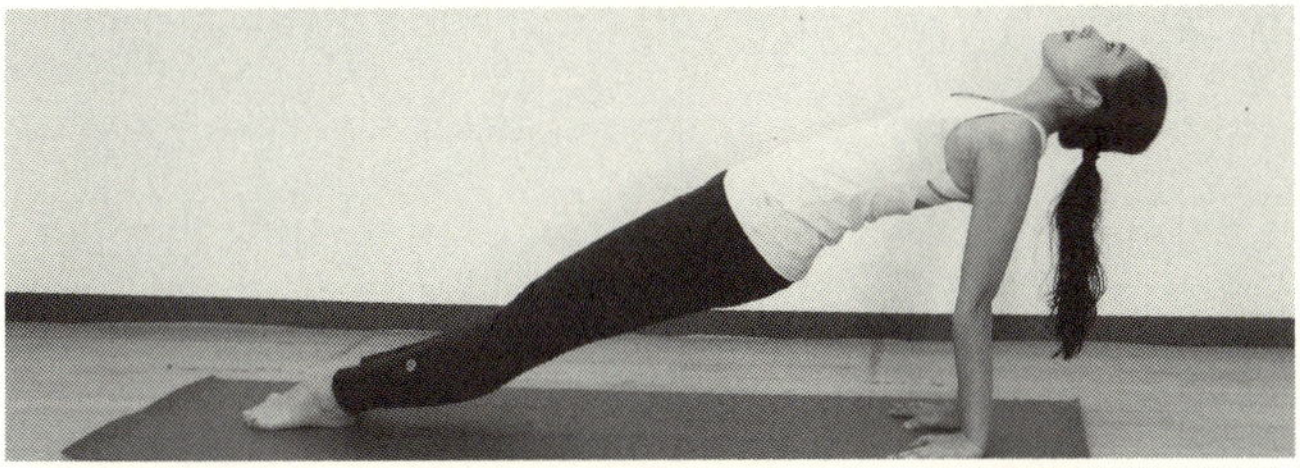

① 環椎後頭関節で首を反る。

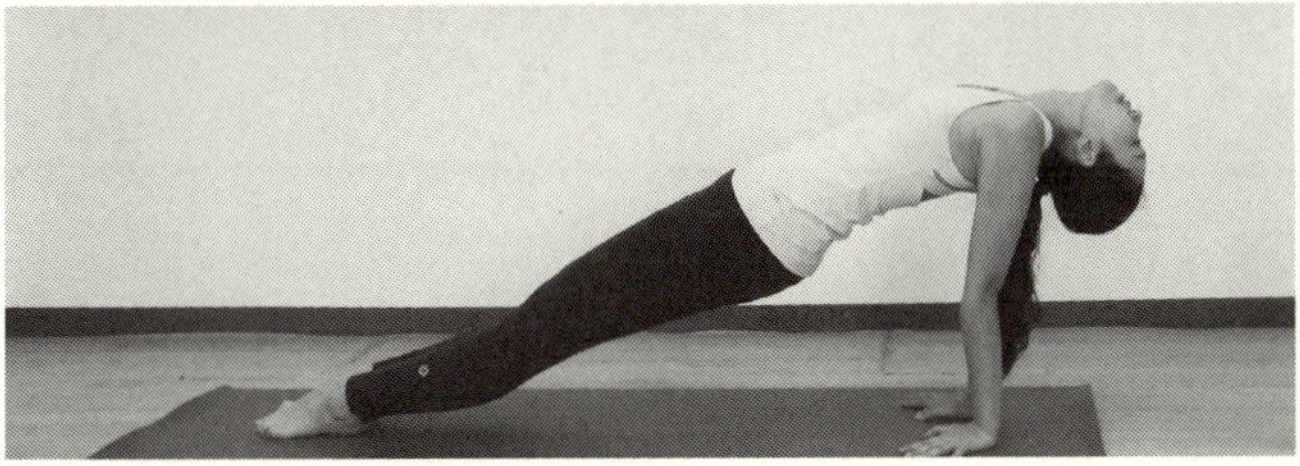

② 頸椎の椎間関節も含めて首を反る。

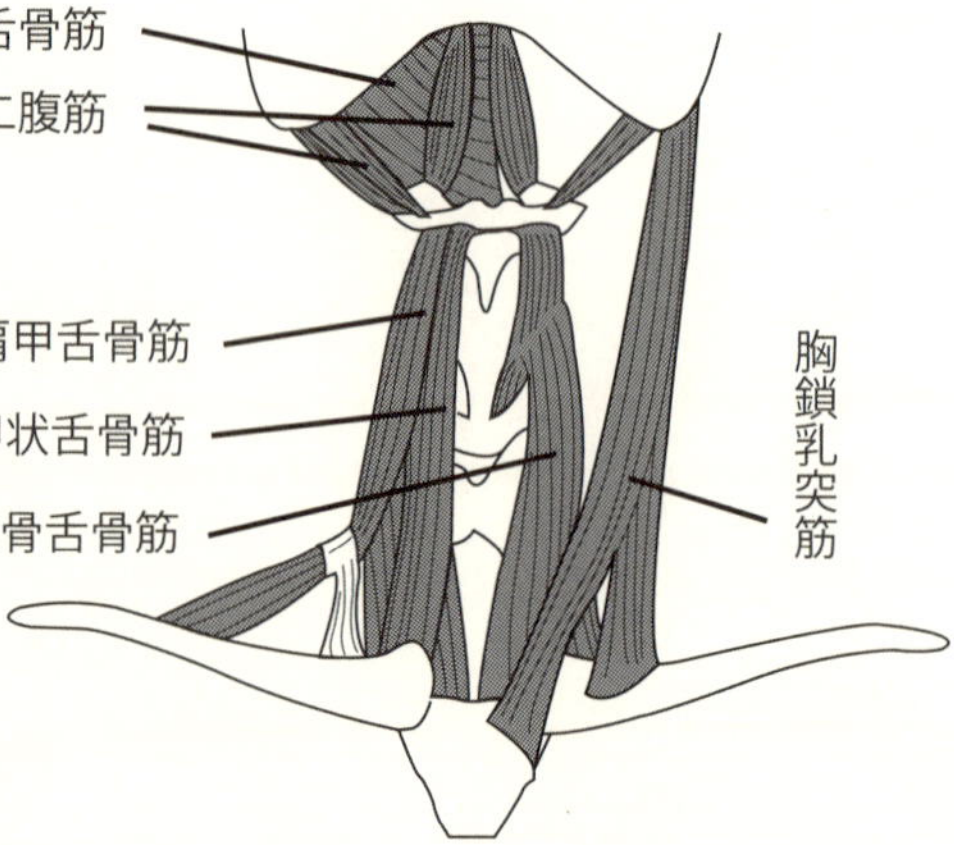

◎首の筋力

首には胸のように肋骨などはありません。そして小さな椎骨で体重の10%もある重い頭部を乗せているわけですから筋力による安定化が必須です。首にはたくさんの筋肉が存在しますが特に舌が重要です。ヨガの経典でも「舌を上に上げておく」と記載があります。舌の筋肉は舌骨に付き、大きく舌骨上筋群と舌骨下筋群とに分かれます。この筋肉は頚部の前を安定させるのにとても重要な筋肉です。では頚部の前に支えがある場合とない場合の違いを実際に感じてみましょう。

【実技】

① 舌を上顎に押し付けたまま上を向いてみましょう。

② 頚部の前を伸ばしたままの姿勢で舌を下げてみましょう。

どうでしょうか。舌を下げた途端に首がグシャっと潰れて来た感じがしませんでしたか。首の安定性に舌が関係しているっていうのは意外かもしれませんね。

舌が上顎に付いているのは実は正常な位置で、下がっている方が異常です。口呼吸の方や舌小帯短縮症の方は舌を上げておくのが難しいことがあります。ヨガの呼吸法であるプラーナヤーマの準備にジーババンダというものがありますが、そこではこの舌小帯のストレッチを行なっています。頭蓋骨の関節の軸は正中よりも若干後方に位置するため、普通にしていると前に倒れてきます。舌はこの倒れる力にも抵抗して頭を支えてくれています。昔のインド人の方がこのことに気づいていたことが驚きですが、このように舌の役割は日常でもヨガの中でも重要視されているのです。

簡単な舌のトレーニングを紹介します。ヨガのジーババンダとも似ています。ジーババンダでは頭は動かしませんが、ここでは舌に焦点を当てていますので気にしなくても大丈夫です。

① 舌を上顎に押し付けたまま上を向く。

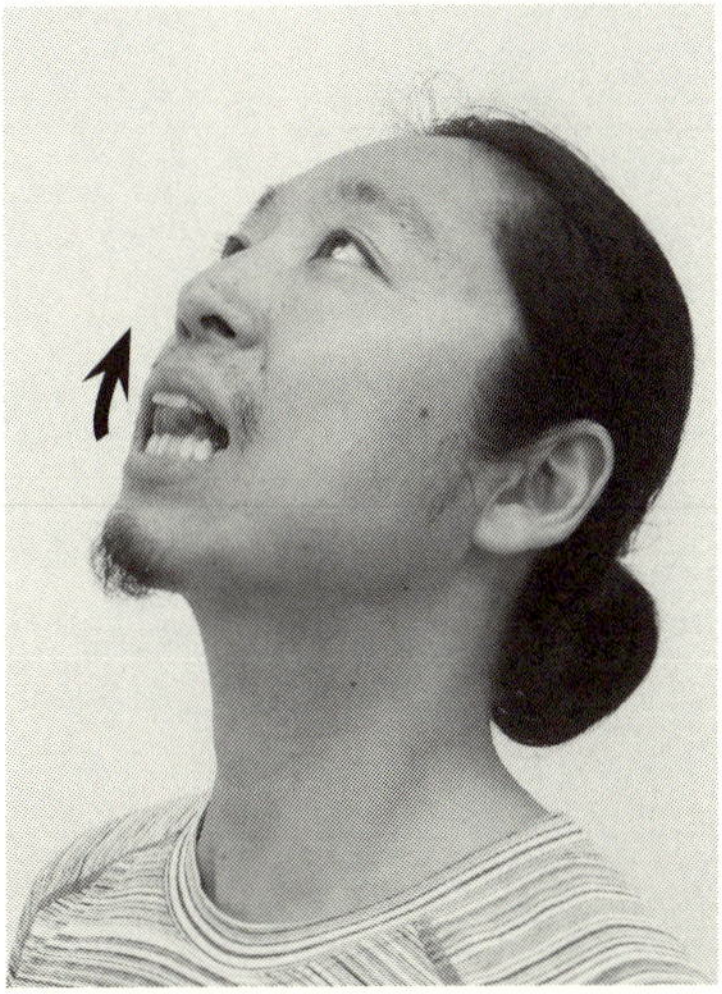

② 頸部の前を伸ばしたままの姿勢で舌を下げる。

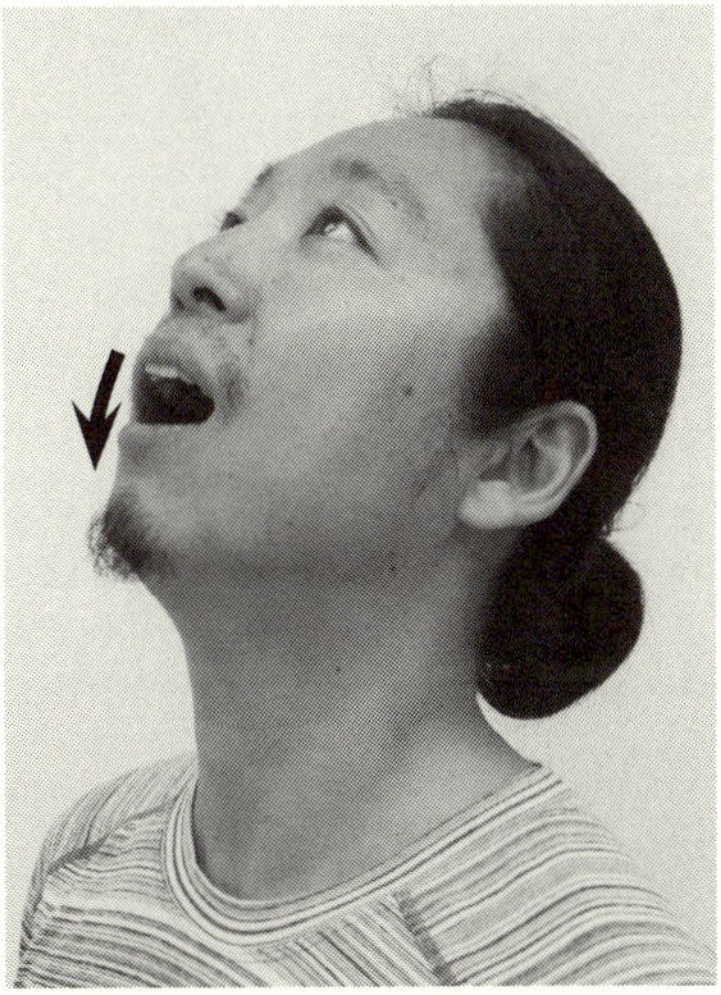

舌のトレーニング

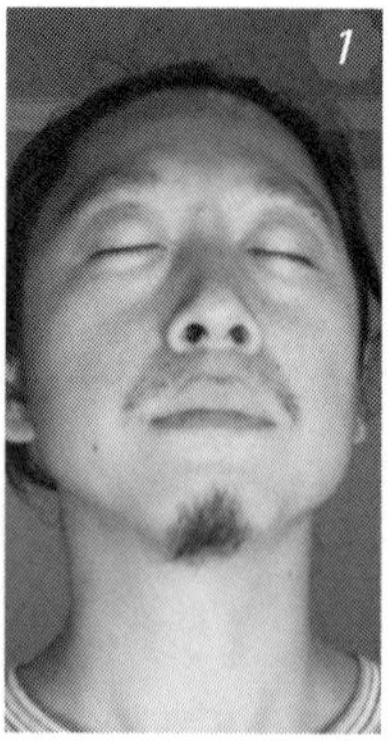

① 舌全体を上顎に付ける。

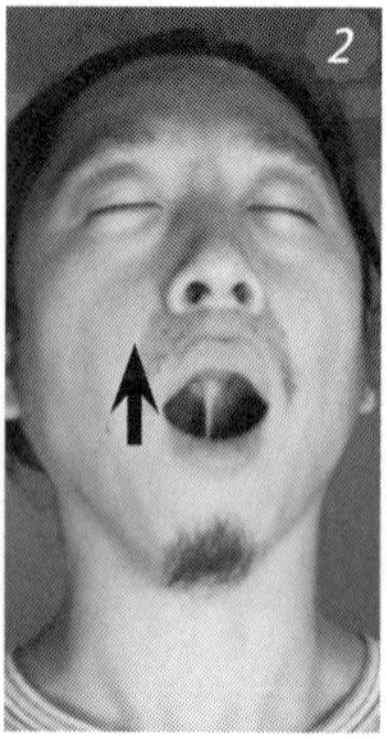

② 舌を上に付けたまま口を開ける。

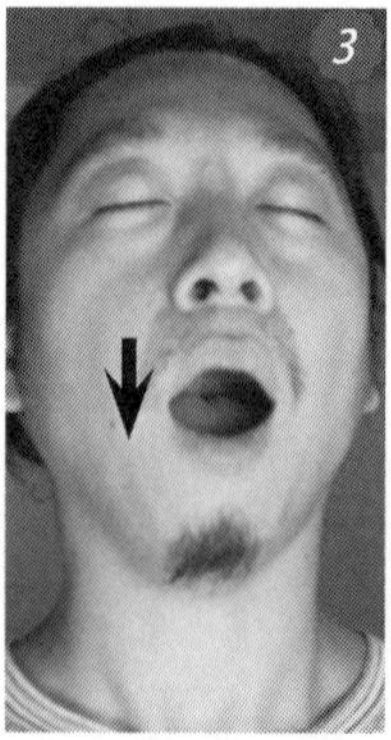

③ 保持した後、「パタン」と音を鳴らして舌を落とす。

【実技】

① 舌を上顎に付けます。付け方は先端ではなく全体を付けるようにしましょう。

② 舌は上に付けたまま口を開けて舌小帯をストレッチします。この状態を10秒程度　保持しましょう。

③ 保持した後「パタン」と音を鳴らして舌を落とします。

※鏡を見ながら行なうといいでしょう。

首回りの筋肉には舌に関する筋肉以外にも重要なものがあります。主なものとしては、前や横側にある斜角筋、胸鎖乳突筋、頚長筋、後ろ側にある頚板状筋、頚半棘筋です。筋肉が多いのでここではまとめて効率的に鍛える方法をお伝えします。

【実技】

① ボルスターに仰向けで乗って頭を出して保持しながら左右をゆっくり振り向く。↓前と横の筋肉を鍛える。

② ボルスターにうつ伏せで乗って頭を出して保持しながら左右をゆっくり振り向く。↓後ろと横の筋肉を鍛える。

※頭の重さに首が耐えられない方は手で軽く支えて行ないましょう。

首回りの筋肉のトレーニング

① ボルスターに仰向けで乗って頭を出し保持しながら左右をゆっくり振り向く。

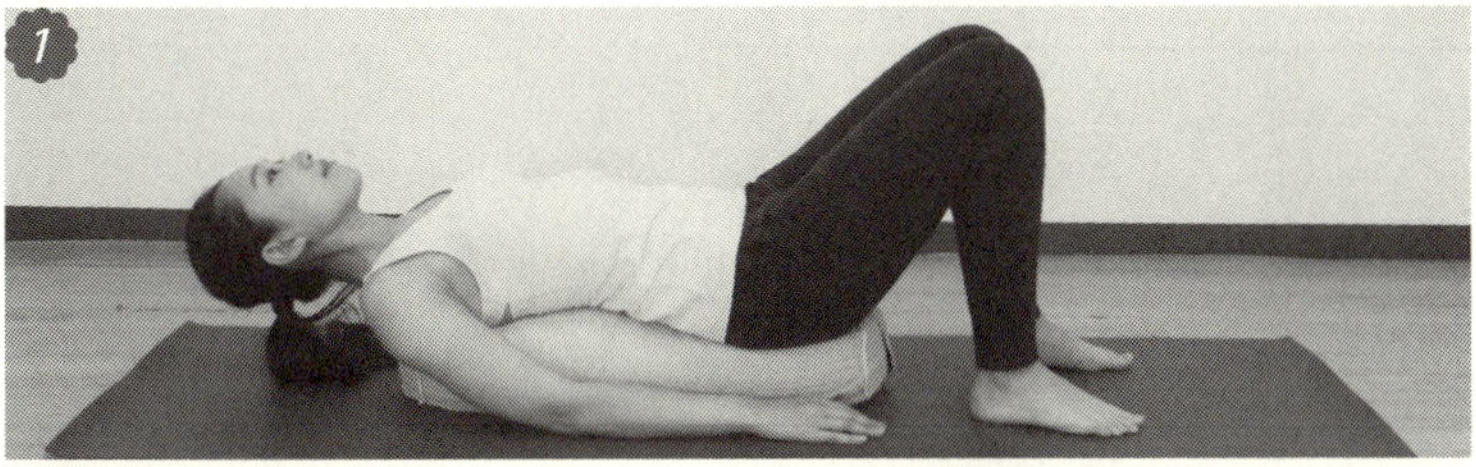

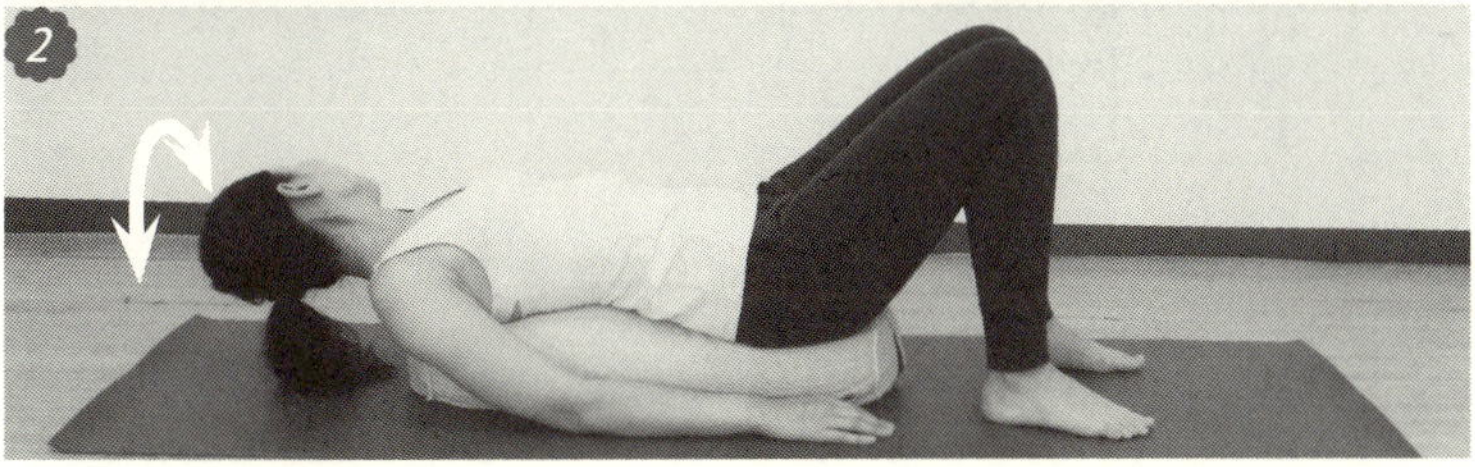

② ボルスターにうつ伏せで乗って頭を出し保持しながら左右をゆっくり振り向く。

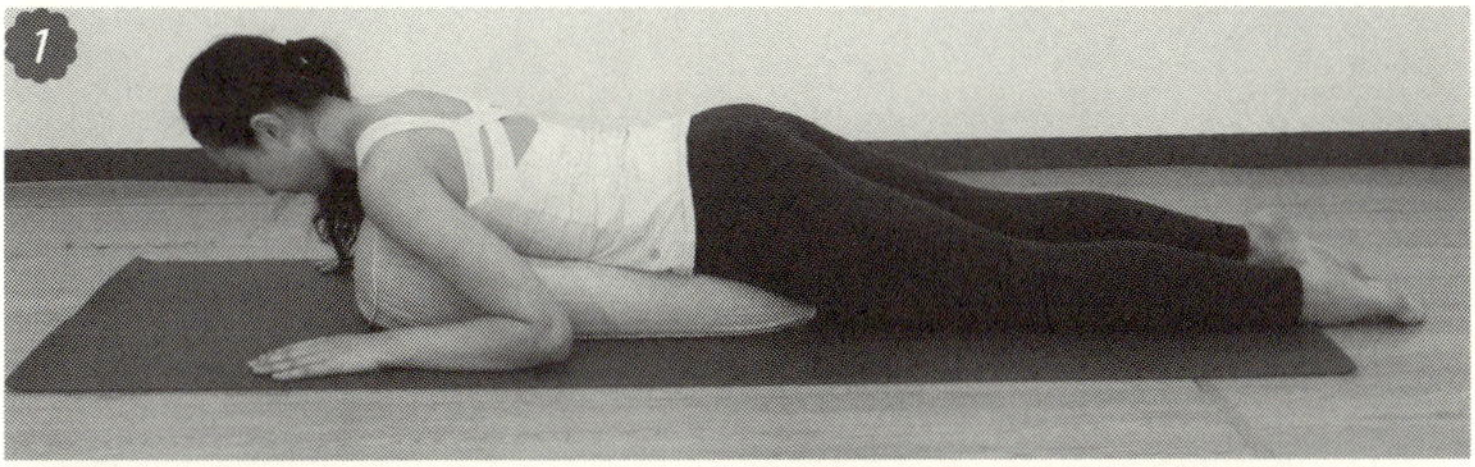

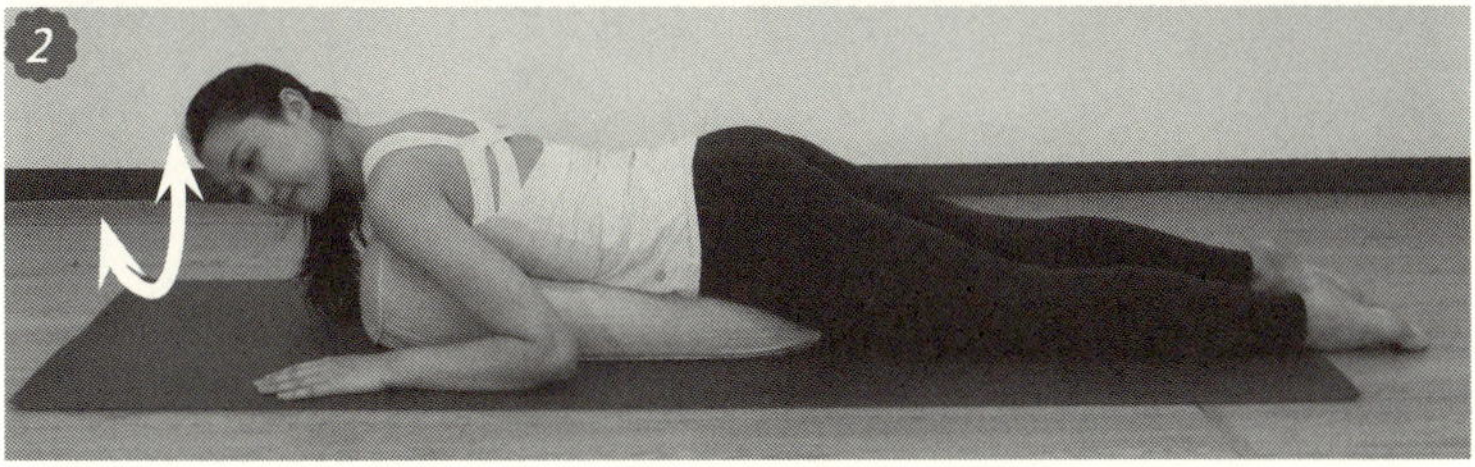

実際のアーサナでも姿勢を保持することで鍛えることができます。

例）横の筋肉：トリコーナーサナ
前の筋肉：ナーヴァーサナ
後ろの筋肉：ヴィーラバッドラーサナⅢ

ここで注意点があります。特に横の筋肉なのですが、首には「立ち直り」という平衡反応があります。これは体が倒れても頭が平衡を保とうとする反応で、首を床とは逆に傾けます。その反応自体は正常なのですが、首が曲がってしまうので呼吸は苦しく、筋肉も短縮位になって緊張します。ですから、アーサナではあえて脊柱の延長上に頭を伸ばして首の詰まりをなくしましょう。

【実技】
◉トリコーナーサナ
◉パリヴルッタアルダチャンドラーサナ

立ち直りが起こっている状態のサインは「首のシワ」です。真っ直ぐに伸びている状態でシワはできません。短時間では首が詰まっていても問題ありませんが、古典のように長く保持する場合にはキツくて保持できないでしょう。呼吸が自然で、体に過剰な緊張がないという快適な状態はシワがない伸びた位置になります。ヨガでシワを増やしたくはないですよね。

トリコーナーサナ

脊柱の延長線上に伸ばしている状態　立ち直りが起こっている状態

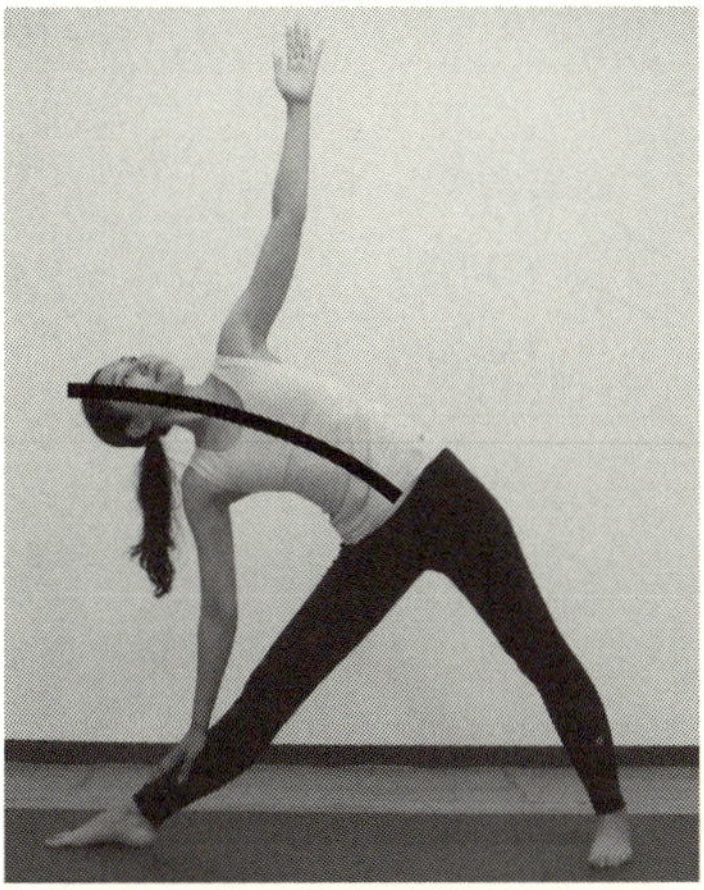

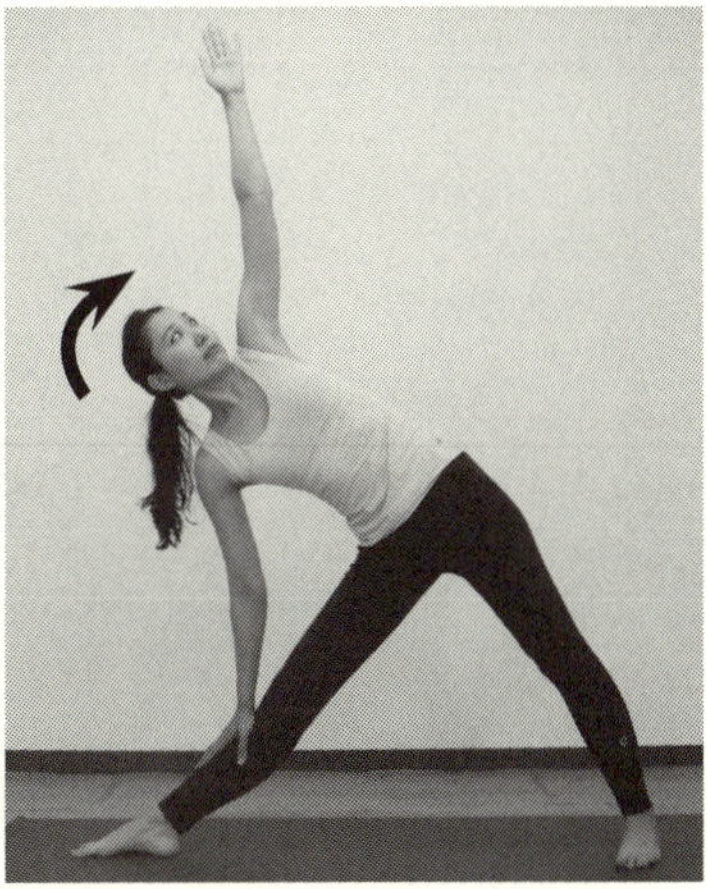

パリヴルッタアルダチャンドラーサナ

脊柱の延長線上に伸ばしている状態　立ち直りが起こっている状態

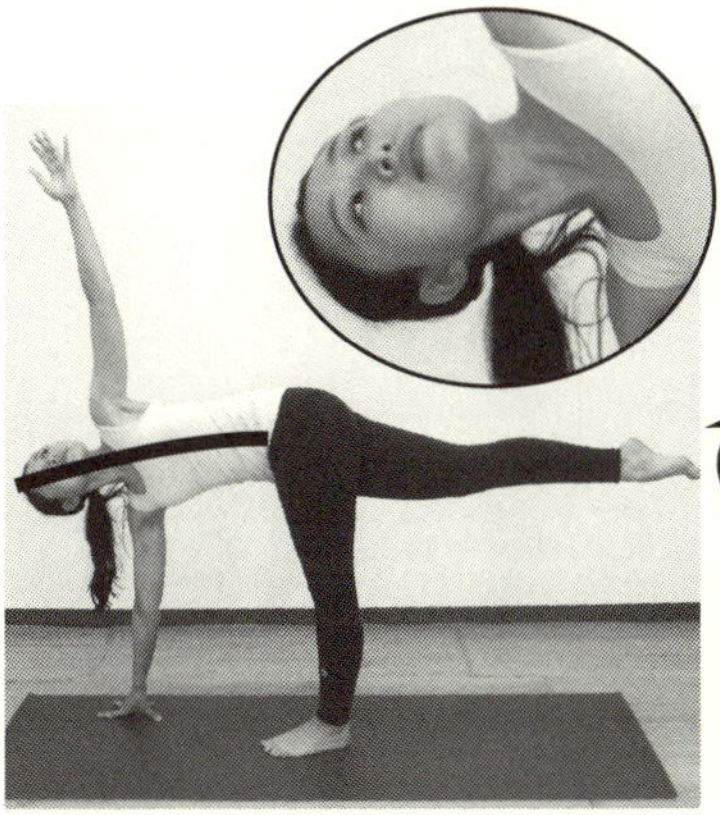

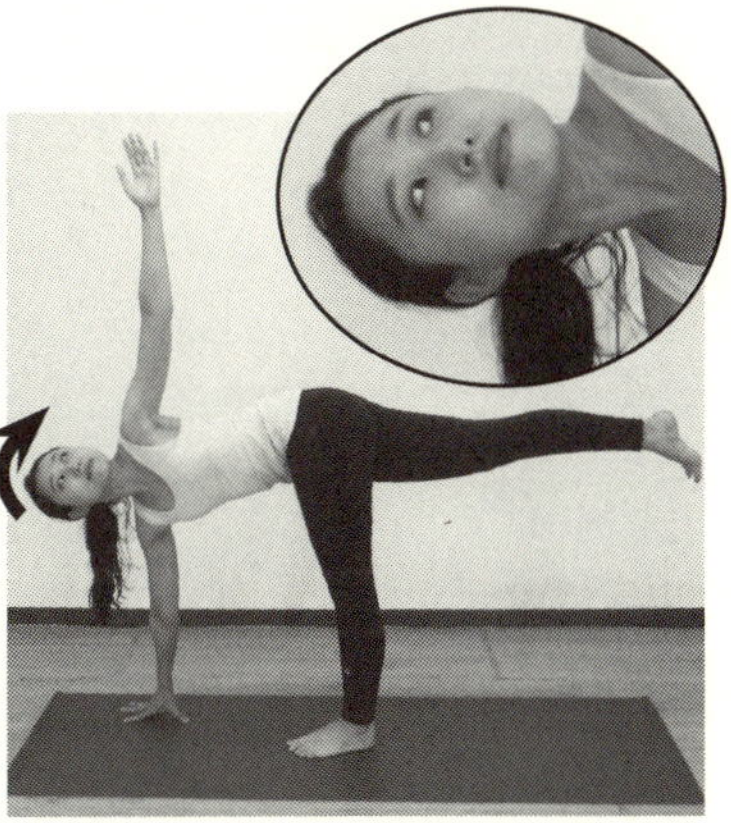

2 床に手を置く時のコツ

ヨガのアーサナでは手で体を支える姿勢が多く出てきます。日常では手は体重を支えるというよりは字を書いたり何かを取ったりと意思を具体的に動作として表す役割をしています。ですので、日常では寝ているところから起き上がる時、高いところによじ登る時以外は、手での体重支持はあまり行なわない動作と言えるでしょう。

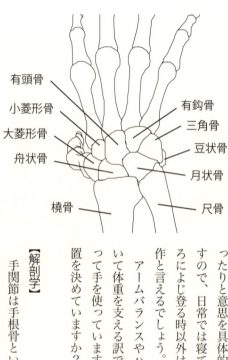

アームバランスやハンドスタンドのアーサナでは手を床について体重を支える訳ですが、この時に皆さんはどこに意識を持って手を使っていますか？　また、何を基準にして手を置く位置を決めていますか？

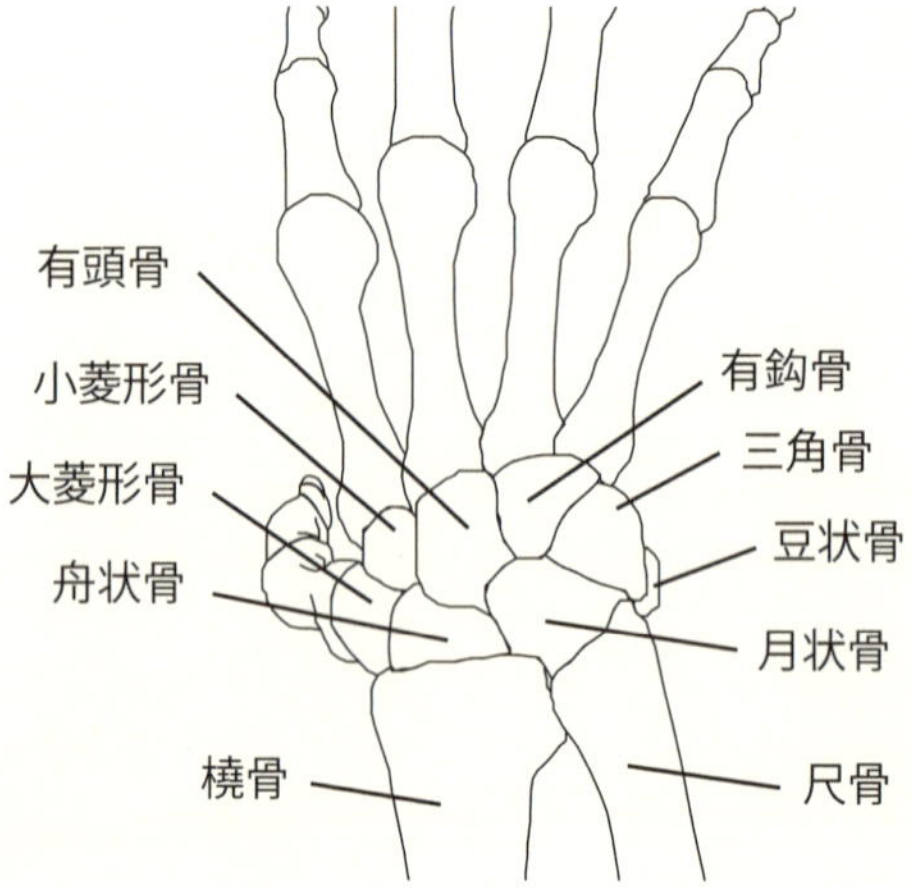

【解剖学】

手関節は手根骨という8つもの骨（舟状骨、月状骨、三角骨、豆状骨、大菱形骨、小菱形骨、有頭骨、有鉤骨）の集まりと、橈骨と尺骨という骨からなる関節です。特徴としては手首のと

手首の動き

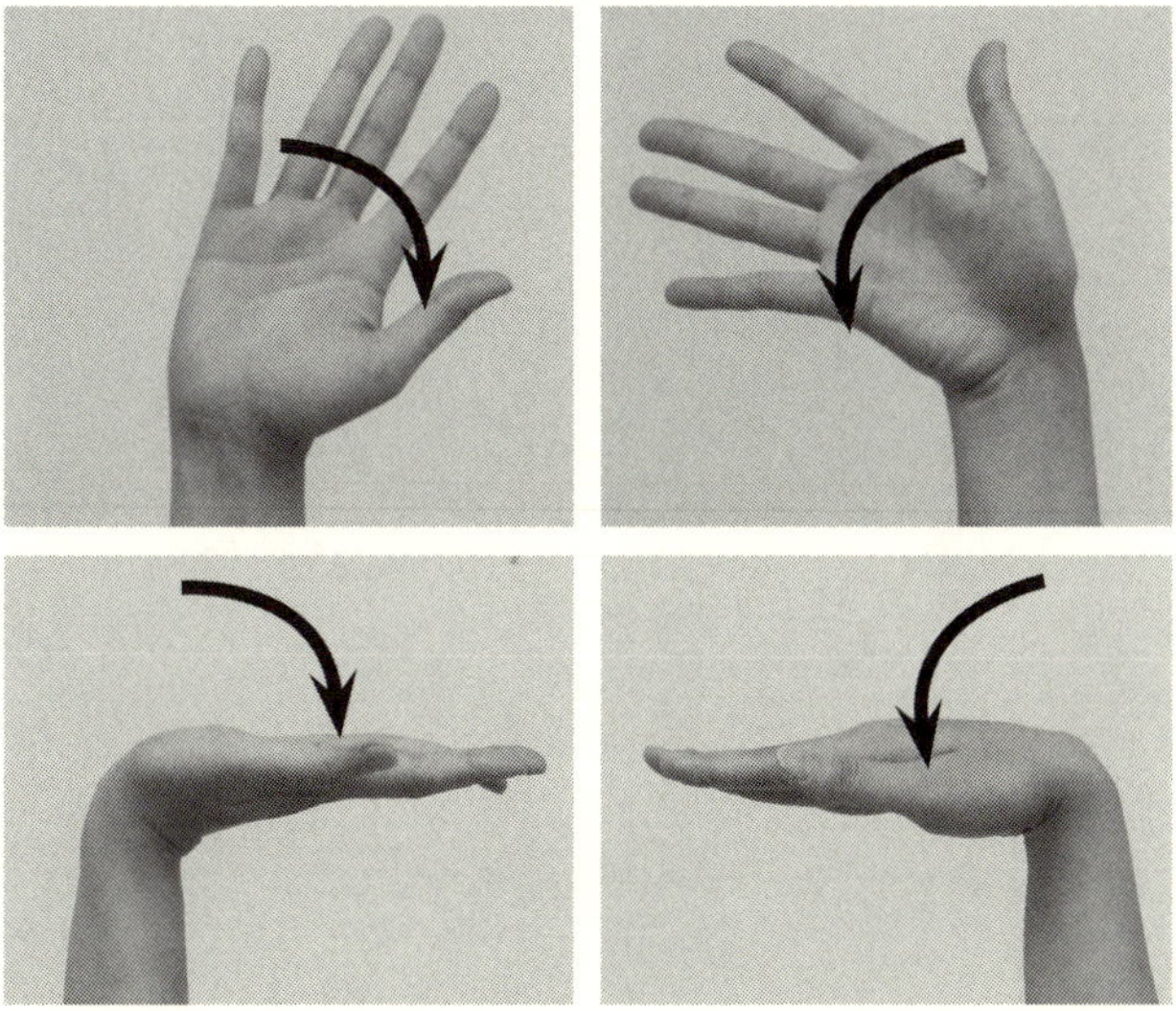

橈屈　尺屈
背屈　掌屈

ころでは橈骨の方が尺骨よりも長いです。

この関節の形状から動きとしては「背屈には橈屈を伴い、掌屈には尺屈を伴う」というものがあります。手首を反ることは「背屈」、逆に手の平側に曲げることは「掌屈」と言います。また、橈骨側に傾くことを「橈屈」といい、尺骨側に傾くことを「尺屈」と言います。言葉だけだと少し難しいので実際に動かしてみましょう。

◎手のアーチ

まず手を床について使うときの意識について考えて行きましょう。どなたが言い始めたのかは知りませんが、よく手を床につくアーサナの指導で「人差し指の付け根を床に押しましょう。」という表現があります。私も習い始めの時に言われたことを覚えています。おそらく自然に意識せずに手を床に置くと、人差し指が床から浮くからだと思います。皆さんもテーブルでも床

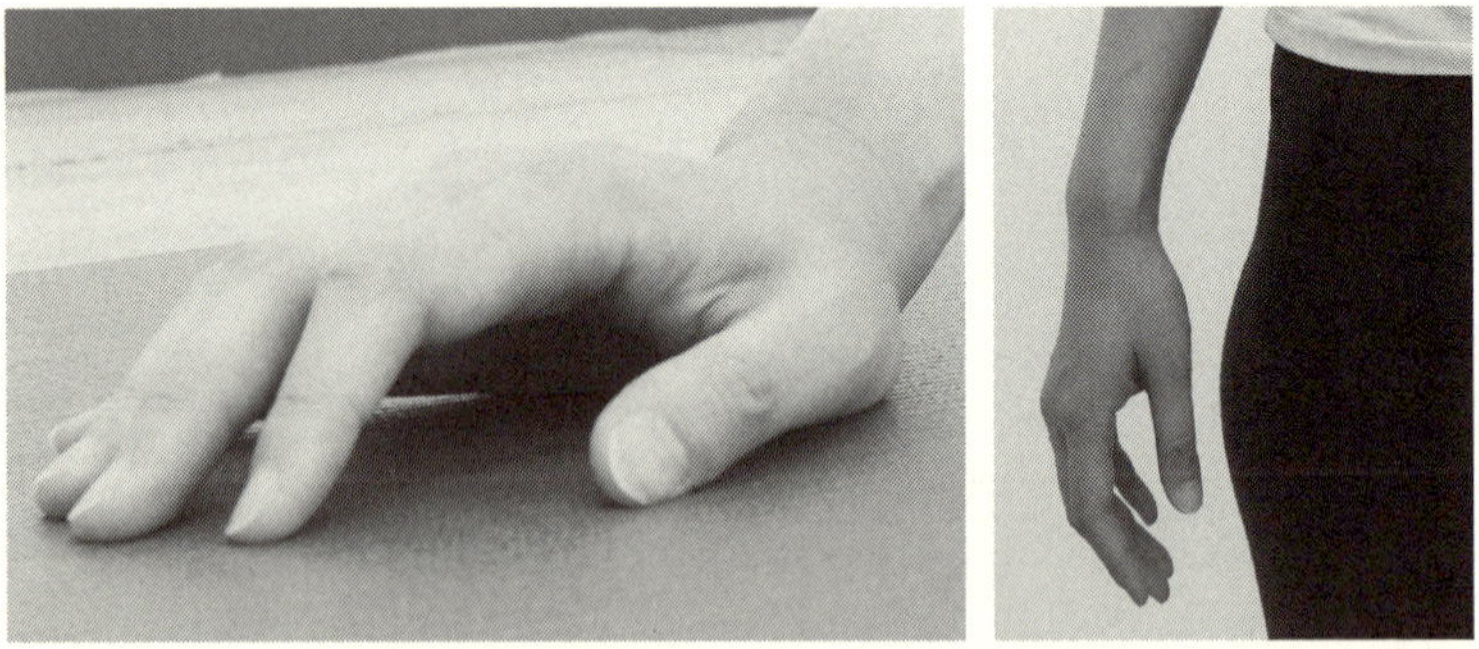

手の平を床に置くと、自然に人差し指の付け根が床から浮いた状態になる。これはごく自然な事で、立って手を下げている時にも、手は自然にこのアーチを描く形になっている。

でもいいので手の平を床に置いてみて下さい。人差し指の付け根が床から浮きますね。

さてこれは異常なのでしょうか？　どんな状況でも手は脱力すると、やや指が曲がります。これは曲げる筋肉と伸ばす筋肉のバランスを現していて、曲げる方が強いので曲がっているのです。ですから人差し指の付け根が浮くこと自体は自然なことです。

また、この曲がっていることにはもう一つ重要な意味があります。それは「手のアーチ」です。私たちはものを掴む時に手が丸くなっています。平らな手でものを掴もうとはしませんね。また、丸い状態は足と同じように体重を支える時にはクッションの役割を担ってくれます。当然手を床に置いて体重をかけると、手のアーチは床に押し付けられますので、潰れて平らになります。これは押しているというよりは衝撃を吸収している状態です。

足も同じですがアーチにはクッション作用だけでなく、指を強くする作用もあります。扁平足の方に浮き指が多いのと同じく、手のアーチも潰れると指は効かなくなります。手の平を掌

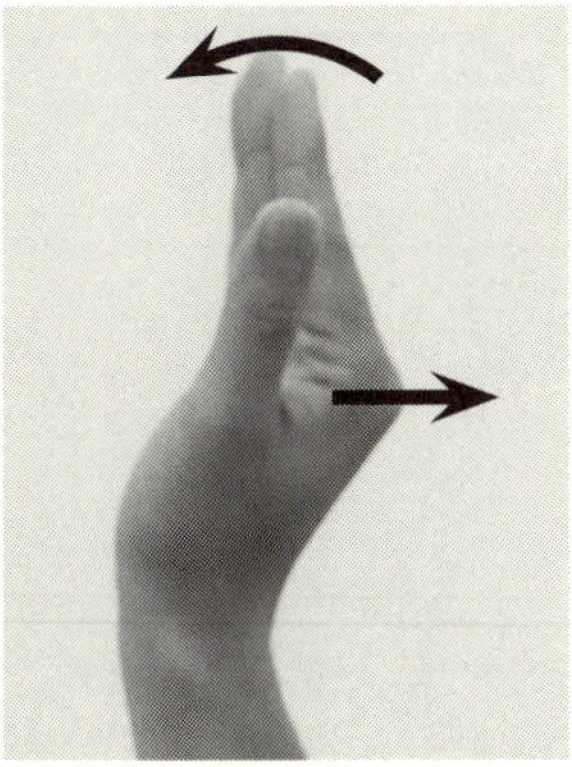
カップハンズ

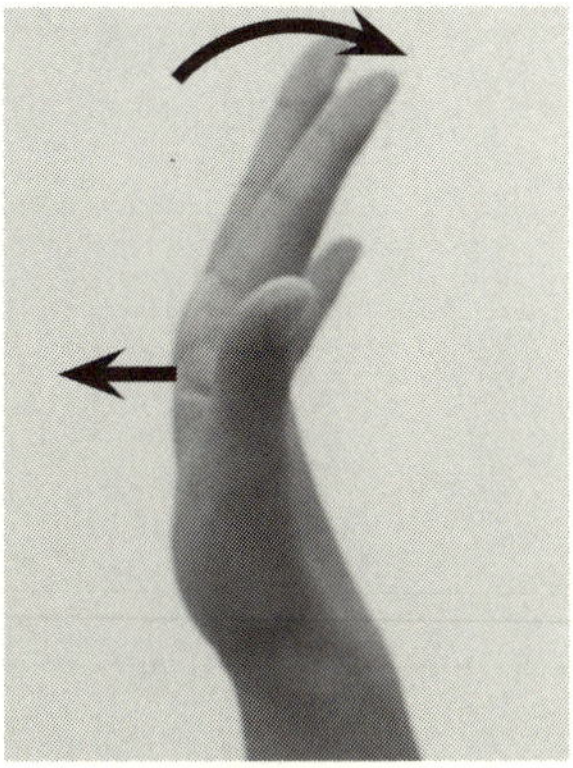
手の平や指の付け根を押すと自然に指は反ってしまう。

側に押し出すと指は相対的に反って指先が浮きます。逆に手にアーチを作るように手の平を引っ込めると指は下がって強くなります。アーサナをとる時に「カップハンズ」と言われる方法で床を押すことがありますが、これは手のアーチを作って押す力を高めている方法です。

このように手の平や付け根を床に対して押すと指は効かなくなります。ですから、指を強く押して使いたければ手の平や指の付け根を床に対して押し出してはいけません。逆に指をリラックスして使いたくなければ、手の平や指の付け根を押し出すといいでしょう。

もう少し、手の動きとして強調される「人差し指の付け根を押す」動きを具体的に動いて検証してみましょう。

【実技】

◉手の平を前に向けて人差し指の付け根を前に向かって押し出してみましょう。

どうでしょうか。手首が小指側に傾きませんか？

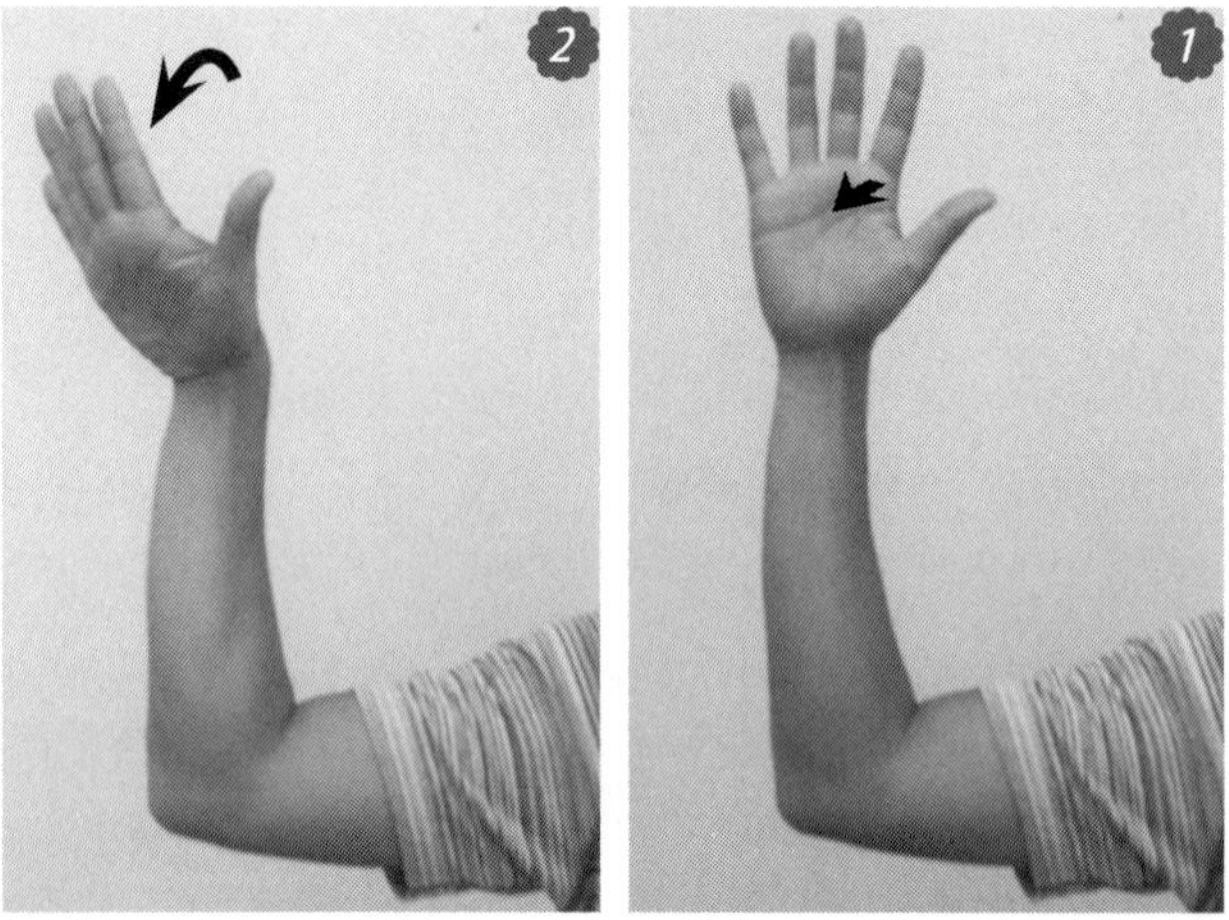

手の平を前に向けて人差し指の付け根を前に押し出すと、自然に手首が小指側に傾く。

小指側に傾くことを尺屈と言いますが、手の平を押し出しているわけですから掌屈と共に起こっていると言えます。つまり、この動きは「掌屈」と「尺屈」のセットと言えます。この動きは武道で相手の関節を極める（動けなくする）時に使う位置です。つまり手が弱くなる位置ということです。この弱い状態を体重を手で支えるような状況で用いるのは不安定さを感じざるを得ません。手のアーチを作って指でしっかり踏ん張って、土台の手を安定させるという方法が自然に感じます。おそらく、何も考えずに、または自然に行なえばそうなるでしょう。

アーチを潰して指を効かなくして、とても難しい状態でバランスを取りなさいという方法があってもいいですが、体としては少し酷な感じがします。ヨガの指導がある意味不自然さを強調して、非日常を演出しているのであればそれもいいと思いますが、理不尽な体の使い方による怪我には注意して欲しいです。

私の運動学的な視点での手の使い方のコツは、「人差し指の付け根は床から浮かして、手のアーチを作り、指でしっ

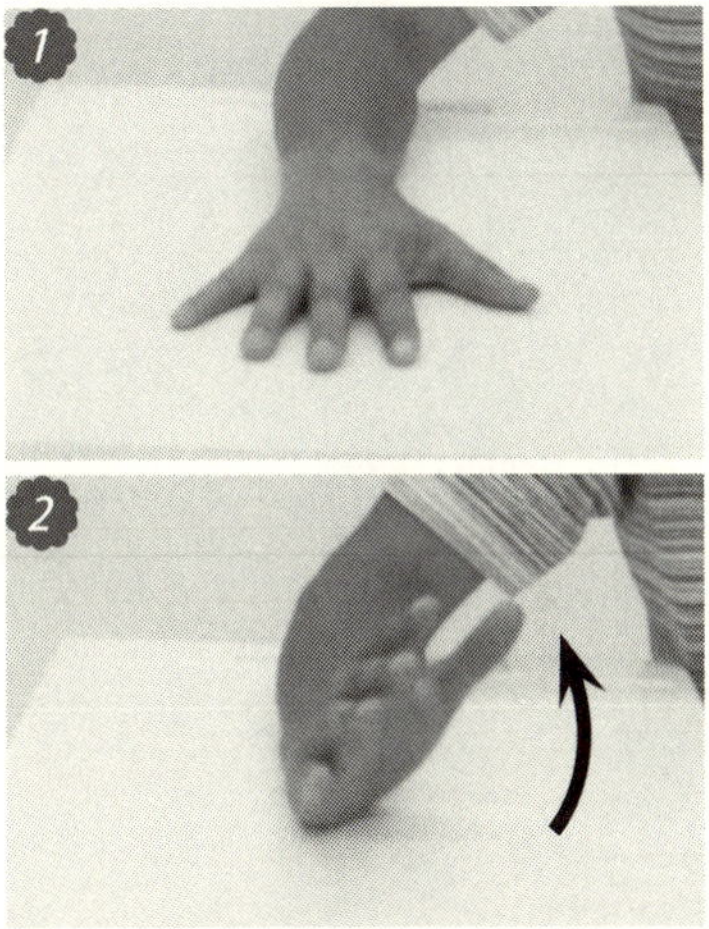
① 親指側に傾けながら持ち上げる

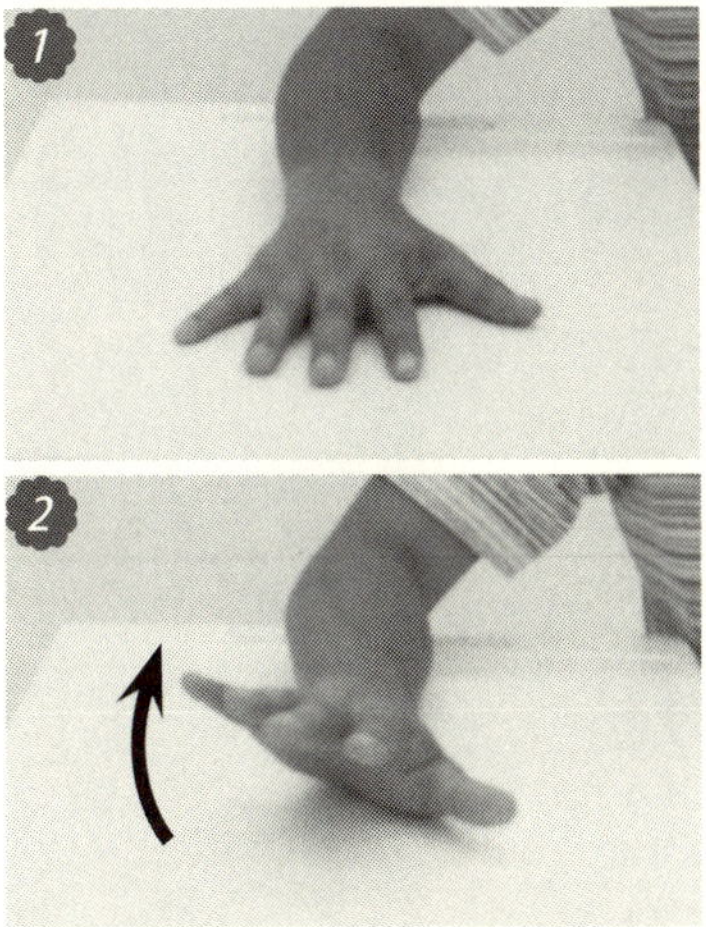
② 小指側に傾けながら持ち上げる

かり床を押さえよう」です。体重がかかれば勝手に付け根はクッションの役割として床に近づくので、あえて押す必要はないでしょう。

◎何指がセンターか？

さて、次はどの指を真ん中に向けたらいいのかを検討したいと思います。多くの方は手は中指が真ん中だから、中指センターが基本だと思われていると思います。まずは手を反る「背屈」という動きがどのような特徴を持っているかを実践してみましょう。

【実技】

手の平を下にしてテーブルに置いてみましょう。次の方法で手を背屈してみて下さい。どちらがやりやすいか感じてみましょう。

① 親指側に少し傾けながら手を持ち上げる。

② 小指側に少し傾けながら手を持ち上げる。

いかがでしたか？　おそらく親指側に傾けた方がや

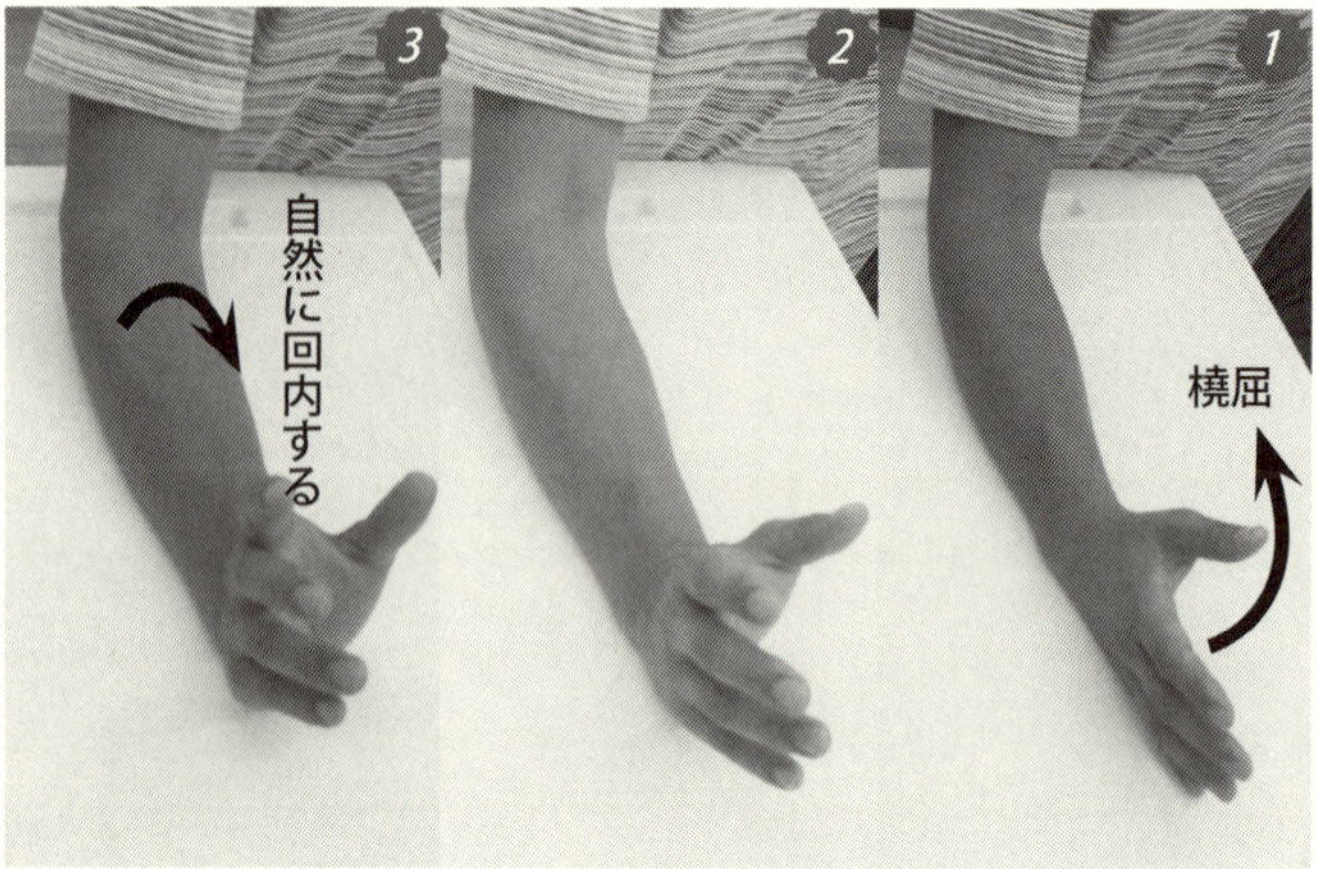

手をチョップのような位置にして、橈屈すると、自然に前腕が回内する。

りやすかったと思います。まずここで知って欲しいのは、手関節は橈屈を伴って背屈するという事です。

さて背屈と橈屈がセットで起こることは分かりましたが、それ以外にもう一つ一緒に起こる動きがあります。それは手（前腕）を内側に回す「回内」という動きです。実は手首のところでは橈骨は尺骨よりも長く飛び出ています。ですので橈屈で手根骨が当たるので内側に前腕が回ることになります。まとめると「手関節の背屈は橈屈と前腕の回内」がセットで起こります。体験してみましょう。

【実技】

手をチョップのような位置にして、そこから橈屈してみましょう。

どうでしょうか、橈骨が内側に倒れて前腕が回内したと思います。わざわざ飛び出ているところにぶつかりに行くところが不思議ですね。

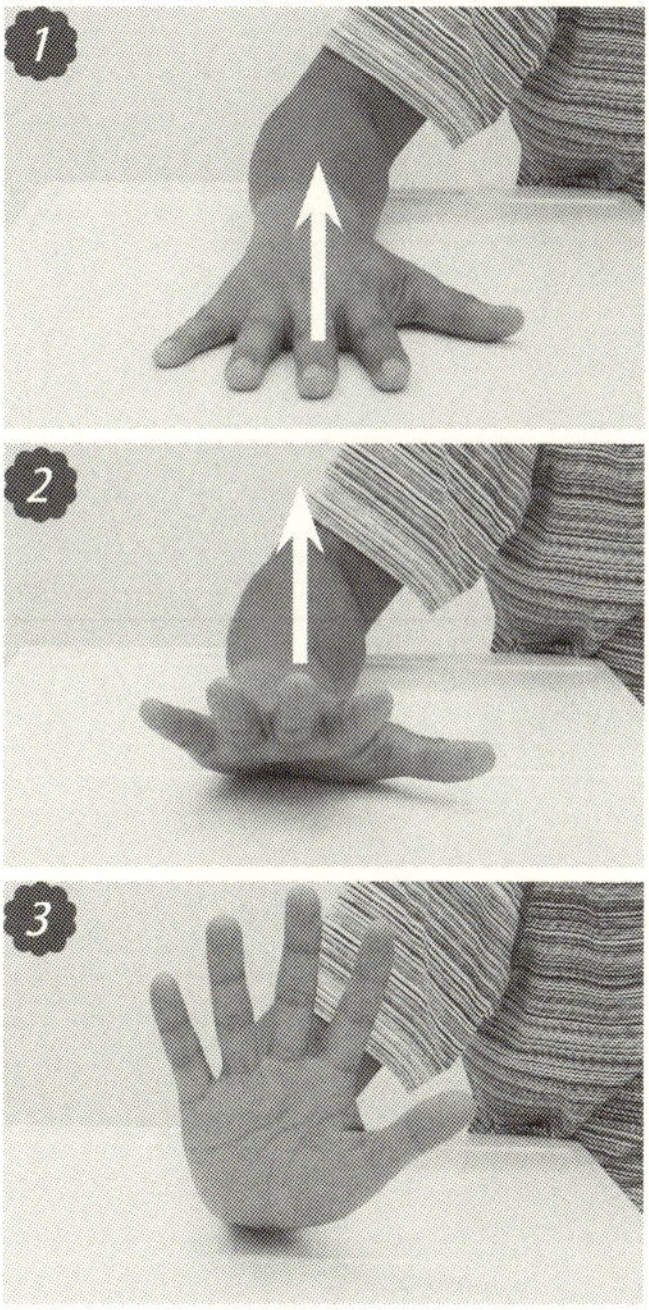

①中指から誘導して持ち上げる。

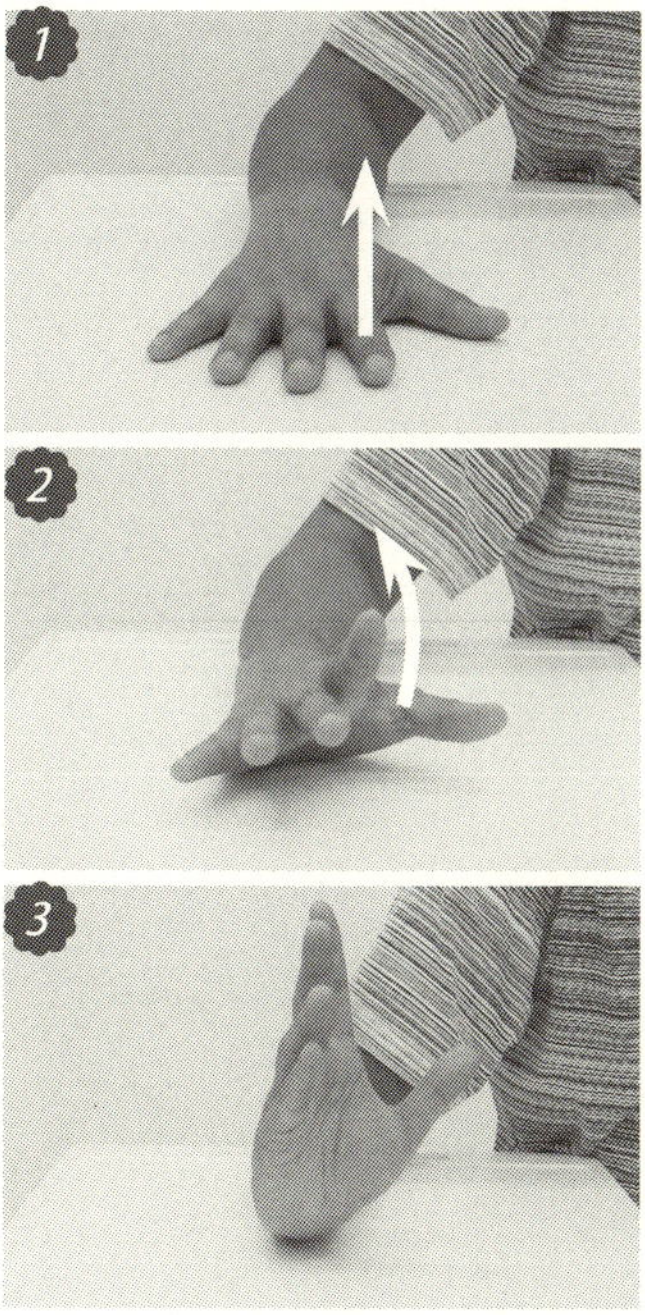

②人差し指から誘導して持ち上げる。

さて手の正中といえばその名の通り中指ですが、実際の動きも中指が誘導して起こっているのでしょうか。次の実践で確認してみましょう。

【実技】

手の平を下にしてテーブルに置いてみましょう。尺屈が上げづらいのは先ほどの実践でわかりましたので、ここでは中指と人差し指を比べてみましょう。次の方法で手を背屈してみて下さい。どちらがやりやすいか、可動域が広いか感じてみましょう。

①中指から誘導して手を持ち上げる。
②人差し指から誘導して手を持ち上げる。

上げやすかったのはどちらの方法でし

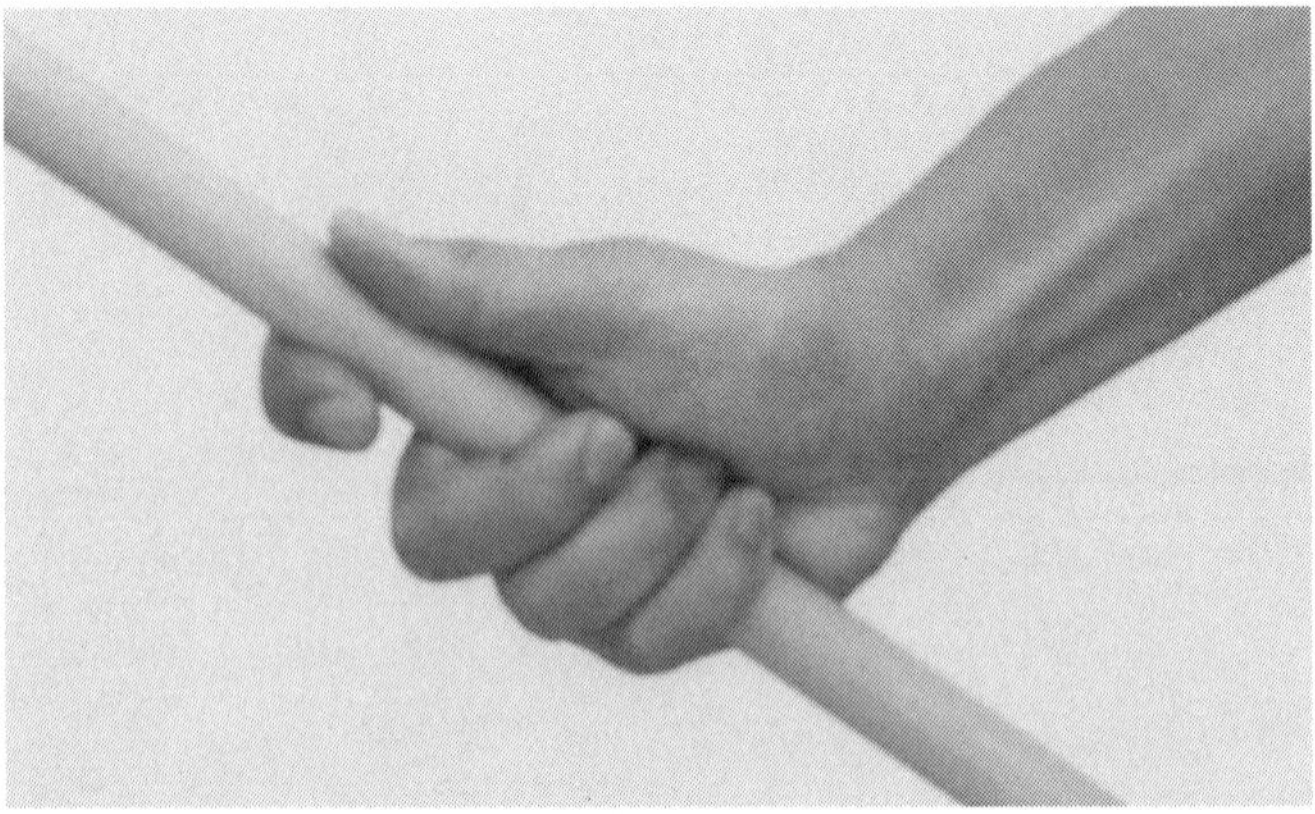

剣術などの武術で刀や棒を握る時の手は、人差し指を握り込まない。

たか？　おそらく人差し指誘導だったと思います。手の動きとしては実は真ん中の中指ではなく人差し指が手首の反りを誘導しています。剣術などで剣や棒を持ったり包丁を持ったりするときに、人差し指は握らずに伸ばしているのに気づきましたか。人差し指が動きの鍵であることの現れです。人差し指は、名の通り何かを指し示す時に使います。つまり人差し指が手の中で手首を誘導する鍵なのです。

アーサナで考えてみましょう。手を床に着く時や、体重がかかって手首が反る時には人差し指センターの位置が適当に感じますね。また、中指に対して人指し指をセンターにすると相対的に手の向きがやや外向きになります。このことで、肘が内側に入り、脇が締まり肩周りが安定します。土台の肩が安定することは体重を支える上ではとても大切です。角度で言えば5度くらいの些細な違いですが、腕の長さを考慮すると手のちょっとした位置の違いは肩では大きな差になります。こちらも実際に体験してみましょう。

【実技】

ダウンドッグ

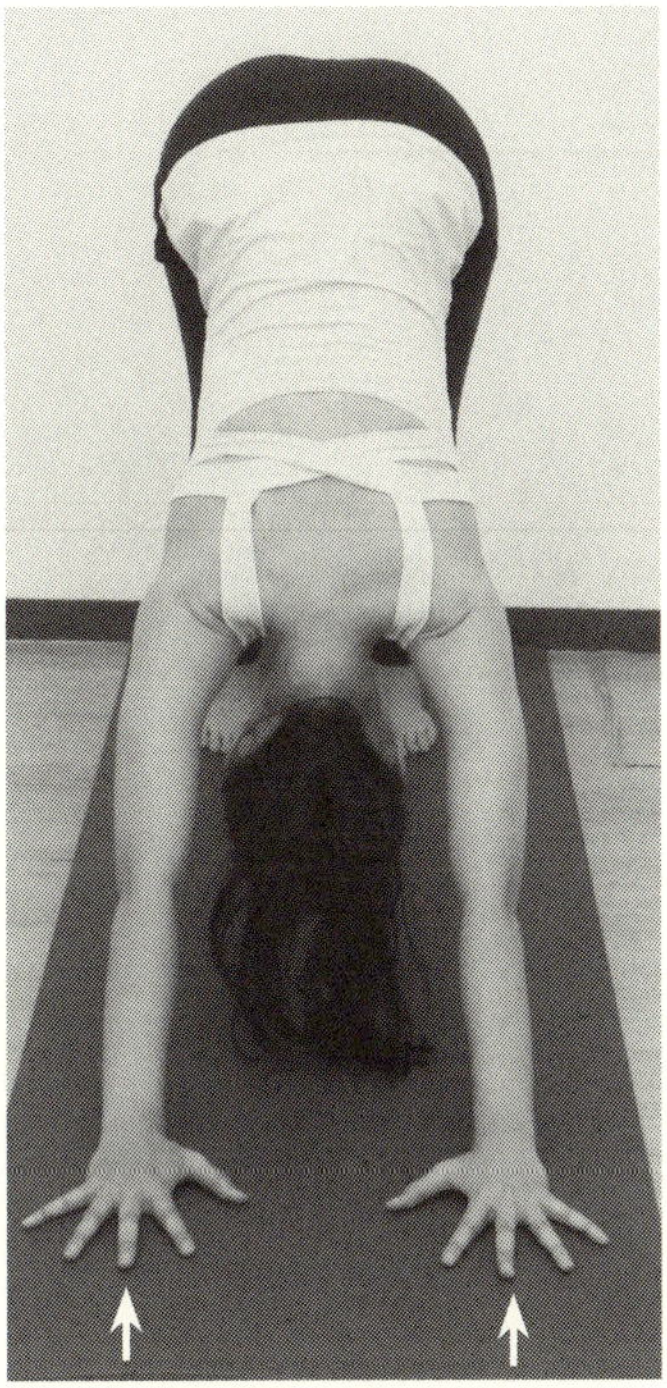

① 中指センター

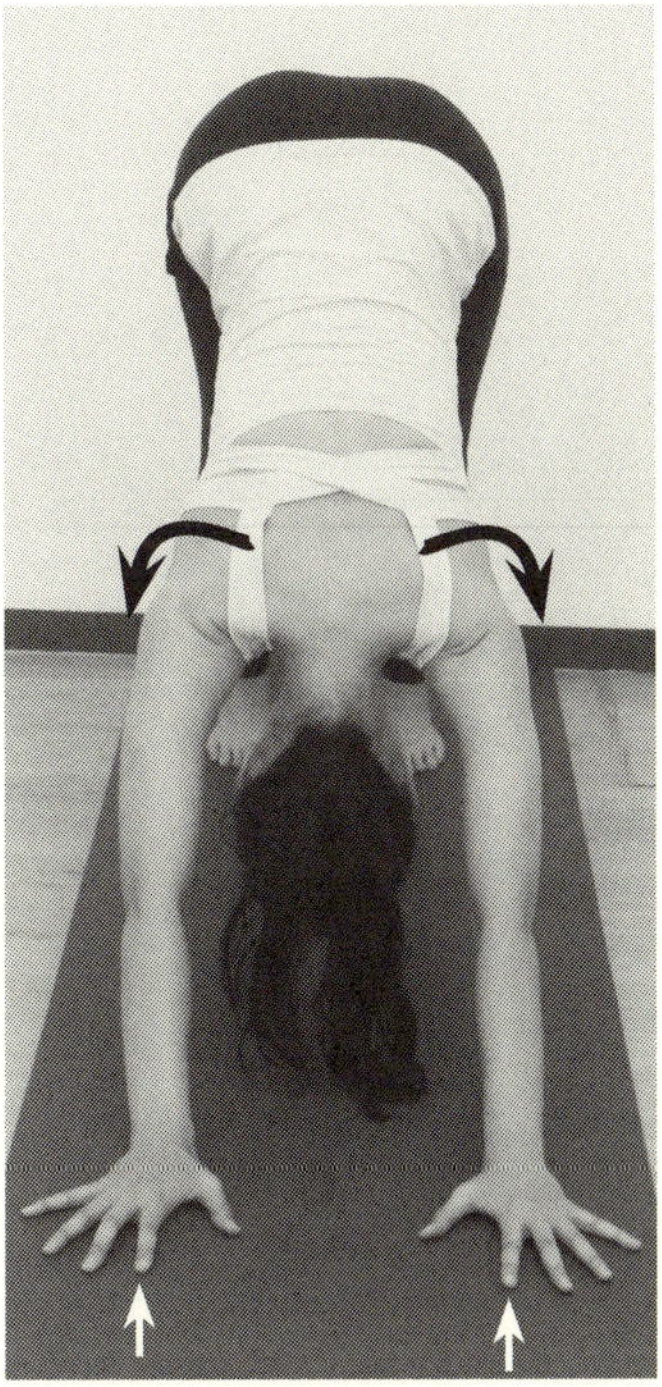

② 人差し指センター

手を床についてまずはダウンドッグを取ってみましょう。この位置から両肘を床に降ろしていきます。この時ゆっくり降ろすことと、できるだけ肘が外に開かずに両前腕が並行の状態を意識して下さい。この動作を以下の二つの手の位置で行なって、違いを感じてみましょう。

① 中指センター
② 人差し指センター

どうでしょうか、どちらの方が肘が開かずにできたでしょうか。人差し指センターだと脇が締めやすかったと思います。では実際にアーサナで試してみましょう。

ピンチャマユーラーサナ

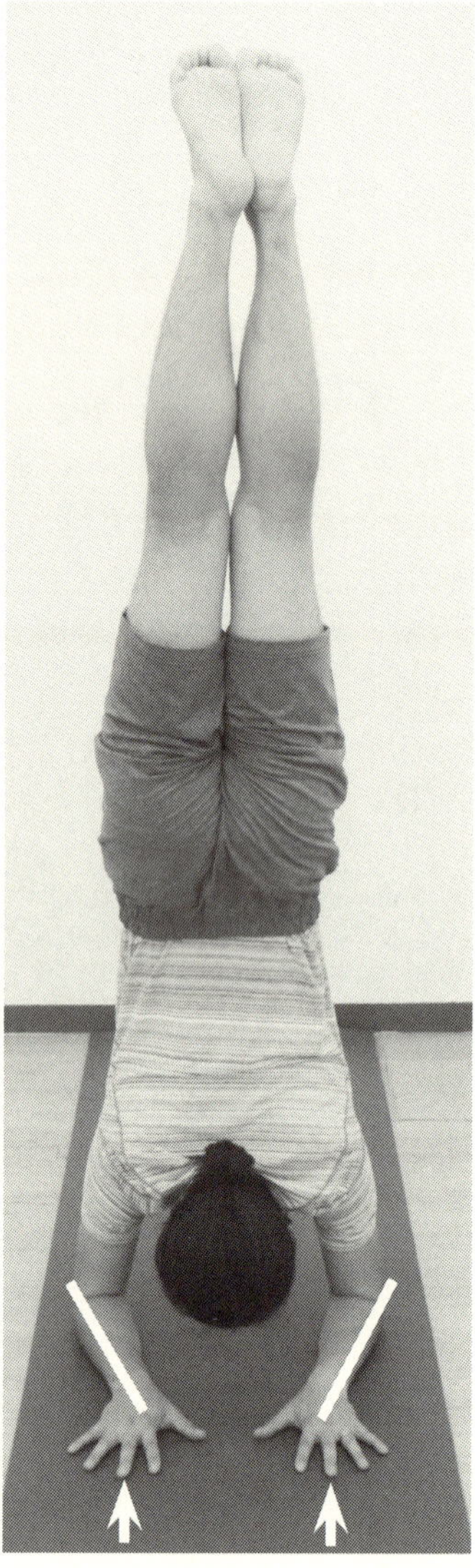

① 中指センター

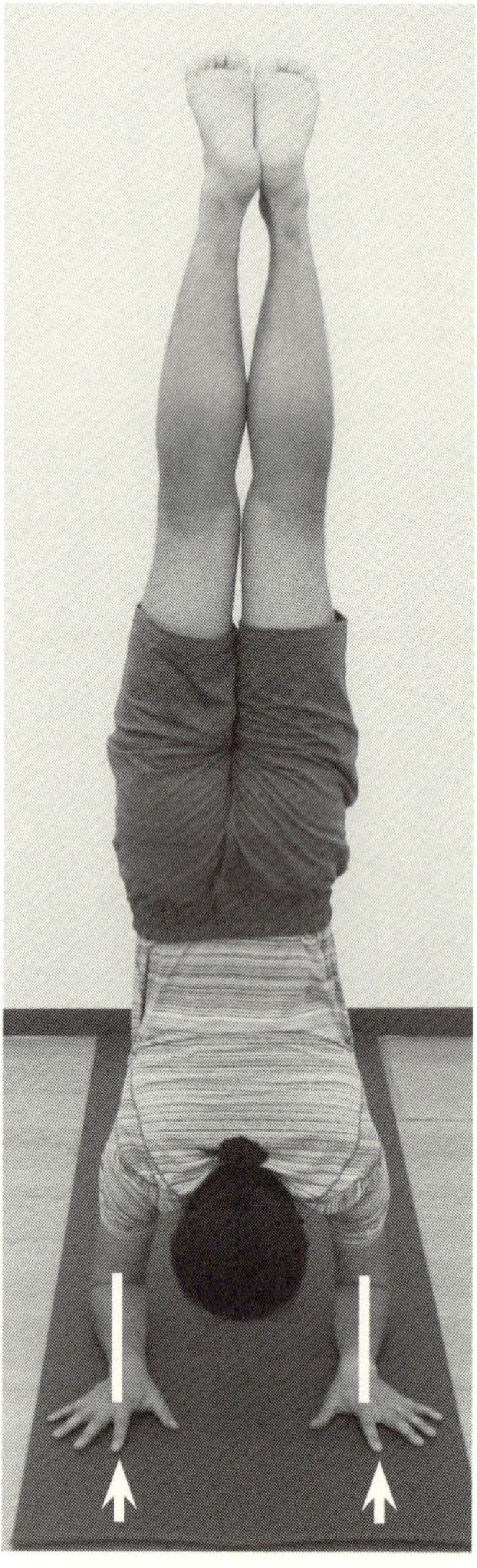

② 人差し指センター

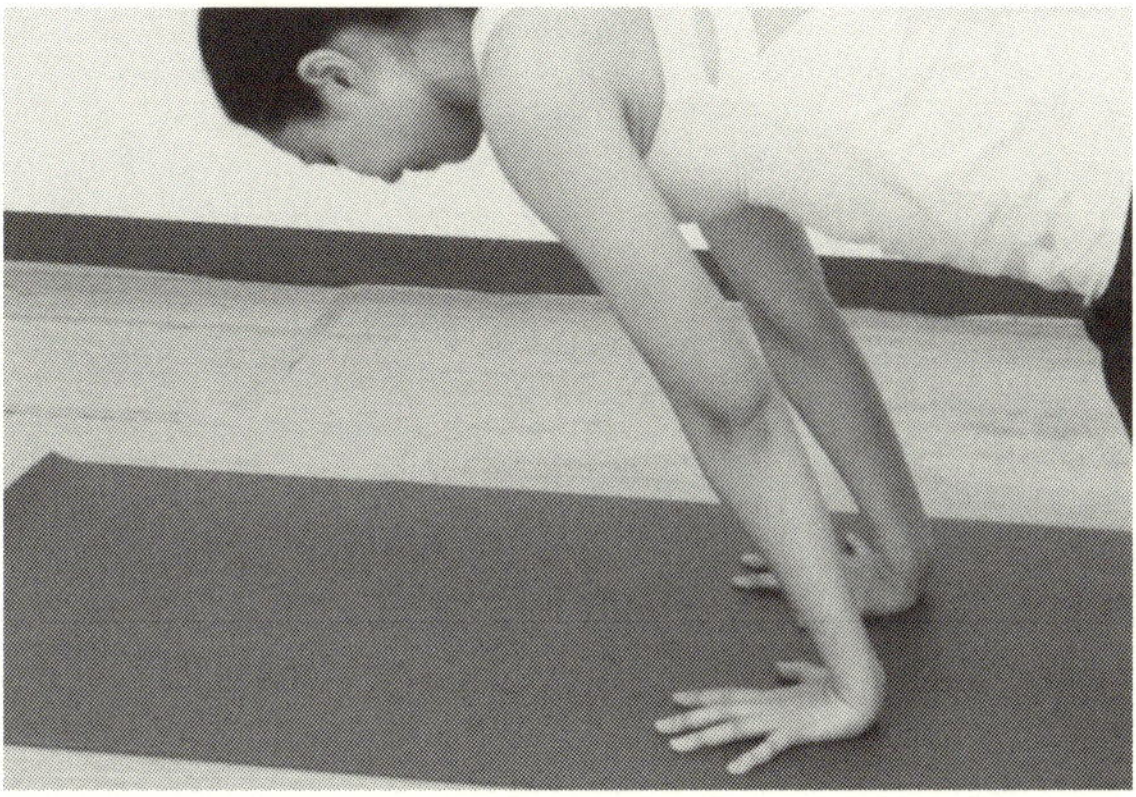

手に体重をかけ、手首が反るようなアーサナでは、人差し指センターがむしろ安定が悪くなることもある。

【アーサナ】

◉**ピンチャマユーラーサナ**

① 中指センター

肘が開きやすく安定させるのが少し難しくなります。

② 人差し指センター

脇が締まって床を押しやすくなり安定性が増します。

手を着くアーサナでは人差し指をセンターにすると安定することはお分かりいただけたでしょうか。ただ、常に人差し指がいいとも限りません。手に体重をかけるアーサナでは手首が反ることも多く、この場合人差し指センターでは若干問題があります。橈骨は尺骨に比べてやや長いため、あまり親指側に傾いて手首を反ると橈骨の茎状突起に手根骨が当たってしまいます。強く反る時には中指がセンターの方が指が長い分踏ん張れることもあります。

体重支持をする時に特に注意した方がいいことがあります。

手首可動域の検証

① 手の平を合わせて、指先を下に向ける。

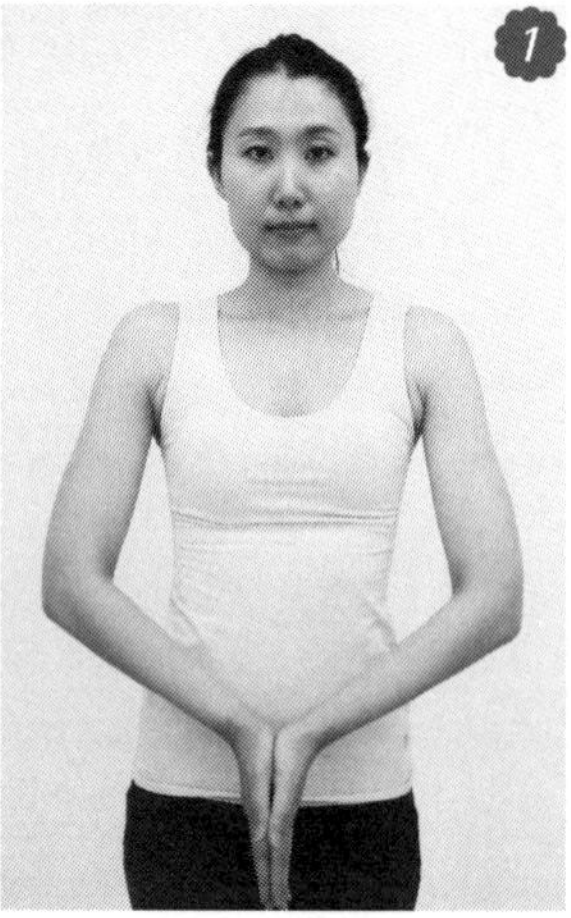

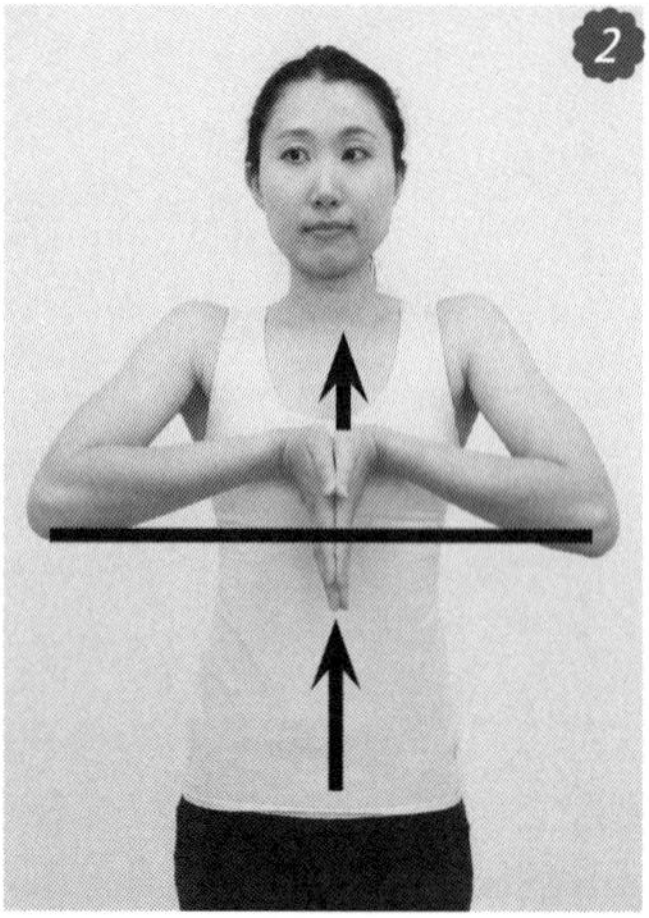

② 手の付け根が離れないで上げられる所まで上げる。

それは尺骨にある軟骨複合体（TFCC：Triangular Fibrocartilage Complex）へのストレスです。この部分は脆弱性があるため、背屈に尺屈を伴ったストレスで損傷する危険性があります。

◎手首の骨格特性

手首の骨格には個性があり、どのような動かし方をしても骨同士がぶつかって反ることができないという方もいます。この場合は骨格ですので、ストレッチをしても改善することはありません。実際に手首の硬さを確認してみましょう。

【実技】

① 手の平を合わせて、指を床に向ける。

② 手の付け根が離れないで上げられるところまで上げてみましょう。

この時に手の付け根をつけたまま床と平行なところ

指の硬さの検証

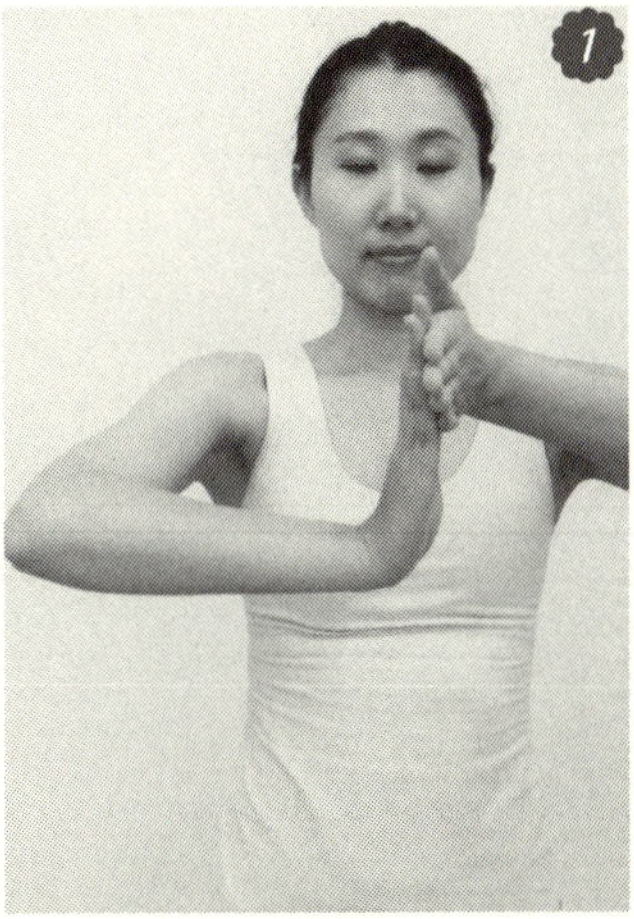

① 手の平を立てて体の前に位置させる。

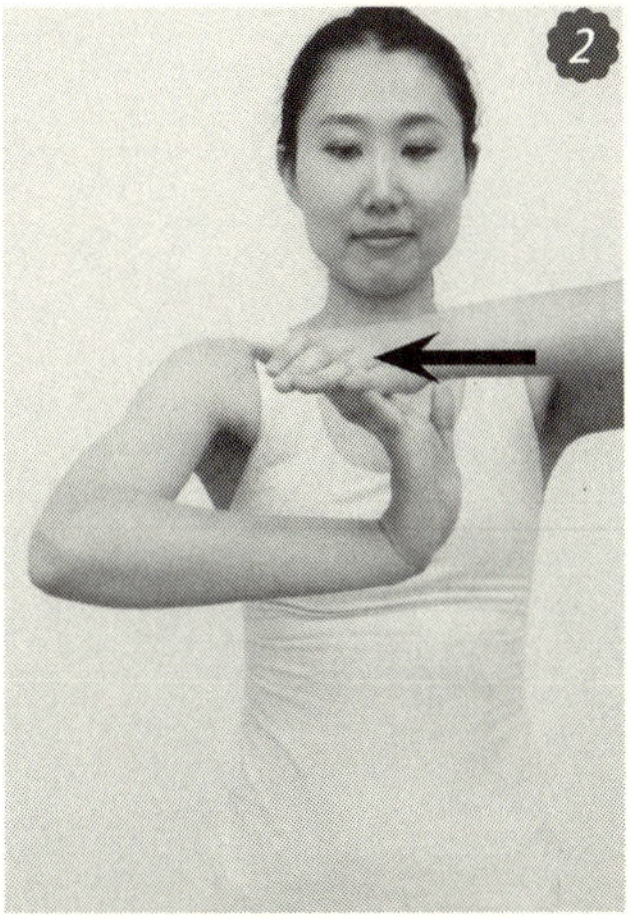

② 反対側の手で指を反らせる。

よりも手首が上に行けば、手首の可動域は十分と言えます。もしこれで手首が硬い場合には、今度は指の硬さ（指を曲げる筋肉の硬さ）をみてみましょう。

① 手の平を立てて体の前に位置させます。
② 反対側の手で指を反らせてみましょう。

この時に、指が付け根から前腕と平行なところまで反ることができた場合は、手首や指を曲げる筋肉の柔軟性は十分です。曲がらない場合には、筋肉の緊張が高い可能性があるので、手首は骨格ではなく、筋肉の硬さによる制限かもしれません。マッサージなどで緊張を落としても、手首が硬い場合は骨格の可能性が高くなります。

手で体重を支えるアーサナの中で、全身を床から浮かす場合には手首をかなり反る必要があります。手首が硬い方は、可動域の制限のために手首に骨の衝突（インピンジメント）を生じ、痛みがでることがあります。この場合は、手首を反り過ぎない工夫が必要です。肘を

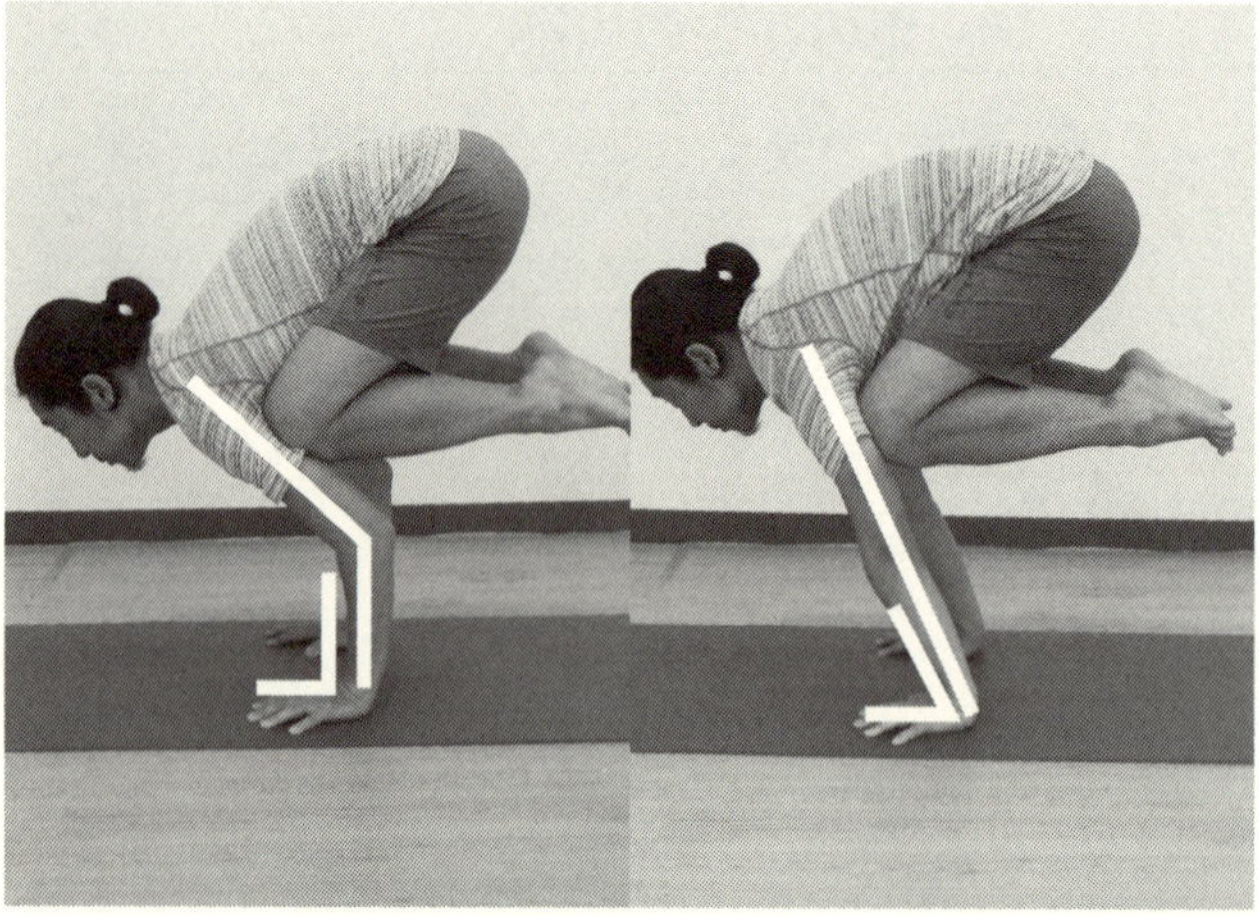

手首が硬い人の場合、肘を伸ばすアーサナが難しいが、肘を曲げることによって、手首の角度を浅くして負担を軽くすることができる。

伸ばして体重を支えると手首は強く反ってしまいます。そこで肘を曲げることで手首の負担を減らすことができます。

ヨガの怪我で多いのが実は手首なのです。手の運動は結構複雑ですね。今まで手の動きの特徴を述べてきましたが、大切なのは、自分の手首が一番楽に使える位置や方法を探すことです。いろいろな先生が、それぞれの視点でこのようにアーサナを取るといいと教えてくれます。しかし、実践しているご自分とは骨格も筋力も感覚も違います。ここでは運動学に基づいて解説していますが、それでも各人に最適なところはご自身で探すしかありません。この快適な位置や方法を探す過程こそアーサナの醍醐味ではないでしょうか。

では少し難しいアーサナの練習を通してご自分の手の位置を探してみましょう。

【アーサナ】

◉ブジャピーダーサナ

◉クックターサナ

ブジャピーダーサナ

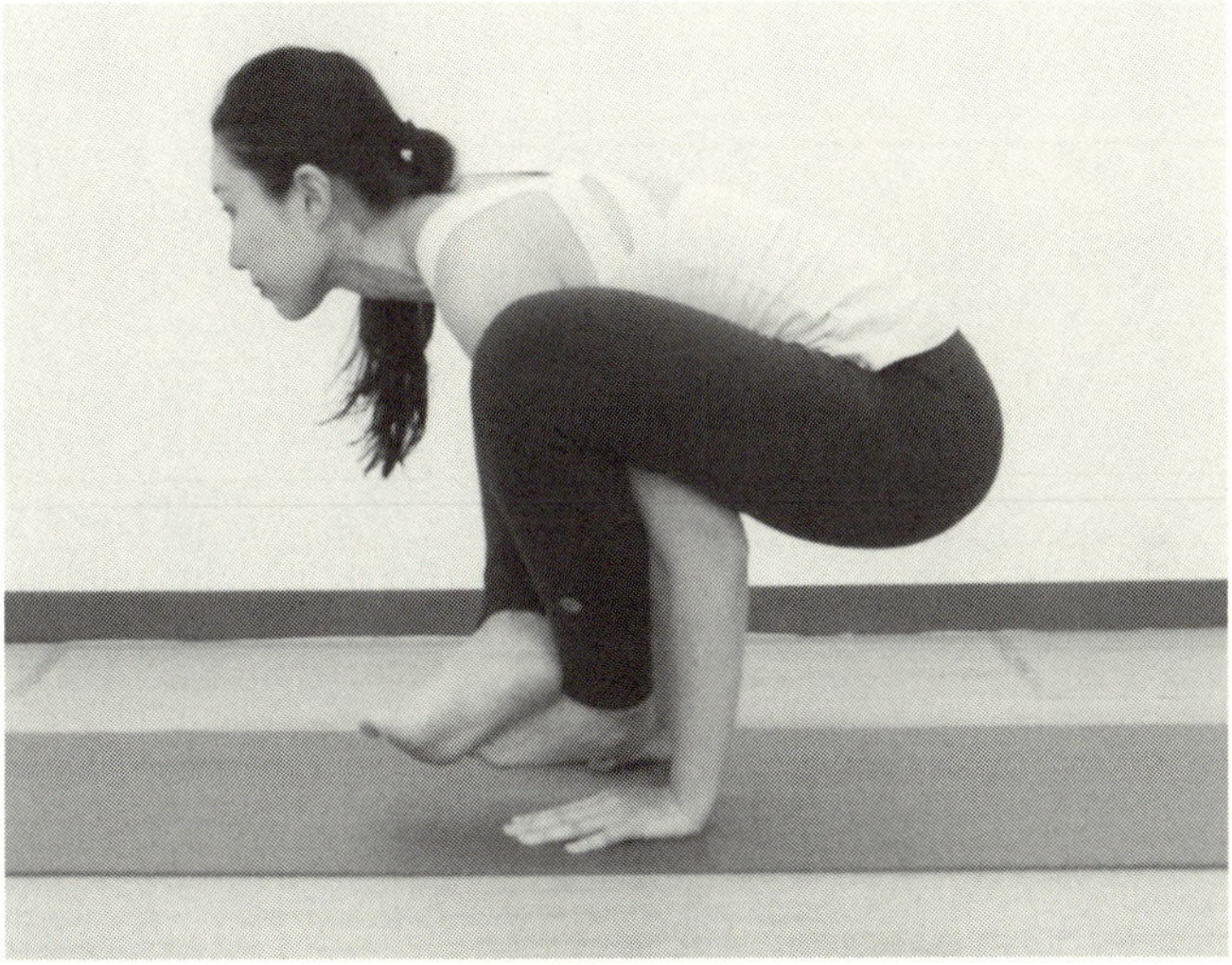

クックターサナ

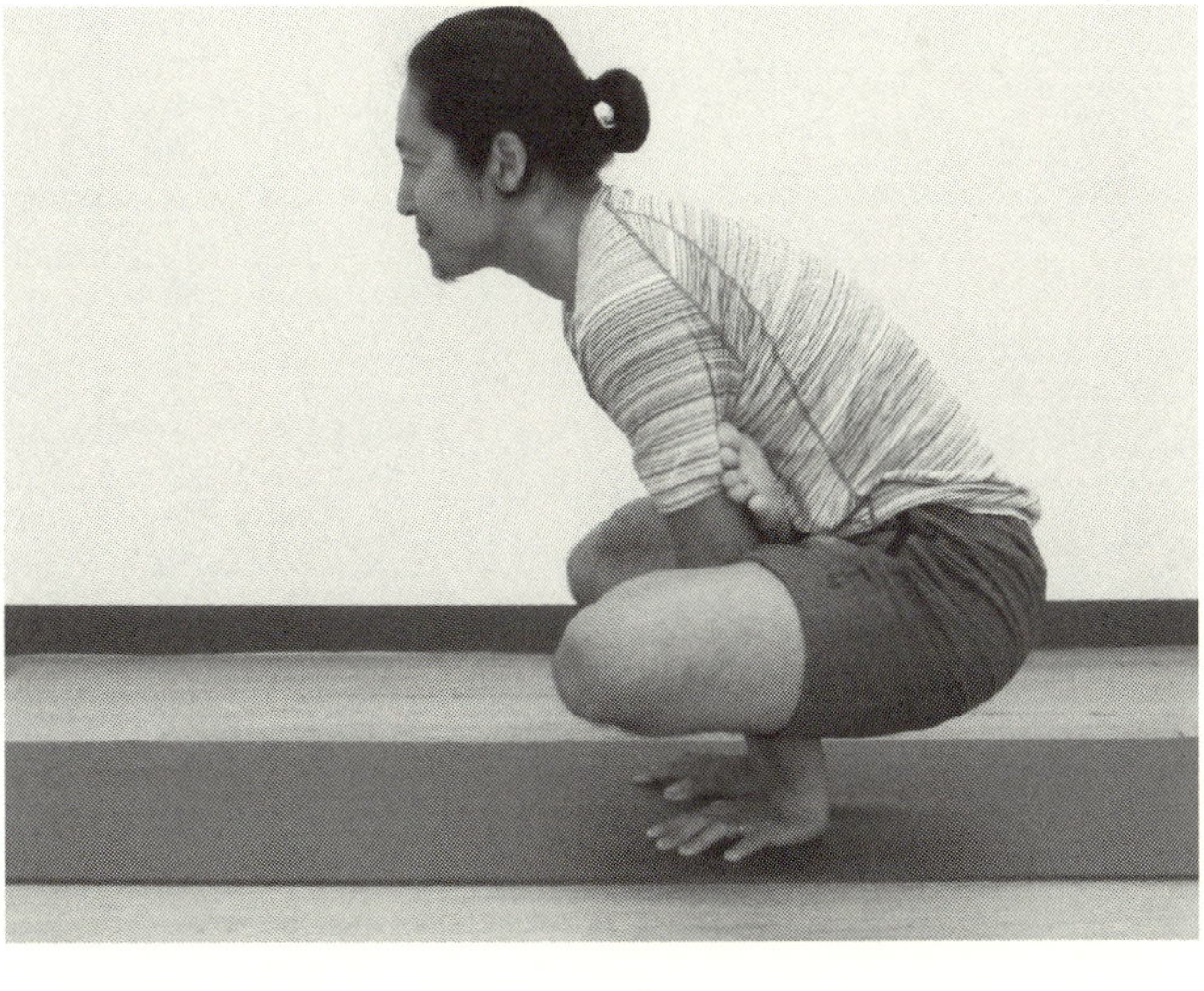

手首について運動学の視点からおすすめの方法をまとめましょう。手を床に置く時には、運動学的には人差し指の付け根と床の間に空間を作って手のアーチを作り、指を強くして安定性を高めましょう。また置く位置は人差し指センターで行ない脇を締めて肩周りを安定させましょう。強く手首を反る場合には中指またはご自分の一番楽な位置を探しましょう。場合によっては骨格の特性上手首を反れない方もいることもお忘れなく。

このように、今まで慣習的に指導されてきたことも運動学の視点からみるとどの方法を選択すればいいか客観的に分かります。ただ最後は各自の感覚や感性なので、様々な方法を行ないながら自分の一番快適な場所を探しましょう。

3 ◆肘、膝の使い方のコツ

膝関節（右膝を前から）　肘関節（右肘を肘裏側から）

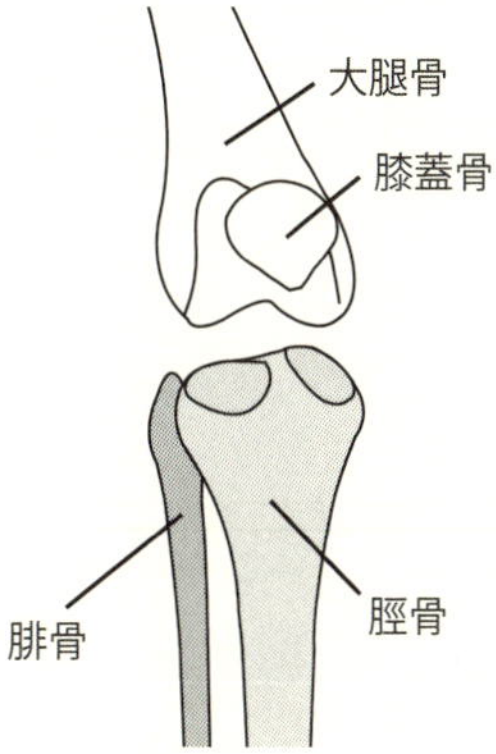

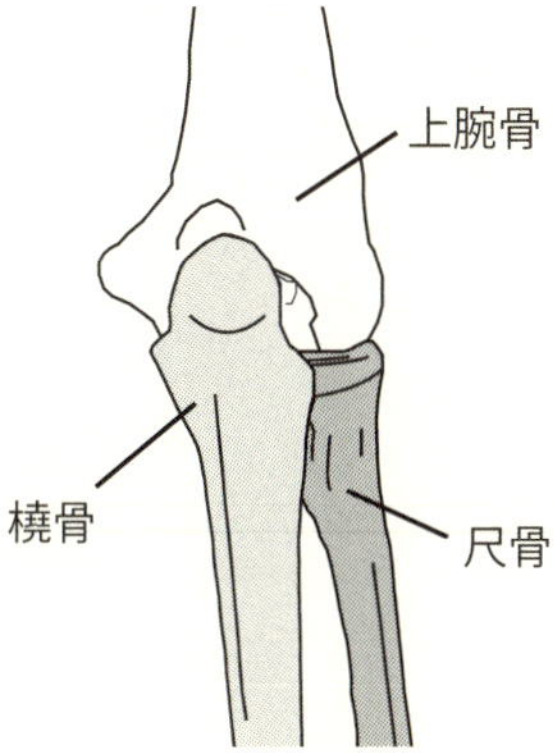

肘と膝は似た構造体で、ともに主に屈伸運動をします。また曲がる可動域が大きく、ヒトの場合は立った状態がすでに伸びていますので、伸びる可動域は少なくなっています。ヨガの中では特に、体重を支える時に肘膝共通のコツが必要です。

【解剖学】

肘は前腕の橈骨と尺骨、そして上腕骨からなります。橈骨は前腕の回旋運動である回内／回外に関与するために肘の部分では丸い形状をしています。尺骨は蝶番の形をして上腕骨と関節をなします。

膝は二つある下腿の骨の一つである脛骨と大腿骨からなります。腓骨はコバンザメのように脛骨に付着し膝関節には関与しません。また膝には滑車の役割をするお皿と俗に言われる膝蓋骨が存在します。

反張膝

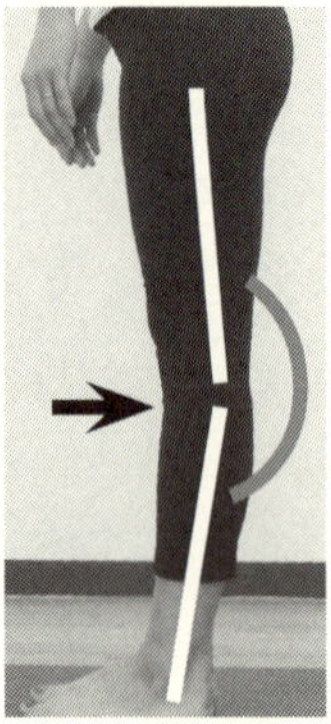

過伸展

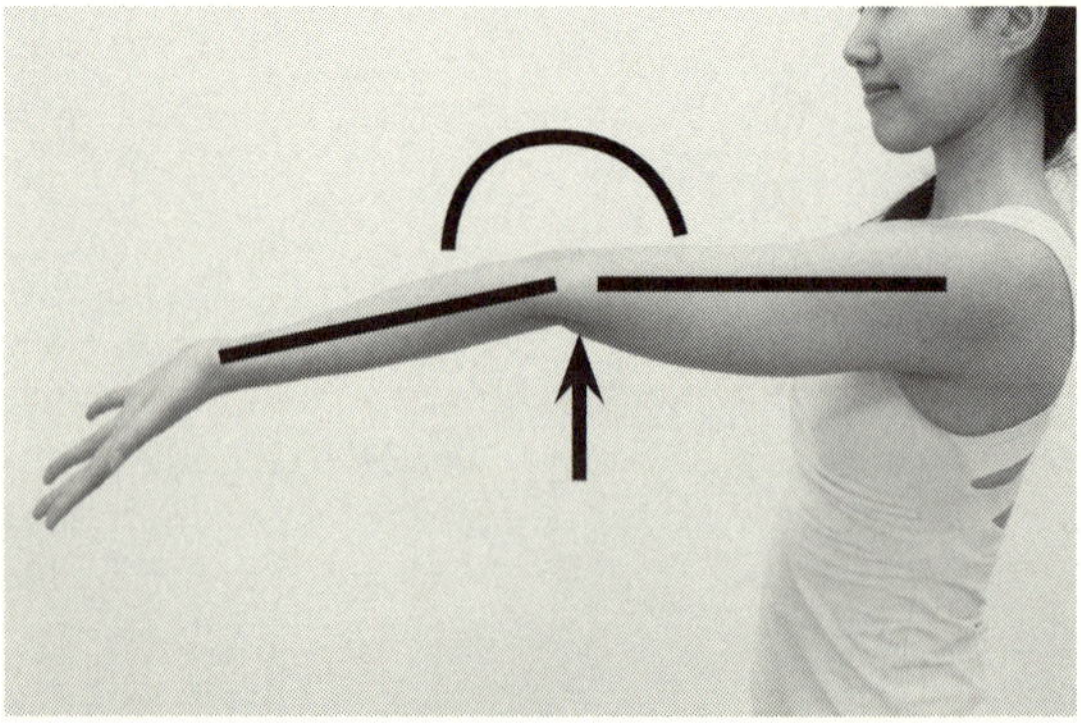

◎関節ロック

膝も肘も立った状態では伸びています。ですので、多くの関節が開始の姿勢である立位で関節可動域の真ん中ということで「中間位」と表現するのに対して、この二つの関節は「伸展位」という言い方をします。開始の姿勢ですでに伸びているのです。

これは進化の中で、他の四足動物や類人猿と異なり、直立をなし得るために行なってきた適応です。猿回しの猿も調教することで直立をとれるようになりますが、脚は伸びません。老化の特徴的な姿勢は膝が曲がったものですが、言うなれば進化で獲得してきたものが失われた姿勢とも言えます。このように特に膝の伸びはヒトが獲得してきた機能です。肘は木にぶら下がる霊長類以降で可能になった機能です。

このように獲得してきた肘と膝の伸びですが、行き過ぎることがあります。それを肘では「過伸展」、膝では「反張膝」と言います。

ヨガのアーサナの中でこの過伸展や反張膝が問題になるのは、第一に関節に負担がかかるからです。関節は関節円板や靭帯などからなりますが、この伸びすぎた状態は特に靭帯に寄りかかった状態と言えます。そうすると徐々に靭帯は伸びていき、より過剰な伸展が進行してしまいます。最終的には軟骨や骨に負担がかかり痛みが出ることがあります。靭帯が伸びることで当然関節はゆるく不安定になってしまいます。亜脱臼などの不安定性を関節に作ってしまうことになります。

また過剰な伸展は力を適切に伝えられないという側面もあります。アーサナでは体や床との間で力を伝えて充実感や安定感を作りますが、関節が反った状態になってしまうため力が分散してしまいます。

ここで一度関節の形状について考えてみましょう。関節は骨同士の接合部ですが、実際に接しているところは軟骨です。そしてこの軟骨は実は驚くほどスベスベなのです。滑りやすさを表すものに「摩擦係数(μ)」という指標があります。1kgの物体を1kgで引っ張る時を「1」とします。道路だとドライで0・8、ウエットで0・6、氷結で0・1と言われています。金属同士では概ね0・3〜0・6です。では軟骨はどれくらいでしょうか。報告によると部位によって違いますが小さいところでは0・003〜0・006と言われています。これはボールベアリングレベルでとてつもなくスベスベということです。ですから関節は動く等よりも滑っているのです。

膝関節について考えてみましょう。立っている時に膝は以下の3つの方法で立つことができます。

① 関節の真ん中で立つ
② 曲げて筋肉で支えて立つ

① 関節の真ん中で立つ

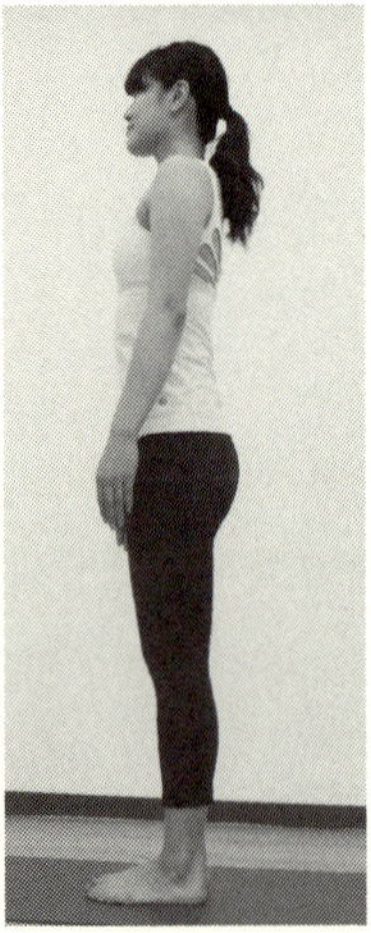

② 曲げて筋肉で支えて立つ

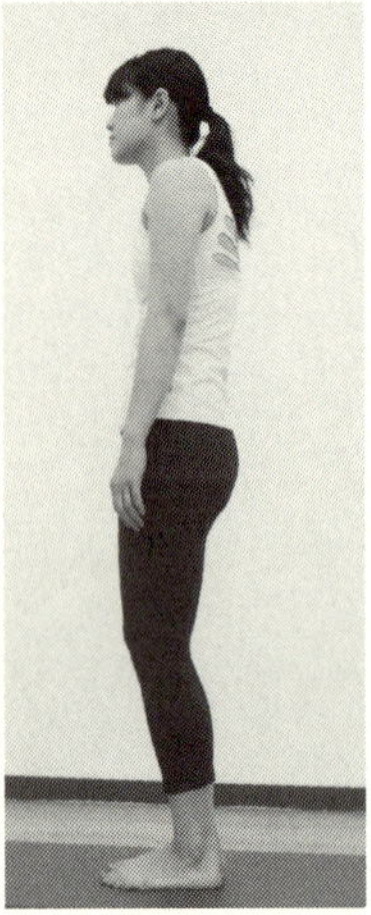

③ 伸ばしきって靭帯で立つ

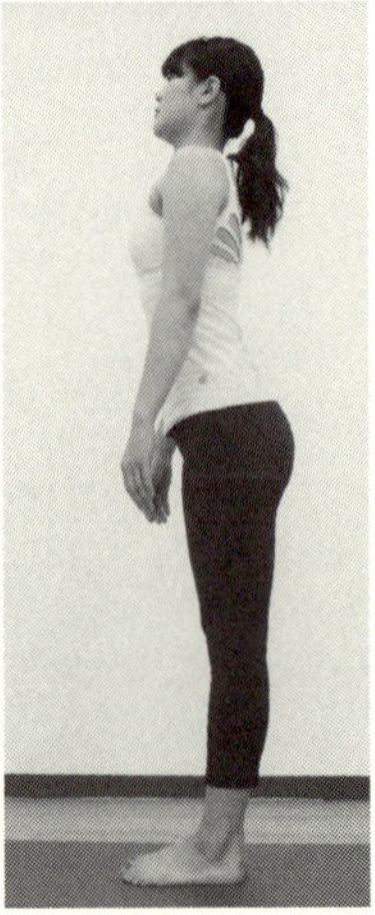

③ 伸ばしきって靭帯で立つ

この立ち方の中で一番体重を無理なく支えているのは①ですね。②は筋肉が張って疲れてしまいます。③は筋肉を使わないので楽ですが、持続すると靭帯に負担がかかってしまいます。そして、力が繋がっているのも1番と言えます。②は筋肉が、③は靭帯が力を吸収しています。

ここで力のつながりを感じるワークをしてみましょう。

【実技】

① 肘を伸ばしきった（ロックした）状態で壁を押してみましょう。
② 次に肘を軽く曲げて押してみましょう。
③ 最後に中間位を取って押してみましょう。

いかがでしたか。肘が伸びきっている状態と軽く曲げた状態で押す力が変わったでしょうか。おそらく軽く曲げていた方が強く押せたはずです。これは伸びきることで力が靭帯に

① 肘を伸ばしきって壁を押す。

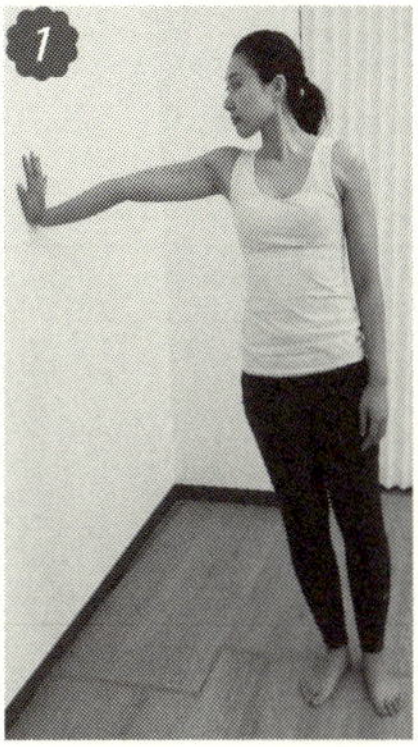

② 肘を軽く曲げて押す。

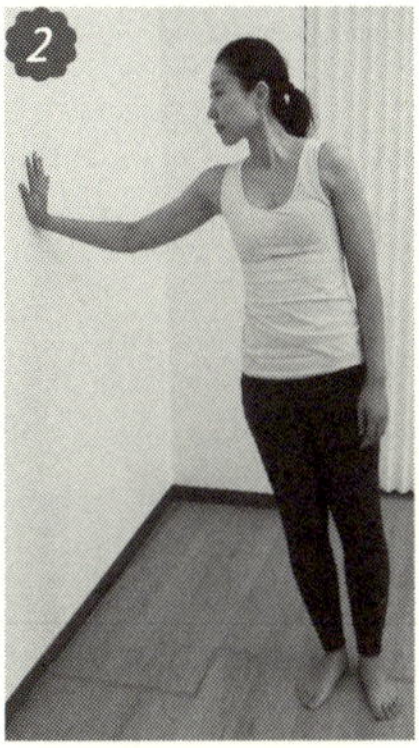

③ 中間位を取って押す。

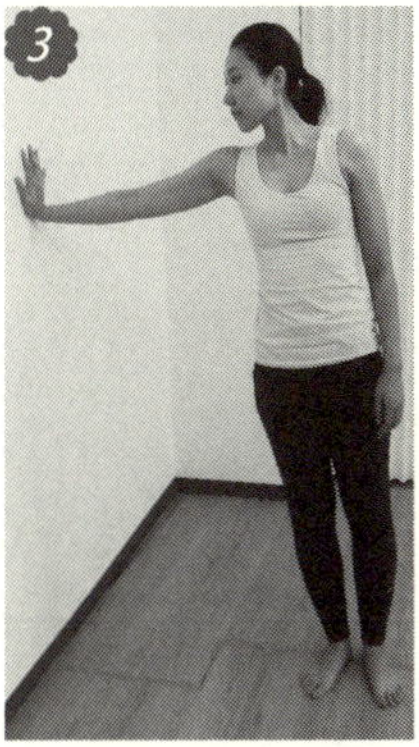

分散したからです。このことが分かると、肘と膝はロックしないで軽く緩めた真ん中の方が力が発揮しやすいということが理解できると思います。

これをアーサナで試してみましょう。

【実技】

◉トリコーナーサナ

① 前の膝を伸ばしきってとってみましょう。
この状態で下の手を離して脚だけで体を支えてみましょう。

② 前の膝を軽くゆるめてみましょう。
同じく下の手を離して支えてみましょう。

◉エーカーパーダドームカシュヴァーナーサナ

① 肘を伸ばしきって片脚のダウンドッグをとってみましょう。
この状態で片手を離してみましょう。

② 肘をゆるめて片脚のダウンドッグをとってみましょう。
この状態で同じく片手になってみましょう。

トリコーナーサナ

① 前の膝を伸ばしきる。

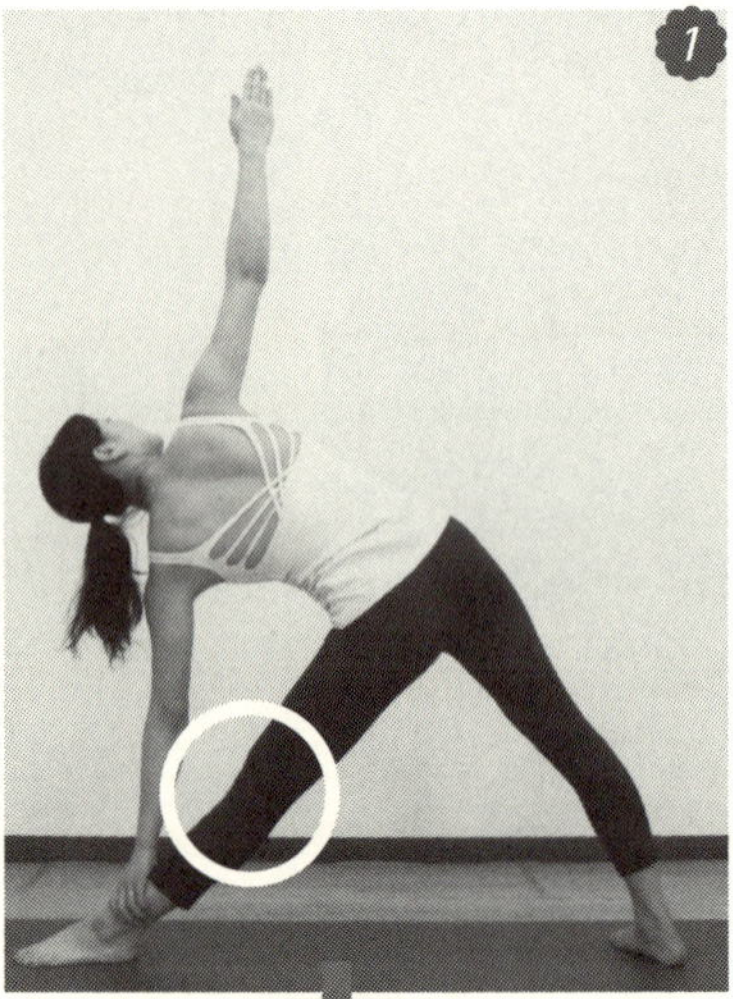

手を離して足だけで体を支える。

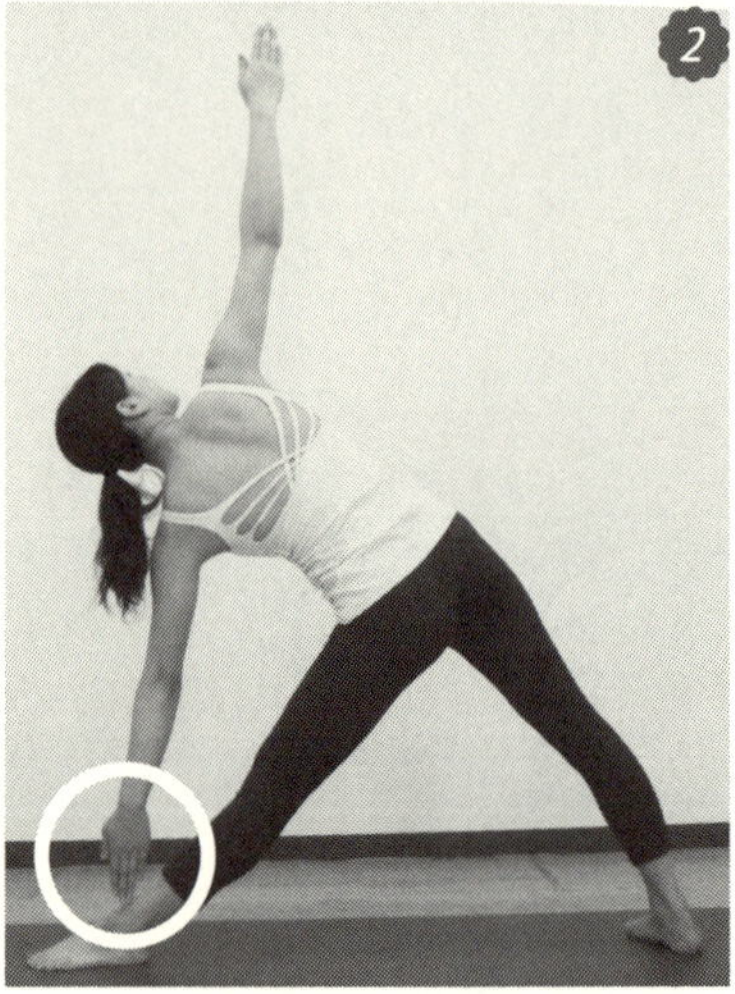

② 前の膝を軽くゆるめる。

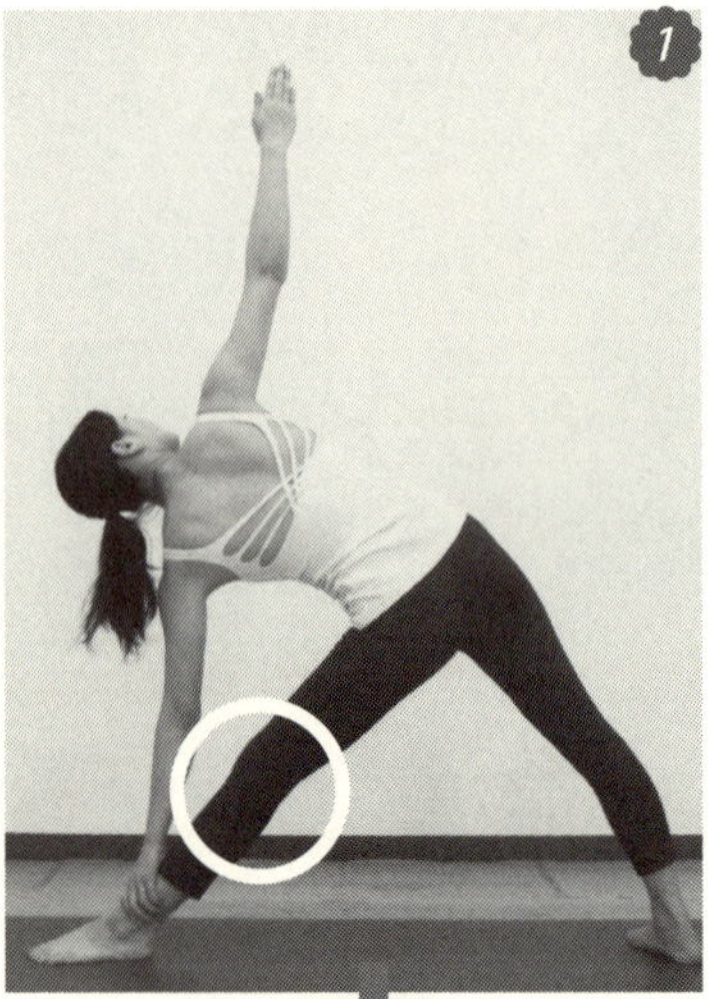

手を離して足だけで体を支える。

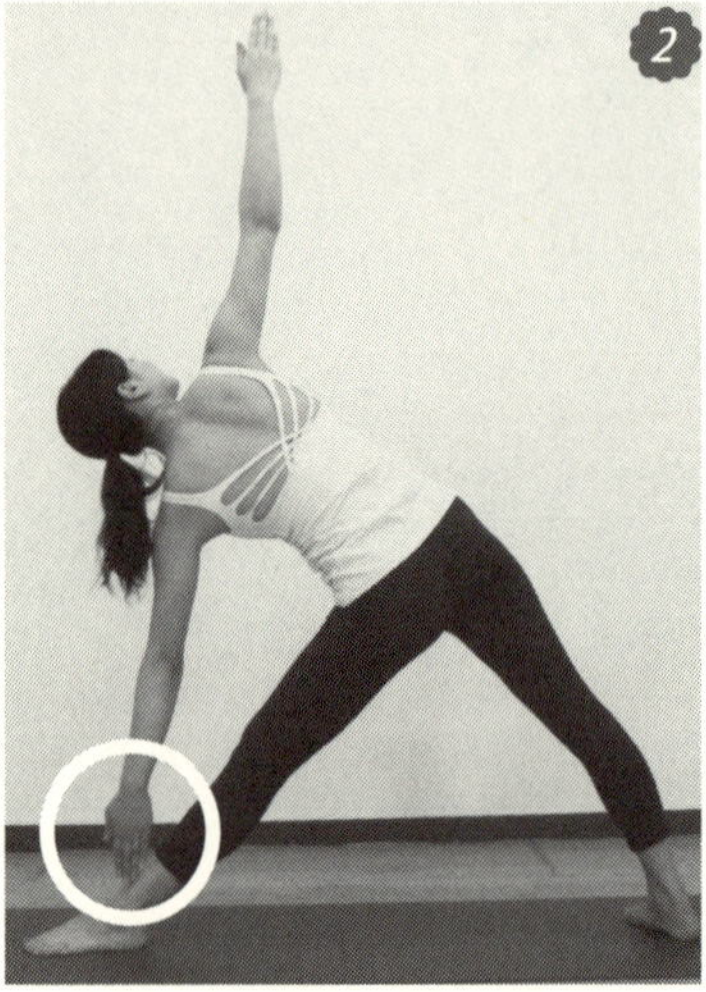

エーカーパーダドームカシュヴァーナーサナ

① 肘を伸ばしきって片脚のダウンドッグをとる。

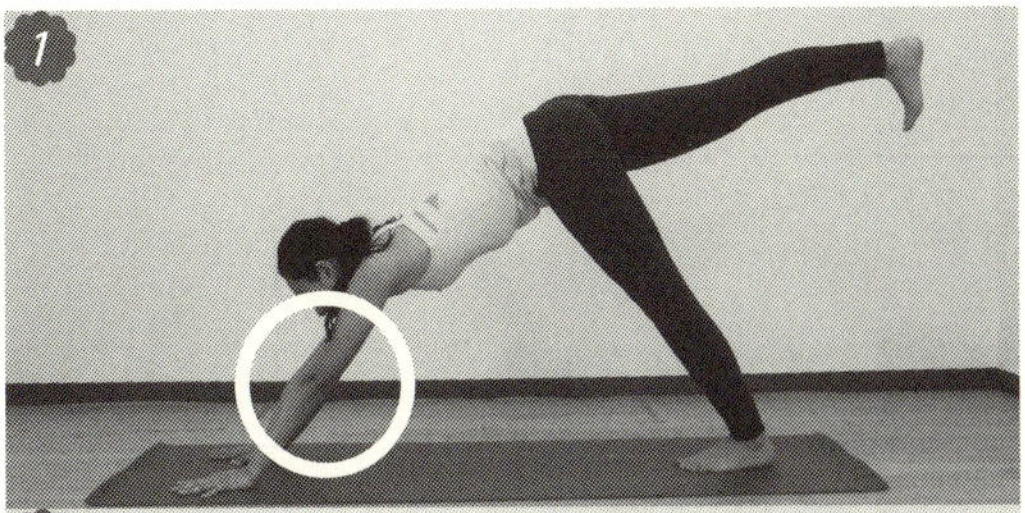

この状態で片手を離してみる。

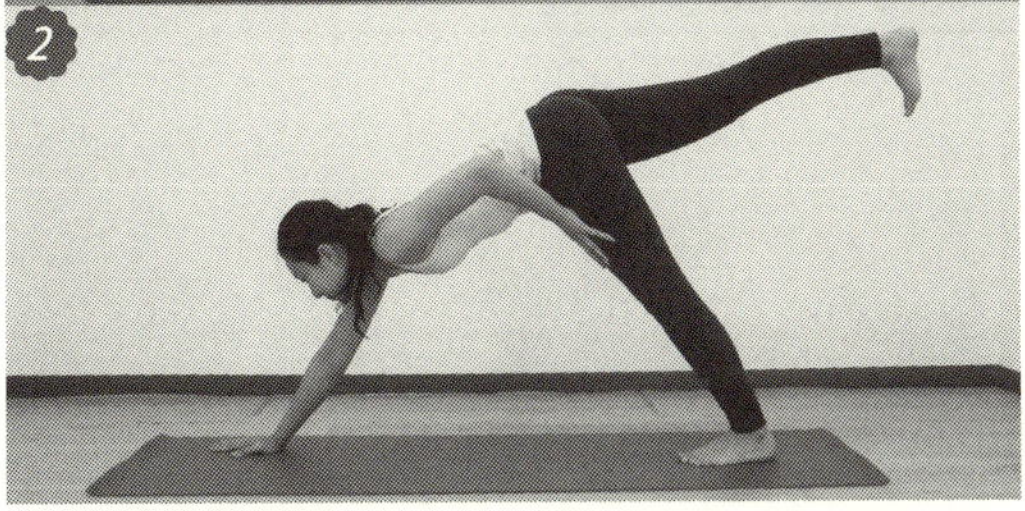

② 肘をゆるめて片脚のダウンドッグをとる。

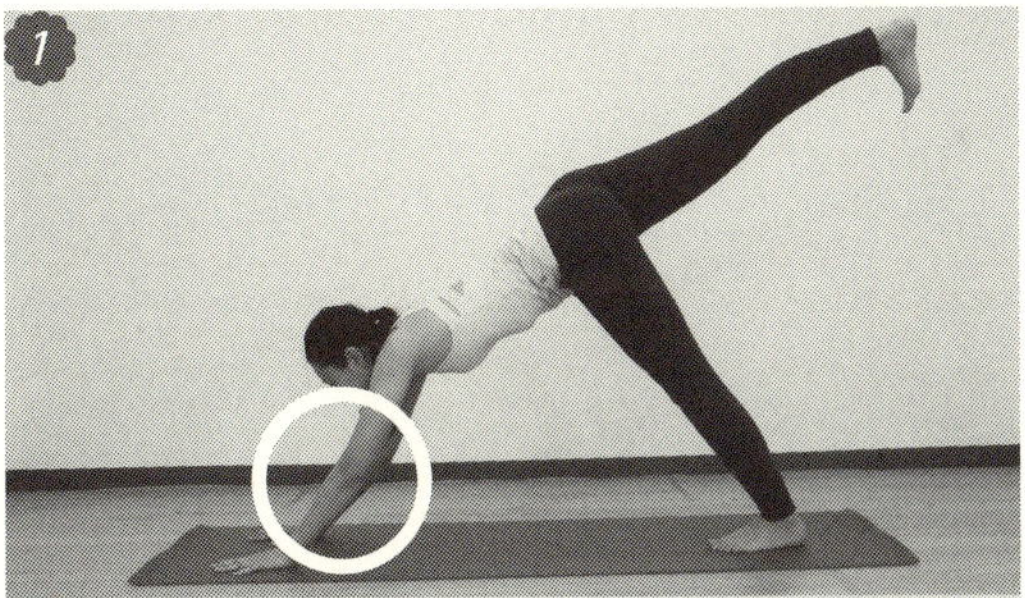

この状態で片手を離してみる。

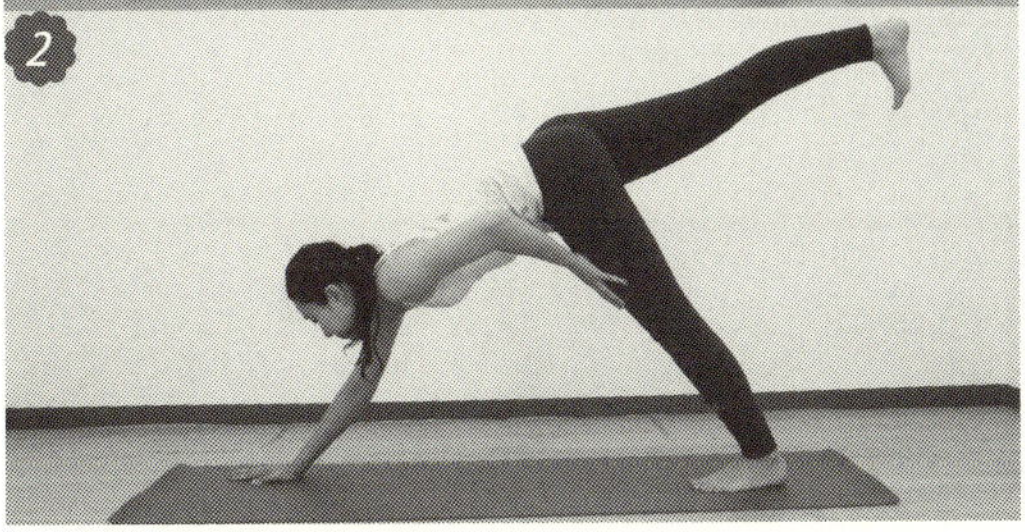

どうでしたか、軽くゆるんでいる方が安定していたのではないでしょうか。このように、関節をロックすると力が伝わらなくなって不安定になります。肘と膝関節はややゆるめて使うようにしましょう。

関節がゆるんでいるかどうかのポイントは、関節を軽く曲げ伸ばしして揺らすことです。ここでは肘と膝それぞれ一つずつ確認方法をお伝えします。関節はロックよりもアロハサウンドのようにゆらゆらがいいですね。

【実技】

◉肘の関節ロックを外す方法

① プランクポーズになりましょう。
② 片手になり、自分の肘を見ながらその肘をゆらゆら動かしてみましょう。

◉膝の関節ロックを外す方法

① 片脚を引いて前後に開脚します。
② 体を前に傾けて前の膝を見ながらその膝をゆらゆら動かしてみましょう。

肘の関節ロックを外す方法

① プランクポーズになる。

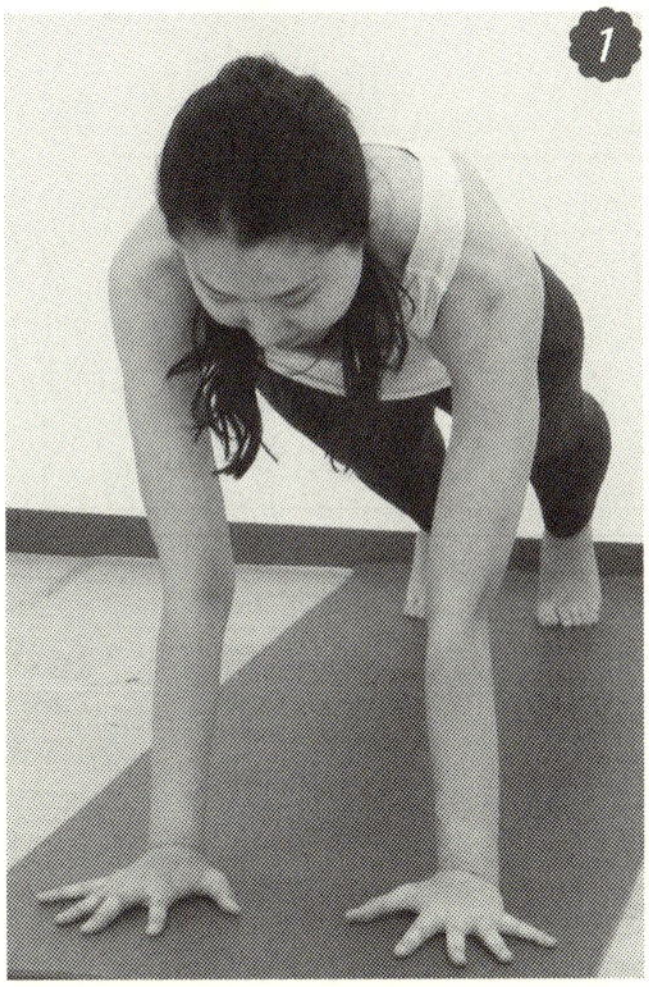

② 片手になり、自分の肘を見ながらその肘をゆらゆら動かす。

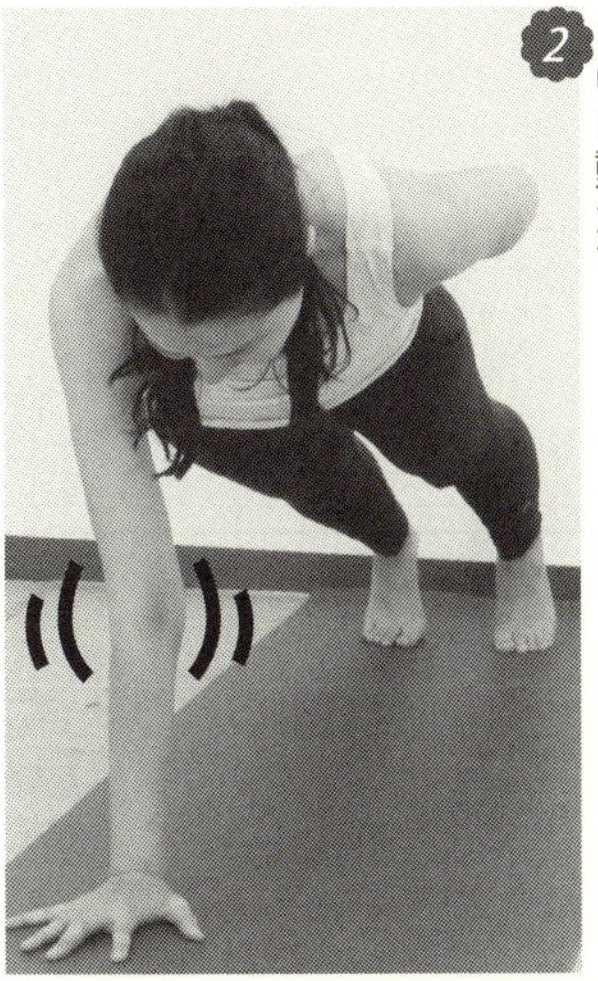

膝の関節ロックを外す方法

片脚を引いて前後に開脚し、体を前に傾けて、前の膝を見ながらその膝をゆらゆら動かしてみる。

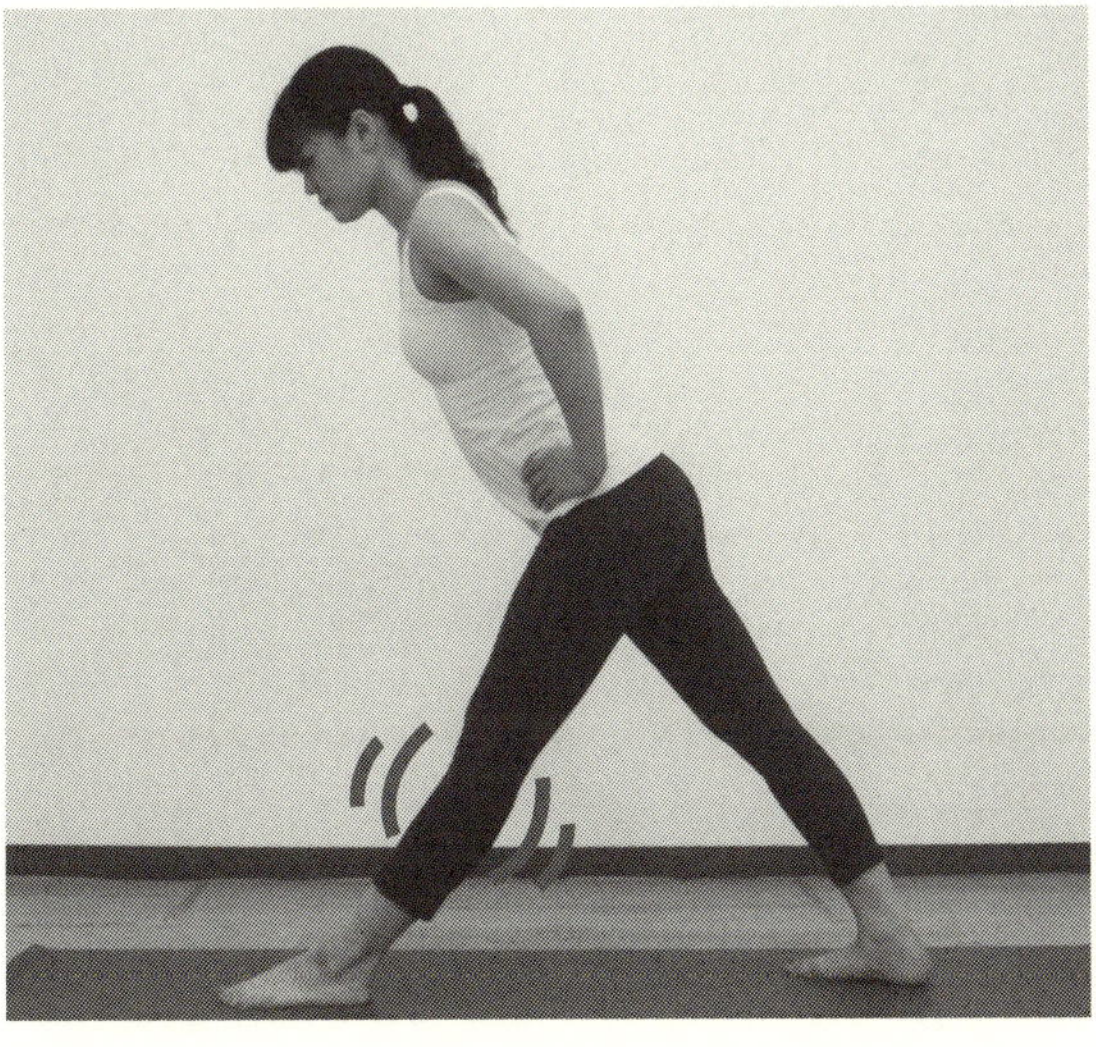

4 ✦肩に負担のない使い方のコツ

体の中で動きが一番大きいところはどこでしょう？　グルグル回して動かせるところをイメージすると真っ先に肩関節が出てくると思います。肩関節はアーサナの中では背中で手を組んだり、腰に手を回して組んだりとやはり大きな可動域を使います。しかし、四十肩や肩関節周囲炎のように、障害が起こりやすいところでもあります。ここではこの自由度が大きいがゆえに不安定な肩関節について使い方のコツを見て行きましょう。

【解剖学】

肩関節は上腕骨の丸い「上腕骨頭」と肩甲骨の受け皿である「関節窩」からなります。関節窩の大きさは上腕骨頭に比べると1／3ほどしかなく、安定性はあまりありません。

また上腕骨頭は丸いのですが、その外側には大結節という膨らみがあり、肩の上げかたによっては、肩甲骨の肩峰という屋根のような出っ張りにぶつかることがあります。

肩関節の構造（右肩を前側から見たところ）

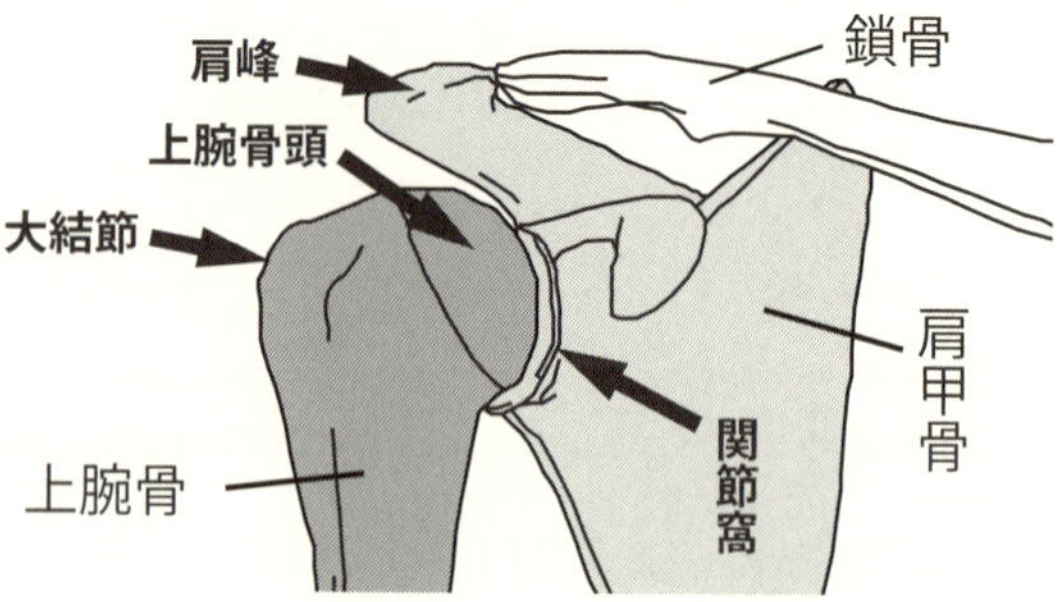

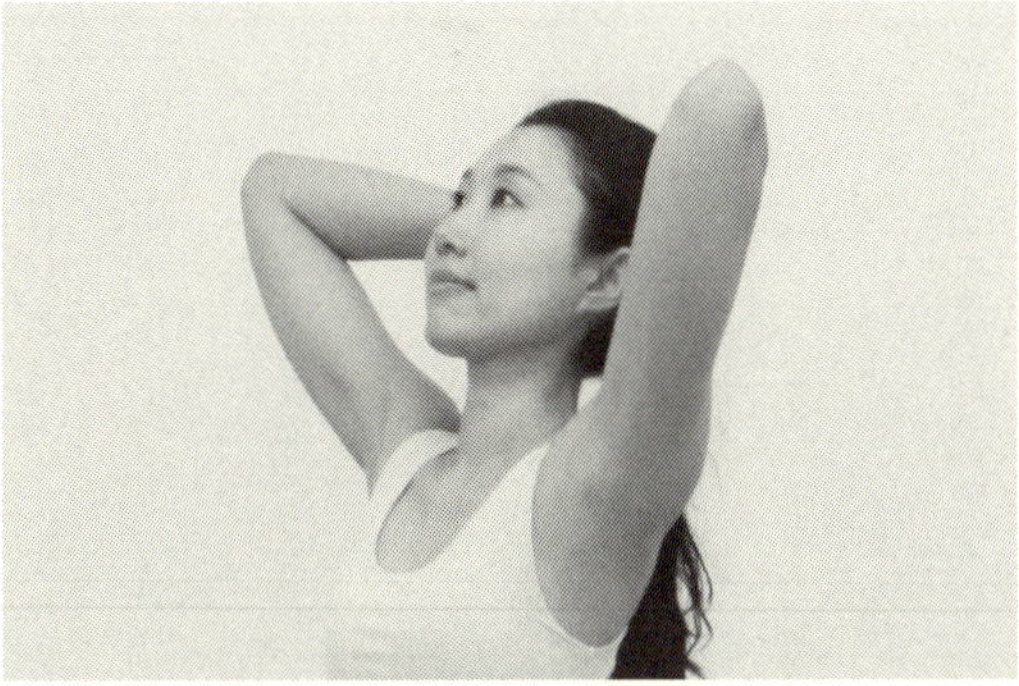

ハンモック肢位（安定し、筋や靭帯の負担が最も少ない〝ゼロポジション〟）

◎肩関節のゼロポジション

肩関節は大きな可動域を有しますが、逆に不安定で脱臼しやすいのが特徴です。ヒトは手を自由に動かすことで字を書いたり細かい作業を行なって脳を発達させてきました。投球動作や各種のスポーツ動作でも肩は多用しています。ですので肩の障害も多く、年齢とともに四十肩や五十肩と呼ばれる多くの方が経験する障害もあります。

このようにとても不安定な肩関節ですが、あるポジションに関しては、とても安定し筋や靭帯にも負担がほとんどかからないという場所があります。それが〝ゼロポジション〟です。

不思議ですが、手を下垂した姿勢ではないのです。進化の中では四足動物は手は前ですし、類人猿は木にぶら下がるので万歳の姿勢になります。手を下げているヒトは珍しい部類なのです。日常的に手を頭の後ろで組んで横になるリラックス姿勢がありますが、その時の位置がゼロポジションなのです。これは別名「ハンモック肢位」とも呼ばれています。

アーサナでも手を大きく広げたり動かすことは多いです。しかし、その時に末梢の手ばかりに意識が向いていると、肩関節は不安定な故に無理な位置に持って行かれていることも多いです。この状態では肩に関節技をかけているようなものです。よくある関節技アーサナを見てみましょう。

【NGアーサナ】

◉パリヴルッタトリコーナーサナ

手が後ろに引けて肩が前に飛び出る。

◉ヴィーラバッドラーサナⅢ

肩が詰まって頭が下がる。

では次に肩に負担のかからないアーサナのコツを紹介します。

【修正アーサナ】

◉パリヴルッタトリコーナーサナ

① 上側の手を頭の後ろで組んだ状態で捻る。
② そこから肘を伸ばして胸を広げる。

◉ヴィーラバッドラーサナⅢ

① 手を頭の後ろで組んだ状態で胸を開く。
② そこから肘を伸ばして体全体を伸ばす。

このように、ハンモック肢位を活用することで、肩に負担をかけずに体幹を中心に動かすことができるようになります。動きやすい肩関節をあえて安定した状態で固定させて、肩よりも動きづらいところを先に動かし、それから肩を使う方法です。ここで紹介したアーサナ以外でも応用が効きますので試してみて下さい。

パリヴルッタトリコーナーサナ

【修正アーサナ】
① 上側の手を頭の後ろで組んだ状態で捻る。
② そこから肘を伸ばして胸を広げる。

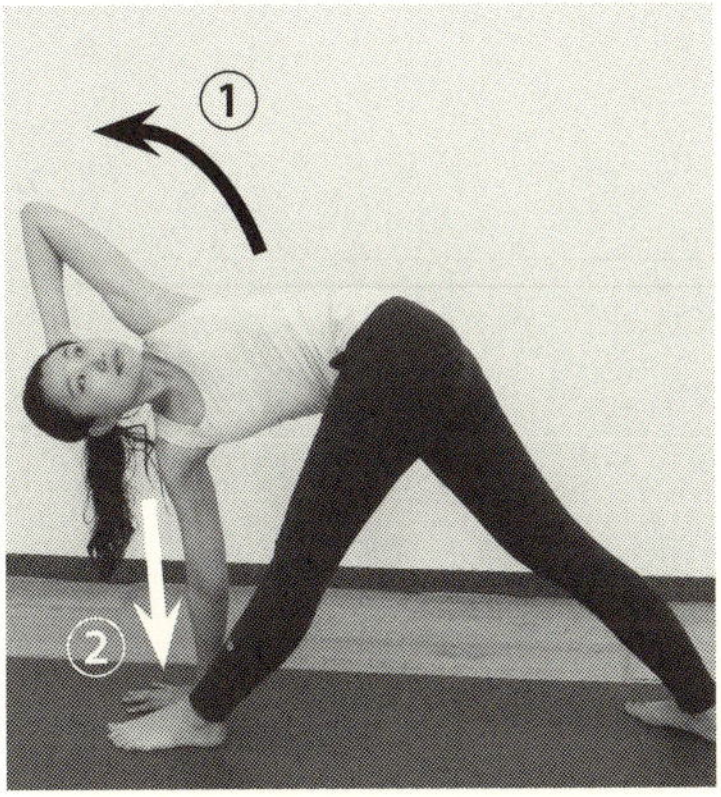

【NGアーサナ】
手が後ろに引けて肩が前に飛び出る。

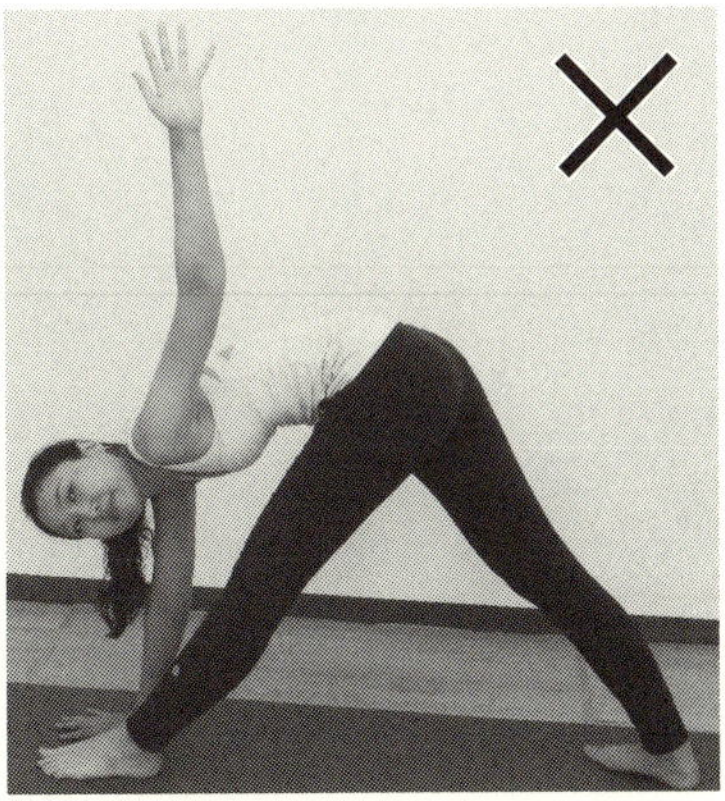

ヴィーラバッドラーサナⅢ

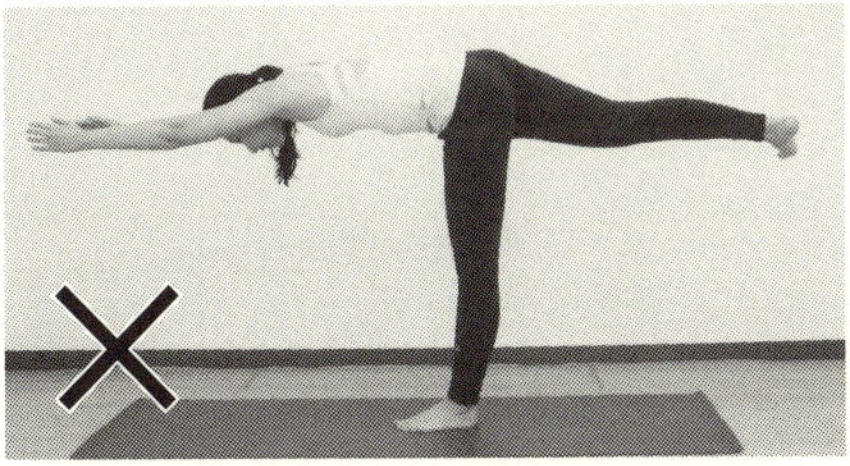

【NGアーサナ】
肩が詰まって頭が下がる。

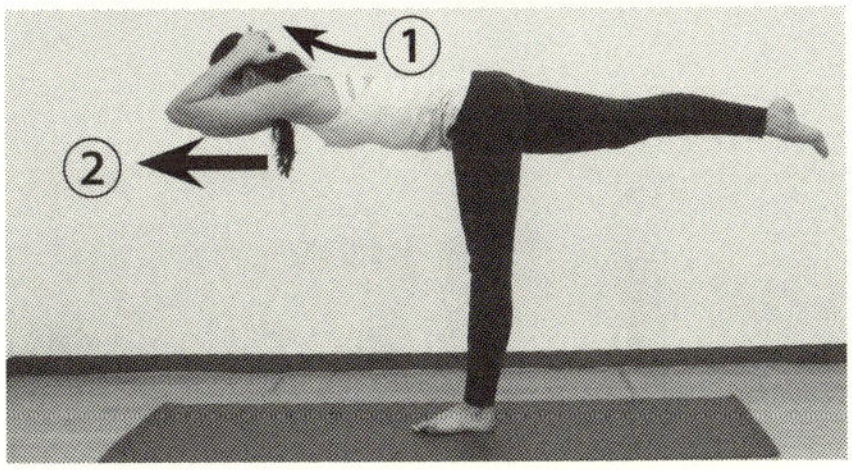

【修正アーサナ】
① 手を頭の後ろで組んだ状態で胸を開く。
② そこから肘を伸ばして体全体を伸ばす。

◎挙上には外旋が必須

アーサナには肩を上げる（屈曲、外転）動きがたくさん出て来ます。先述しましたが、この時に上腕骨の外側にある大結節が、肩の肩峰にぶつかることがあります。これを「肩のインピンジメント」と言います。インピンジメント（Impingement）は「衝突」という意味です。実際には骨同士の衝突の時には、間に筋肉や滑液包というクッション材を挟んでいます。ですので、この衝突を繰り返すとこの筋肉などが傷つき裂けたり、切れたりしてしまいます。そうすると当然炎症が起こり、痛みや機能障害が起きてしまいます。ですので肩は、衝突を避ける方法を持っています。それが「外旋」なのです。この動きによって、大結節が後方に回ることとなり、肩峰に当たらなくなります。

実際に動きを行って確認してみましょう。痛みを感じるようでしたらもうどこかに障害が起こって来ているサインかもしれませんので気をつけて下さい。

【実技】

●腕を外から頭上まで上げていきましょう（外転）。

① 腕を内旋（内回し）しながら上げてみましょう。

② 腕を外旋（外回し）しながら上げてみましょう。

どうでしたか。外回しの方が手を上げるのが楽でかつ大きく動いたのではないでしょうか。では次の方

腕を外から頭上まで上げる

① 腕を内旋（内回し）しながら上げる。

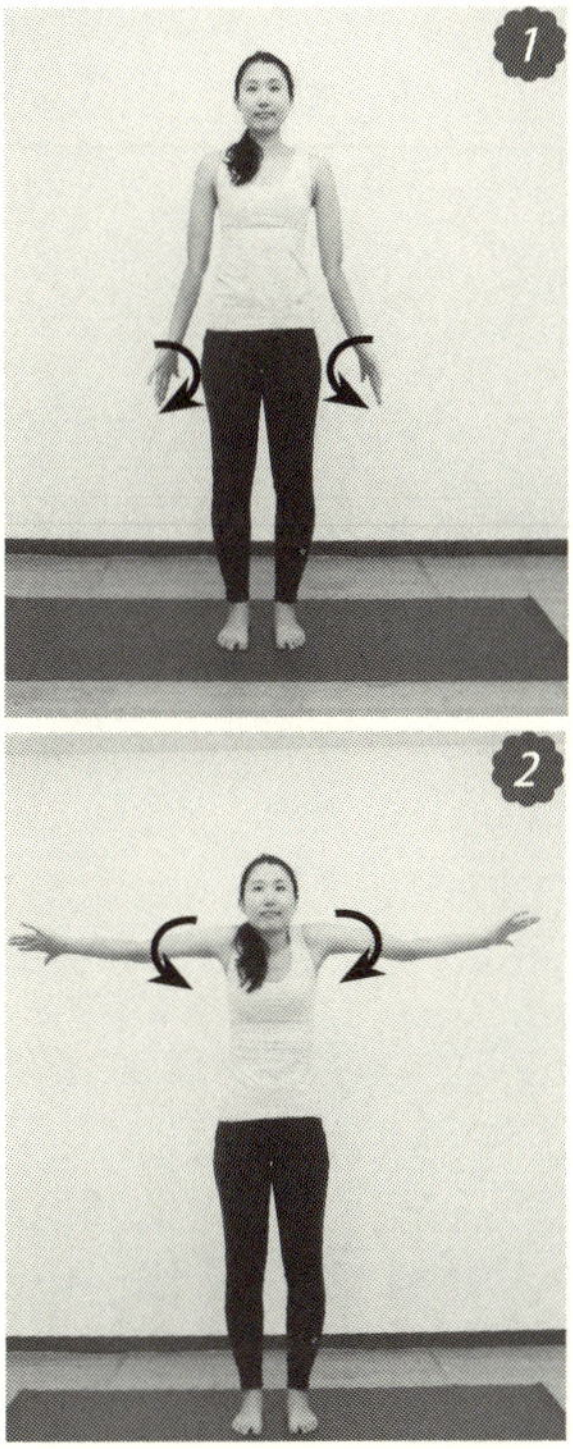

② 腕を外旋（外回し）しながら上げる。

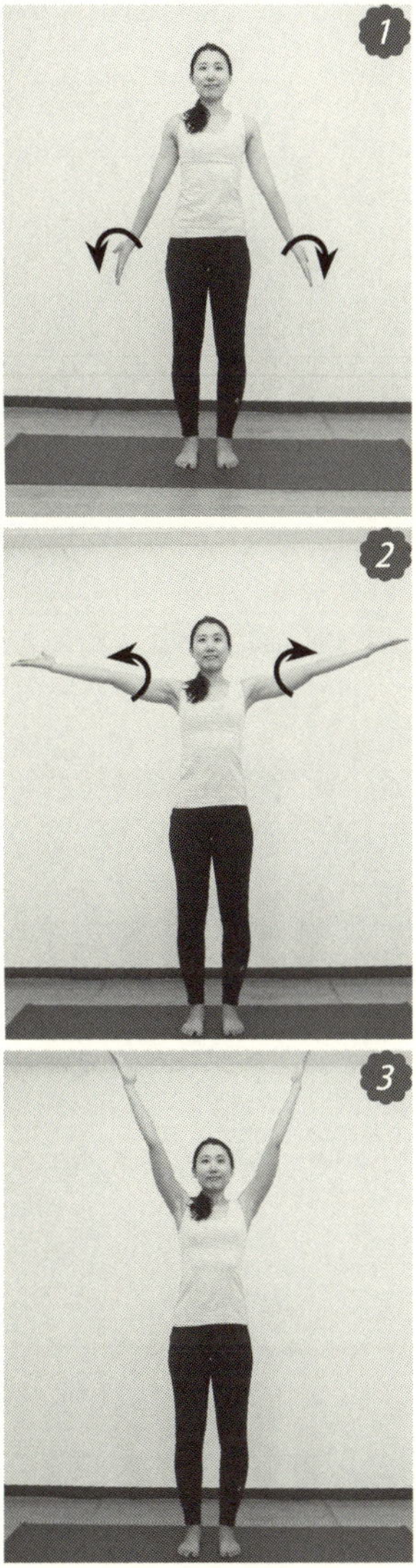

③ 腕を内旋（内回し）しながら上げ、動きが止まったら（写真②）、腕を外旋（外回し）して上げる。

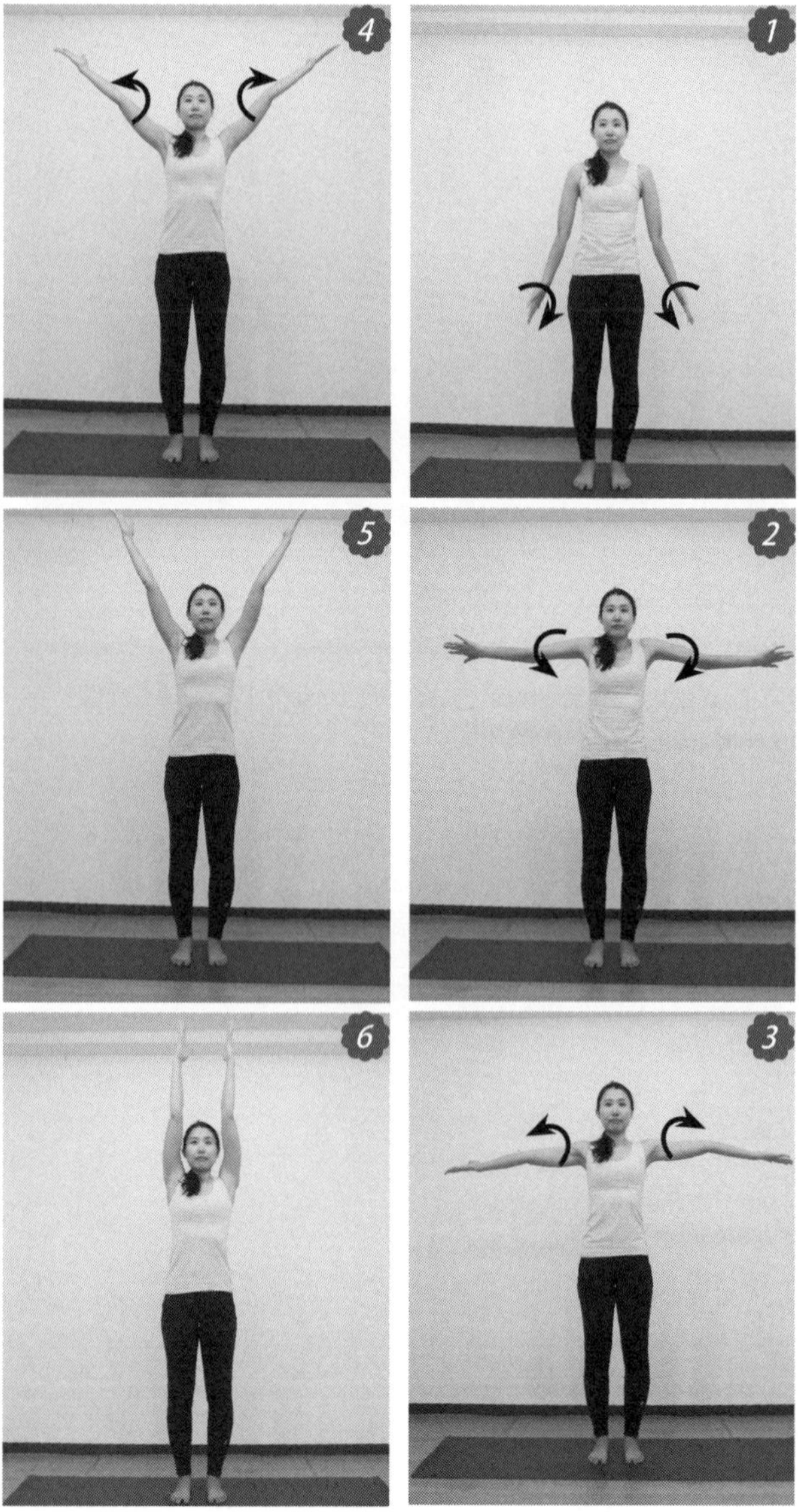

アドームカシュヴァーナーサナ

① 肩関節を内旋する。

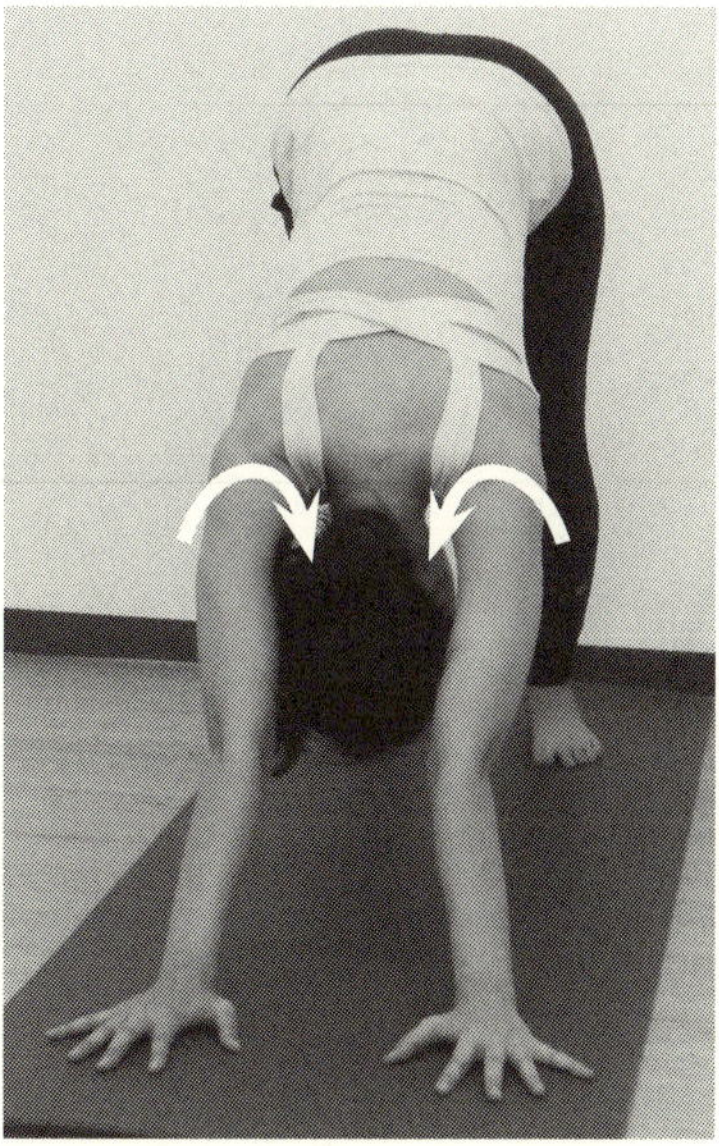

② 肩関節を外旋する。

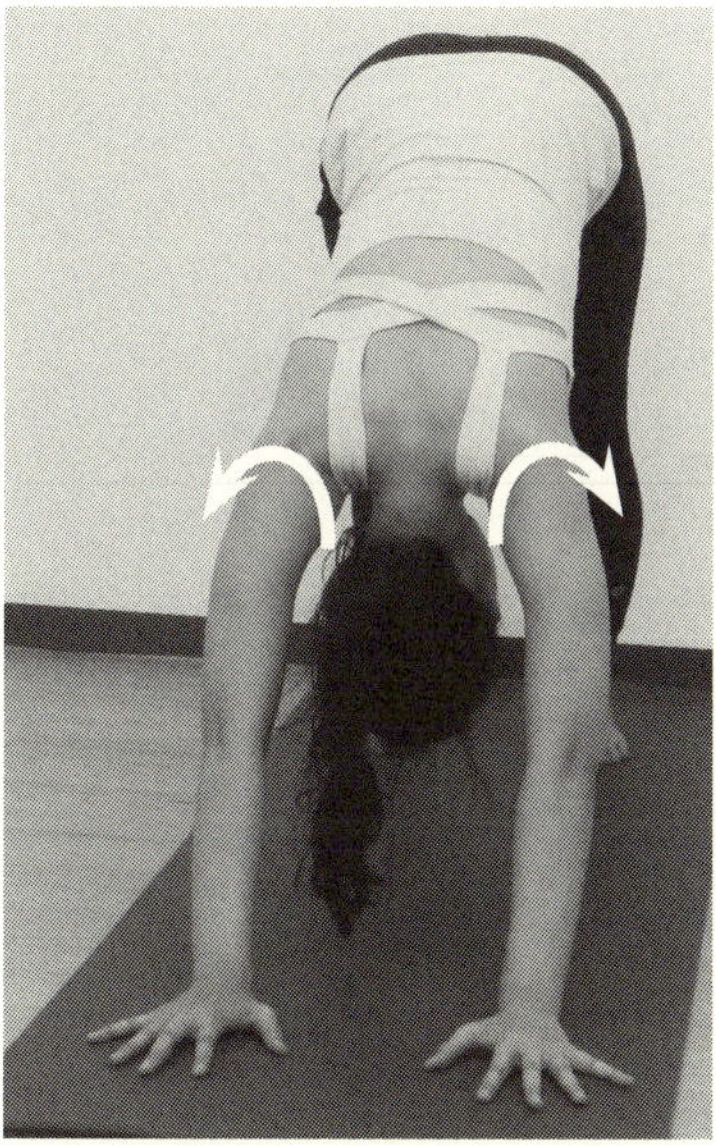

法も行なってみましょう。

③　腕を内旋（内回し）しながら上げ、動きが止まったら腕を外旋（外回し）して上げてみましょう。

外旋によって詰まりが解けて上がりやすくなったのを感じたのではないでしょうか。外旋に伴って大結節が後ろに回ったためですね。このように、特に「外転」という外から肩関節を挙上する場合には外旋が重要になります。

ではアーサナで実感してみましょう。

【実技】

◉ **アドームカシュヴァーナーサナ**

①　肩関節を内旋する。
②　肩関節を外旋する。

日常的にとってしまっている"内旋位"

腕組み

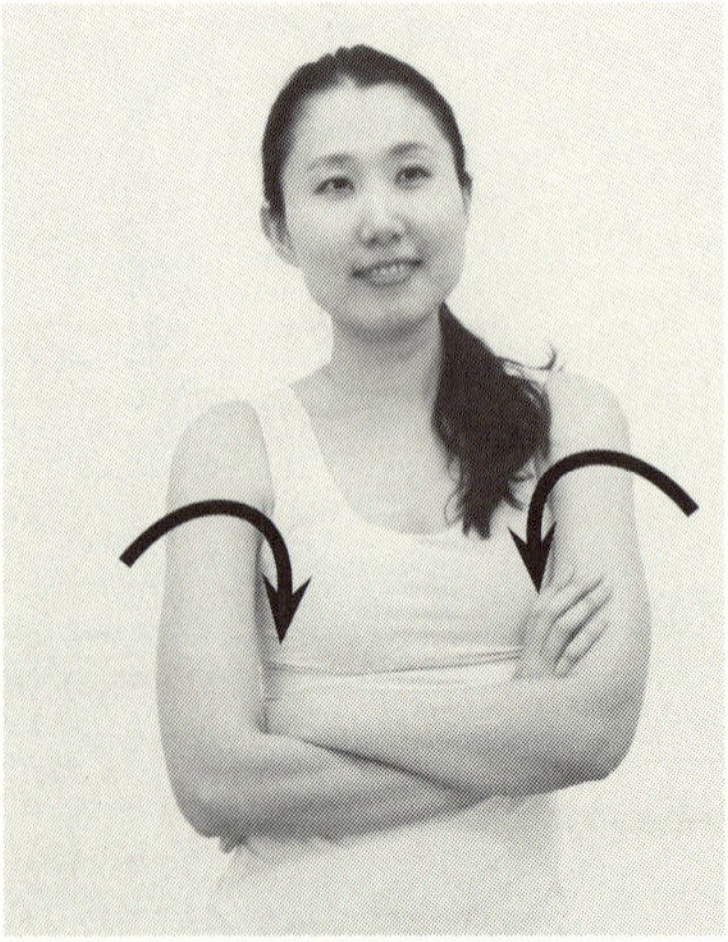

肩がけバッグ

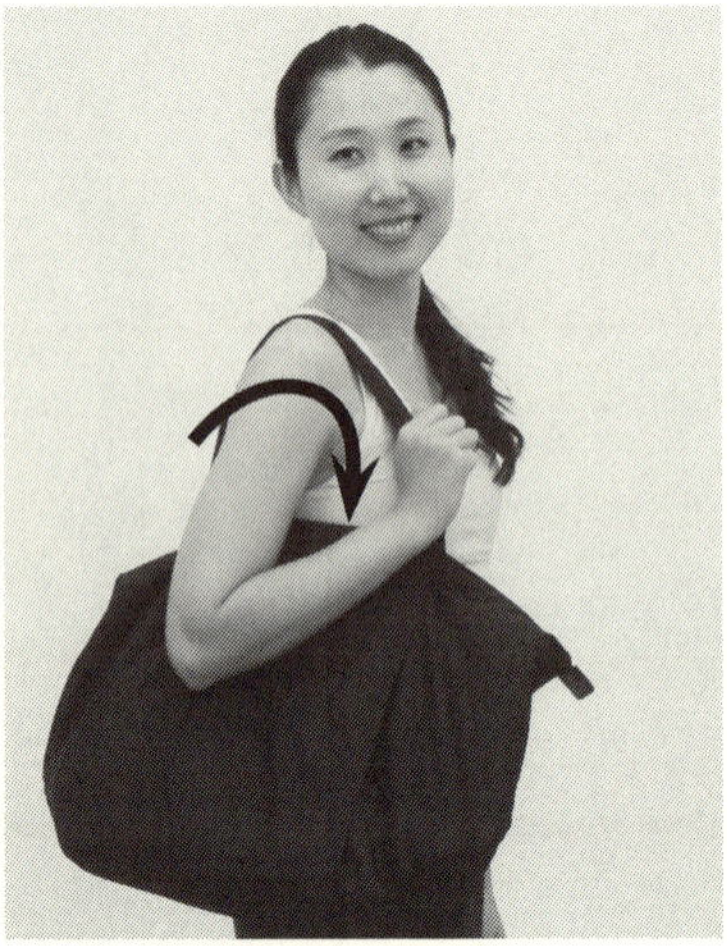

どうでしたか。首回りのスペースと呼吸のしやすさ、また肩の緊張具合が外旋すると楽だったと思います。前から上げる「屈曲」という動きの場合、内旋位でも挙上することはできます。水泳の背泳ぎがいい例です。ただ、首が詰まって肩甲骨が大結節によって押されてしまうので、やはりここでも外旋が望ましいと思います。

さてこの外旋ですが、日常的に内旋位を取りやすいために筋力が低下してしまっている方がいます。例えば肩がけバッグは落ちないように抑えている肩は内旋位です。ポケットに手を入れているのも内旋位、腕組みやテーブルに肘をついているのも内旋位です。肩の回旋させる筋肉のバランスが崩れると肩は不安定な上にズレてしまいます。また単純に内旋する筋肉と外旋する筋肉は内旋する方が大きい筋肉があり強く

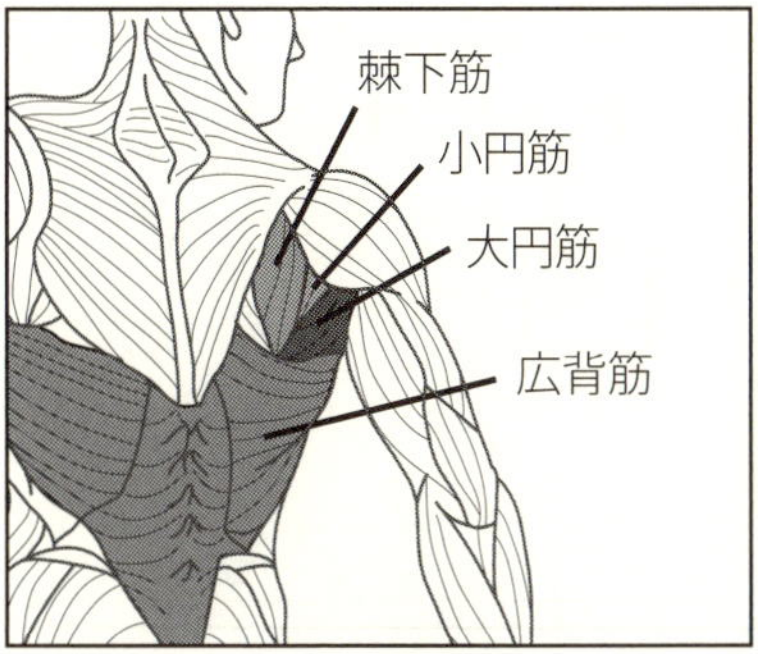

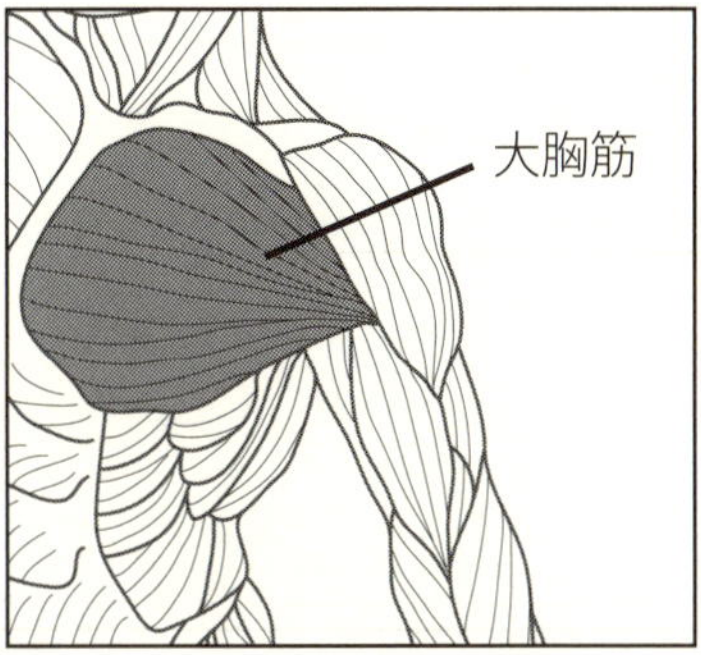

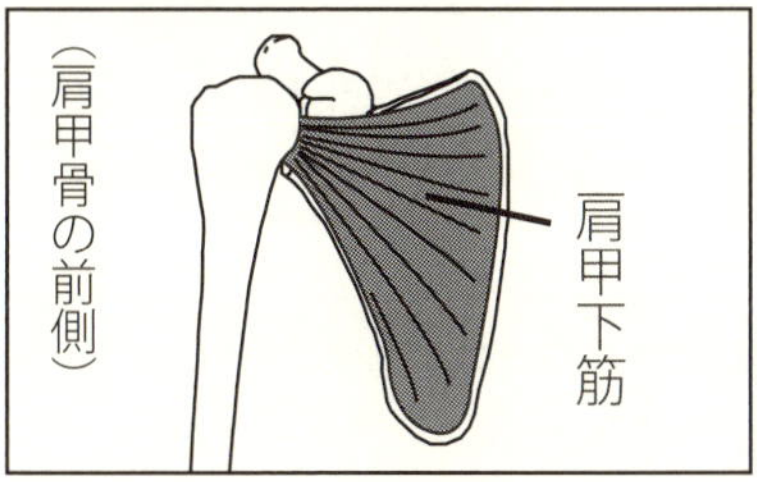

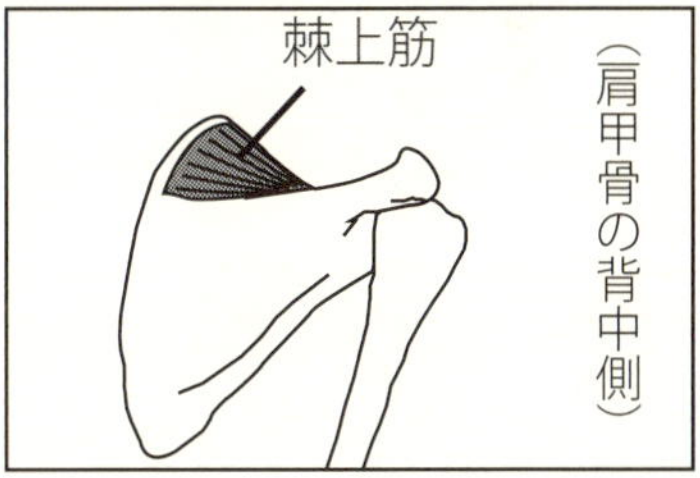

なっています。

内旋筋：大胸筋、広背筋、大円筋、肩甲下筋
外旋筋：棘下筋、小円筋、棘上筋

それでは外旋する筋肉を活性化するどこでもできる方法をお教えします。小さい筋肉ですので地味な小さな動きですからゆっくり使っているところを感じながら行なってみて下さい。

【実技】

① ５００mlのペットボトルを持ちます。
② 体を前傾させて床と平行に近づけます。
③ 肘の高さを変えずに手を持ち上げます。
④ 平行に戻して上げる、を疲れるまで繰り返します。

外旋する筋肉を活性化するトレーニング

① 500mlのペットボトルを持つ。

② 体を前傾させて床と平行に近づける。

③ 肘の高さを変えずに手を持ち上げる。

④ 平行に戻して上げる、を疲れるまで繰り返す。

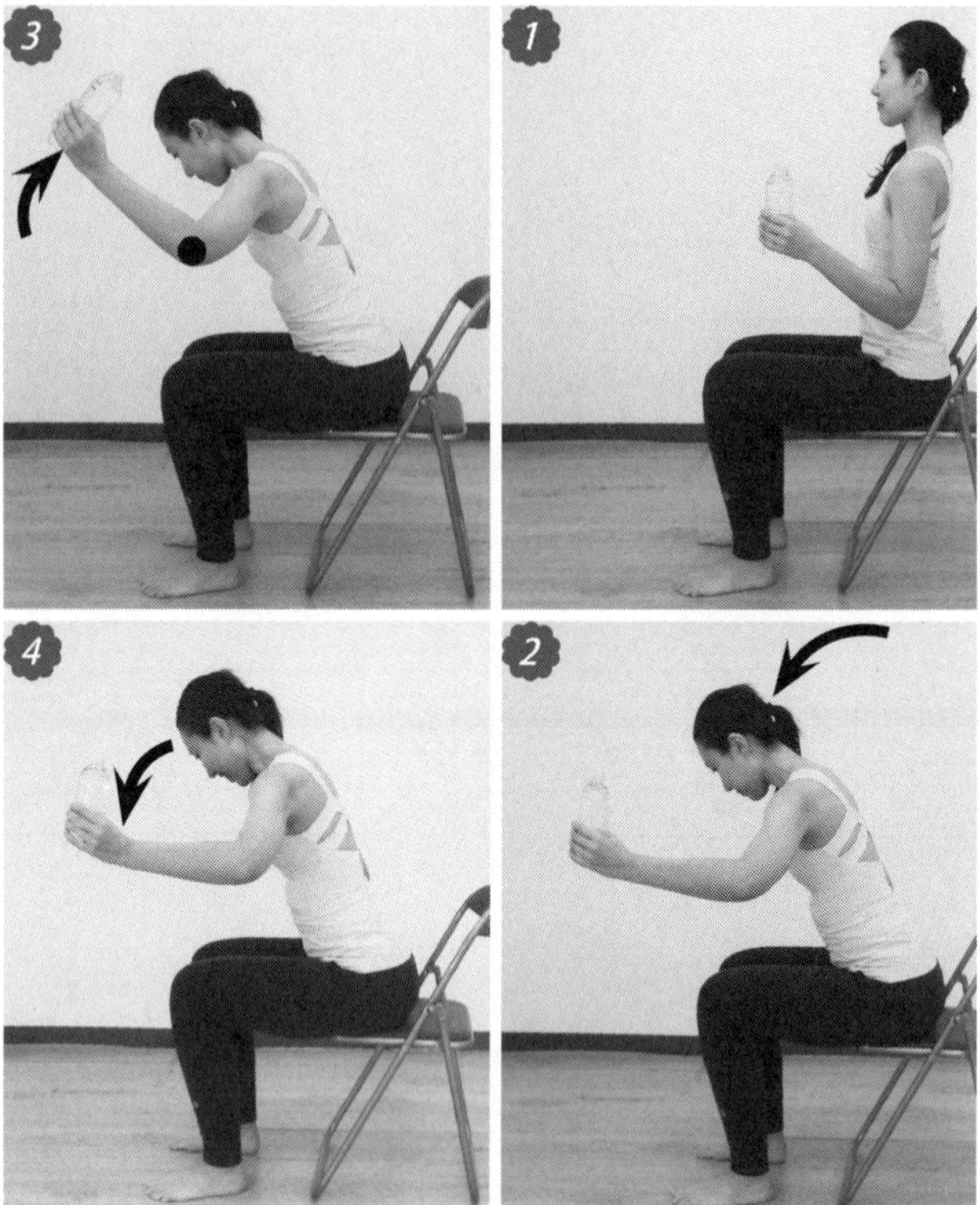

肘から上げてしまわないように注意！

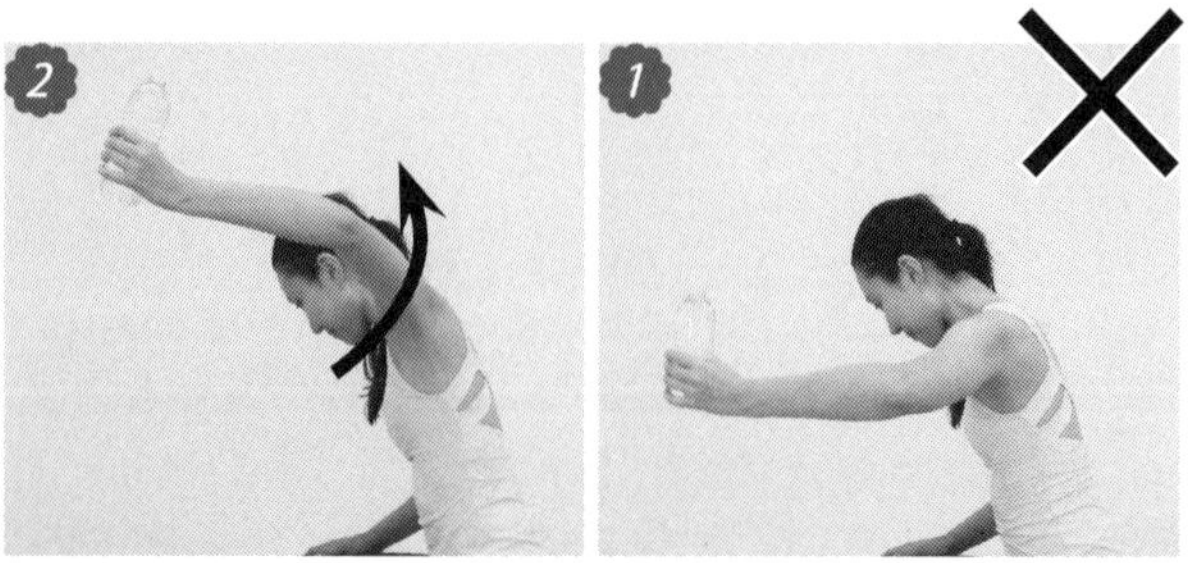

ポイントは、肘の高さを変えないこと、脇を縮めないことです。地味ですが筋肉は鍛えればつきますので根気よくやってみて下さい。

さて外旋の話ついでに外旋が重要となるアーサナも解説します。日常的にここまで外旋することは少ないので、意識的に使って高める必要があります。

【実技】

◉ピンチャマユーラーサナ

体重を肘と前腕で支える少し難しいアーサナです。ここでの土台は肩甲骨ですが、肩関節の外旋がしっかりできると安定し、逆に外旋が保持できないと不安定になります。

まずはアーサナに入る前に、立った状態で実際の体の使い方を練習しましょう。

① 肘でヨガブロックを挟みます。

② 前腕を左右平行にしたまま持ち上げて天井に肘を押し出しましょう。この状態から爪先立ちになります。

これだけでも意外と難しいですね。ヨガブロックが落ちたり、手が内側に入ってくると外旋が保持できていないサインです。外旋が苦手な方は体重をかける逆立ちの前に、まずこの練習をして感覚をマスター

ピンチャマユーラーサナのための肩関節"外旋"トレーニング

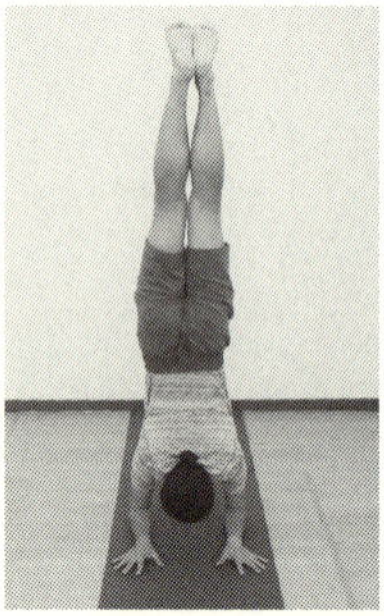

ピンチャマユーラーサナ

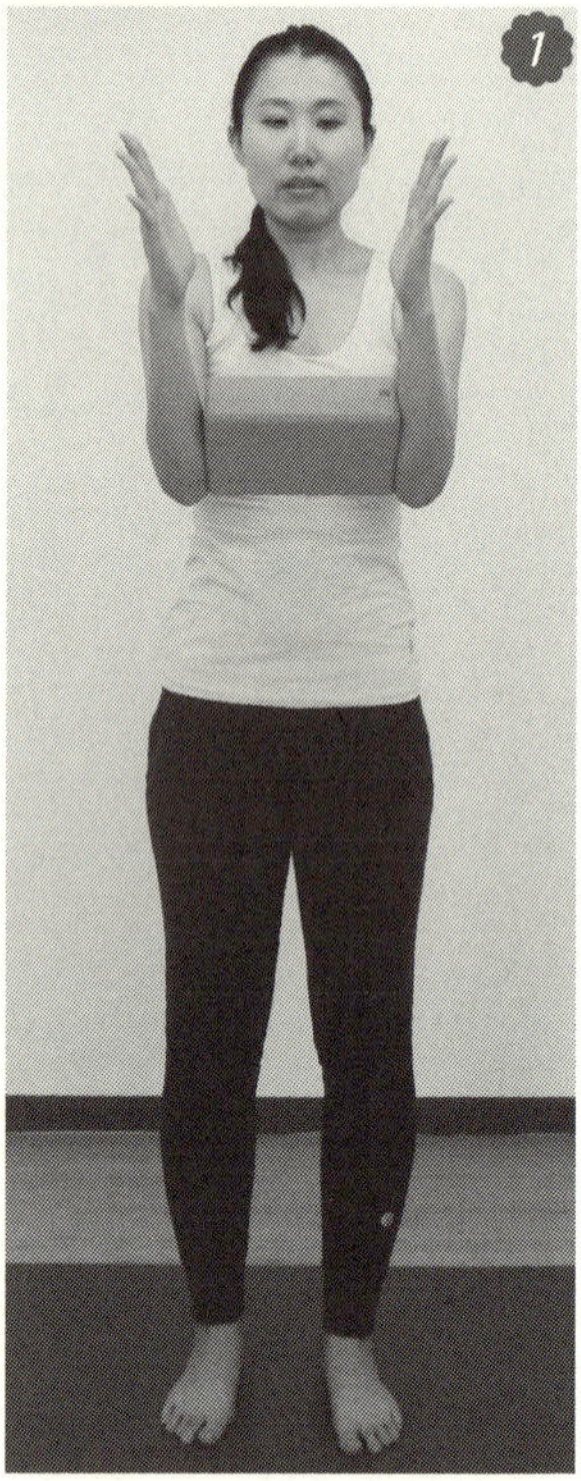

① 肘でヨガブロックを挟む。

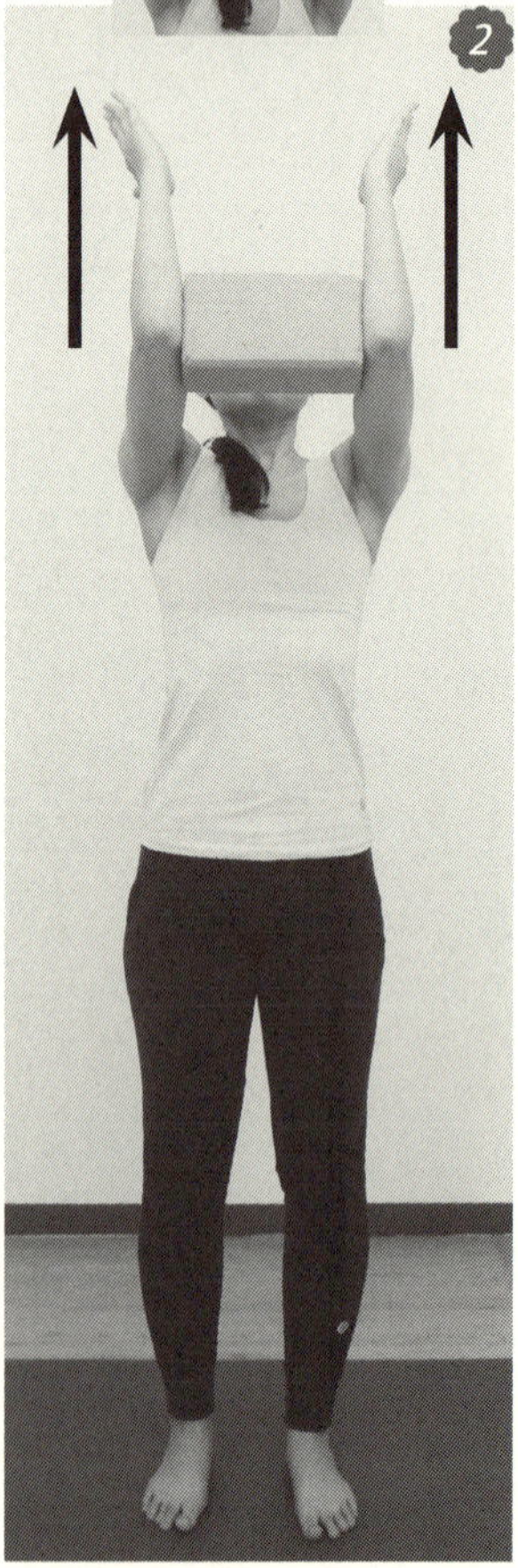

② 前腕を左右平行にしたまま持ち上げて天井に肘を押し出す。この状態から爪先立ちになる。

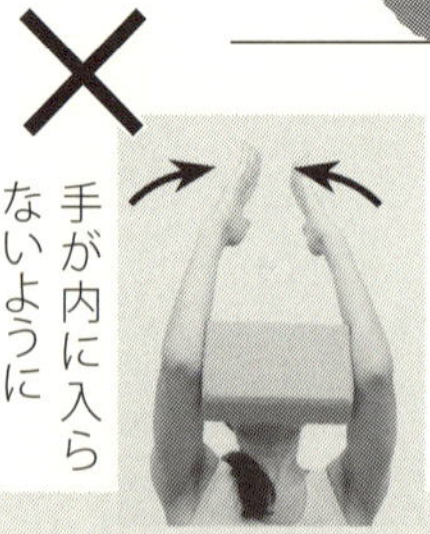

× 手が内に入らないように

するといいでしょう。

ちなみにピンチャマユーラーサナでは上腕三頭筋という肘を伸ばす筋肉も重要です。ここでその筋肉の鍛え方もご紹介しましょう。

① アドームカシュヴァーナーサナを取ります。
② 頭を上げて前を見ます。
③ 肘を曲げて脇を締めるように肘を真後ろに向け前腕を左右平行にします。
④ そのままゆっくり肘を床に近づけ、また肘を伸ばして戻ります。この動きを疲れるまで繰り返します。

キツイですね。体重が後ろに下がりやすいので、体重を腕にしっかりかけつつ上腕三頭筋を鍛えましょう。この使い方は多くのアームバランスのアーサナに応用できますので感覚をマスターするようにして見て下さい。

ピンチャマユーラーサナのための上腕三頭筋トレーニング

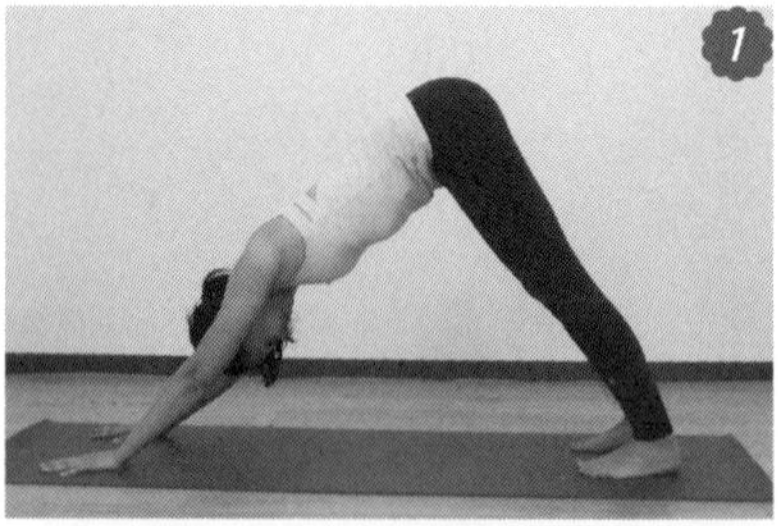

① アドームカシュヴァーナーサナを取る。

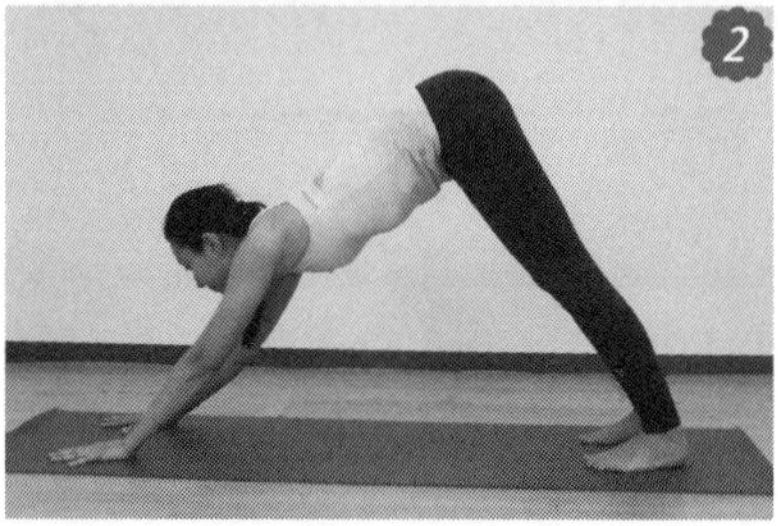

② 頭を上げて前を見る。

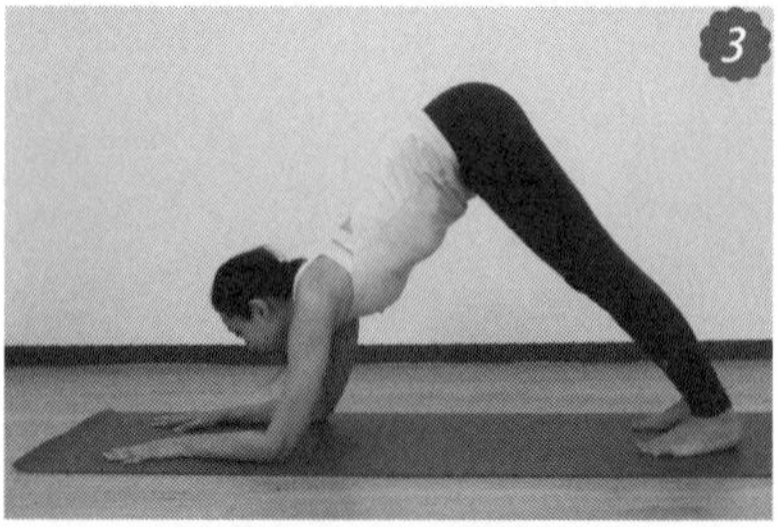

③ 肘を曲げて真後ろに向け、前腕を左右平行にして床に近づける。

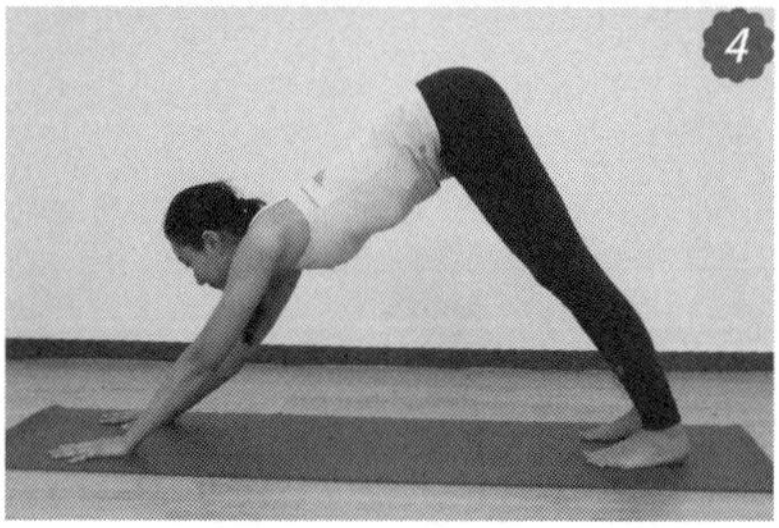

④ また肘を伸ばして戻る。この動きを疲れるまで繰り返す。

×

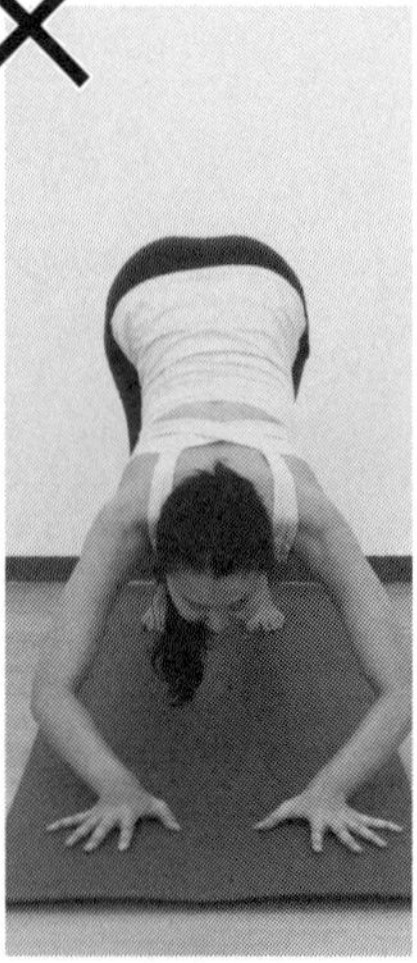

肘が開いてしまわないように注意！

○

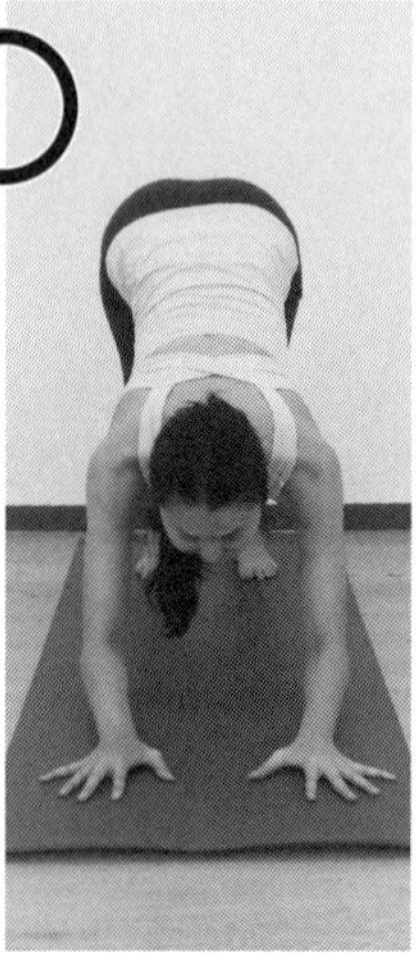

5 ✦アーサナを一味変える、肩甲骨のコツ

肩甲骨〜胸骨の繋がり（右肩側を前から見たところ）

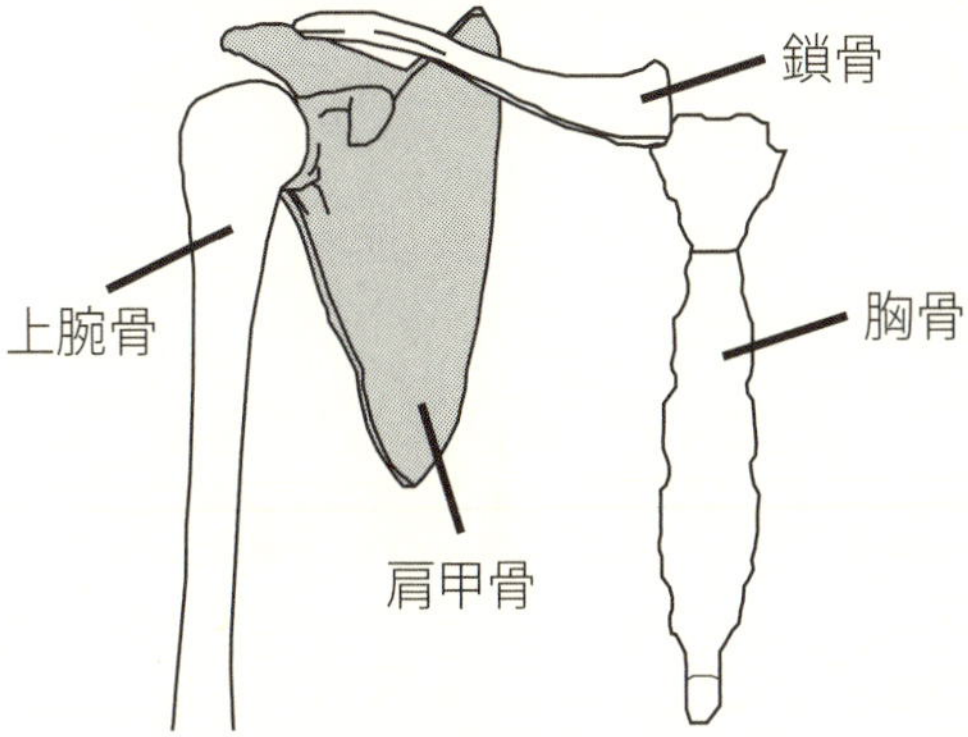

大きな可動域を有する肩関節の土台は肩甲骨です。そしてその肩甲骨の土台は肋骨と胸椎からなる胸郭です。肩関節―肩甲骨―胸郭は1つのユニットとして動きます。これらを連動させて動かせるようになると、アーサナは驚くほど快適に、気持ちよく取れるようになります。ここでは肩周りの動きのコツを習得しましょう。

【解剖学】

肩甲骨は後ろからみるとやや三角形で角があり、横から見ると肋骨の丸みに合わせて少し丸みを帯びています。三角形なのはお猿さん以降で、四足動物の肩甲骨は長方形に近いものです。肩関節の可動性の拡大に伴った形と言えます。位置は肋骨の上に乗っかるようにあり、浮いているような状態なのでこれも動く範囲を大きくする要因になっています。肩甲骨は鎖骨を通して胸骨と繋がっています。肩甲骨と鎖骨の繋がりを「肩鎖関節」

肩甲骨　4つの動き

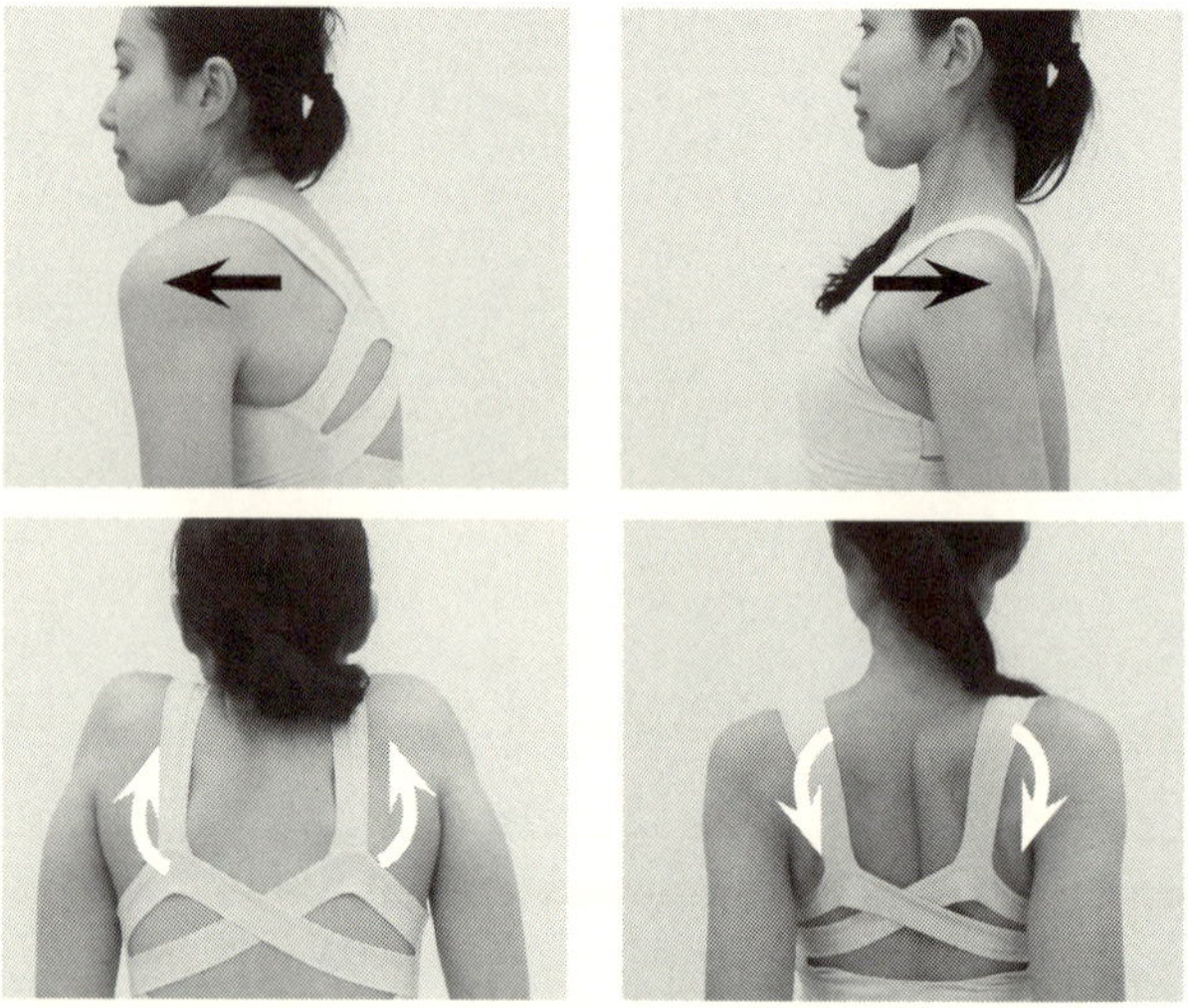

前方突出

後退

上方回旋

下方回旋

といい、胸骨と鎖骨の繋がりを「胸鎖関節」といいます。つまり、肩甲骨は実質は鎖骨としか繋がっていないことになります。

◎肩甲骨の動きと胸椎の連動

肩甲骨には主に4つの動きがあります。「前方突出」、「後退」、「上方回旋」、「下方回旋」です。

前方突出は肩甲骨同士が脊柱から離れるように広がりつつ、前に向かって出て行く動きです。これを後ろからみると開いているので「外転」と表現することもあります。後退は、逆に後ろに引けて、肩甲骨が脊柱に向かって寄っていく動きになります。これも後ろからみると肩甲骨が寄っていくので「内転」と表現することもあります。

肩甲骨は鎖骨を通じて胸鎖関節を支点として動きますので、回転するように動きます。ですので、上に向かって回旋する動きを「上方回旋」、下に向かって回旋する動きを「下方回旋」と言います。

肩甲骨と胸椎の動きの関係

肩甲骨	両側前方突出	両側後退	片側前方突出 片側後退	片側上方回旋 片側下方回旋
胸椎	屈曲	伸展	回旋	側屈

肩甲骨は胸郭の上に位置しますので、肋骨や胸椎の動きに当然影響を与えます。前述の肩甲骨の動きと胸椎の動きには上掲表のような関係が存在します。

アーサナはプラーナ（気）の通り道である脊柱への刺激と、脊柱の調整に重きをおいています。ですので、肩甲骨が胸椎を誘導するということが分かると、アーサナの中で肩甲骨から脊柱をより意識して取ることができるようになります。

以下のアーサナを肩甲骨を意識しないで取る場合と、意識する場合との違いを感じてみましょう。

【アーサナ】

◉パスチーモッターナーサナ

① 肘を天井に上げて肩甲骨を寄せながら取る。
→肩甲骨が後退して首が少し詰まる感覚になります。

② 肘を床に向けて肩甲骨を開いて取る。（両側前方突出）
→背中が開いて胸の屈曲が強調されます。

パスチモーッターナーサナ

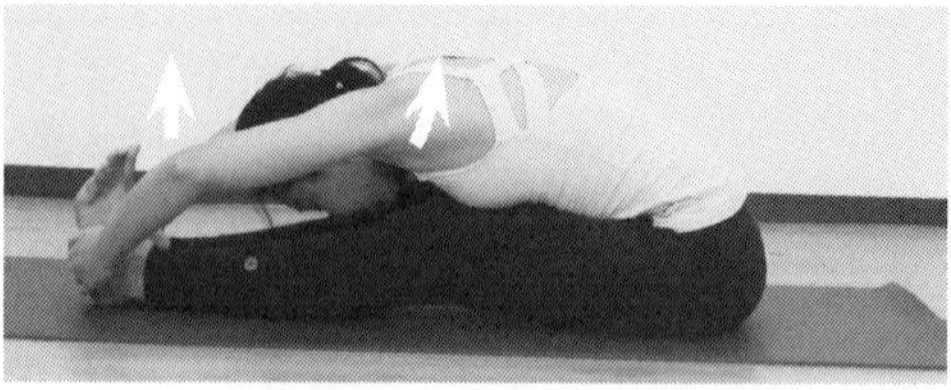

① 肘を天井に上げて肩甲骨を寄せながら取る。
→肩甲骨が後退して首が少し詰まる感覚になる。

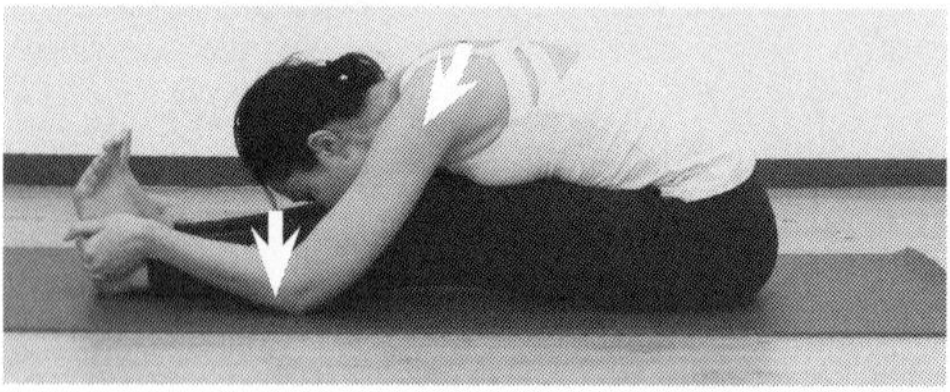

② 肘を床に向けて肩甲骨を開いて取る。
→背中が開いて胸の屈曲が強調される。

バッダパドマーサナ

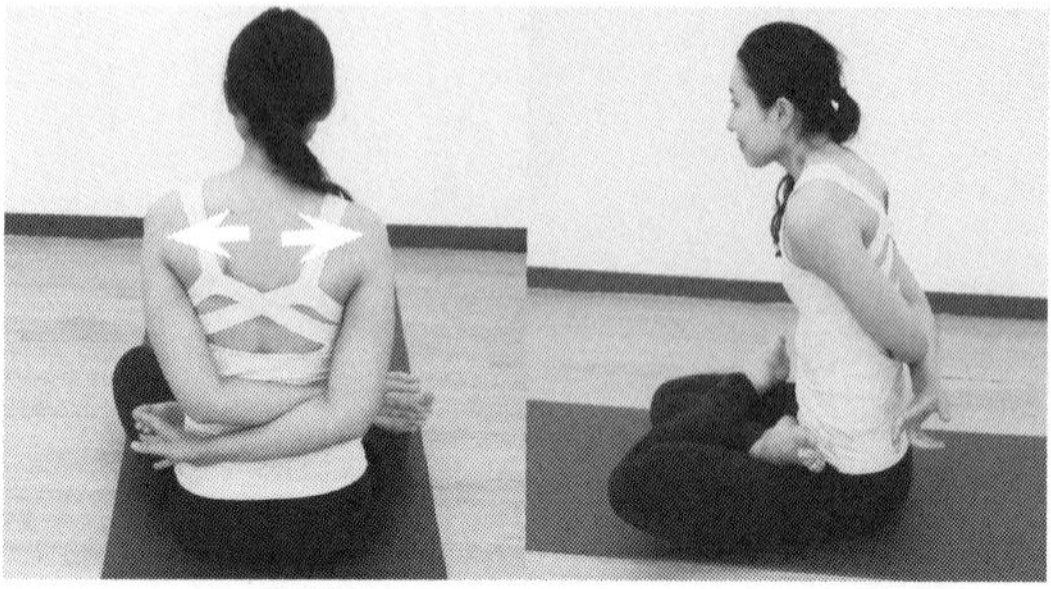

① 肩甲骨を開いて足の指を持つ。
→肩甲骨が開くと胸が屈曲するため手が足指に届きにくくなる。

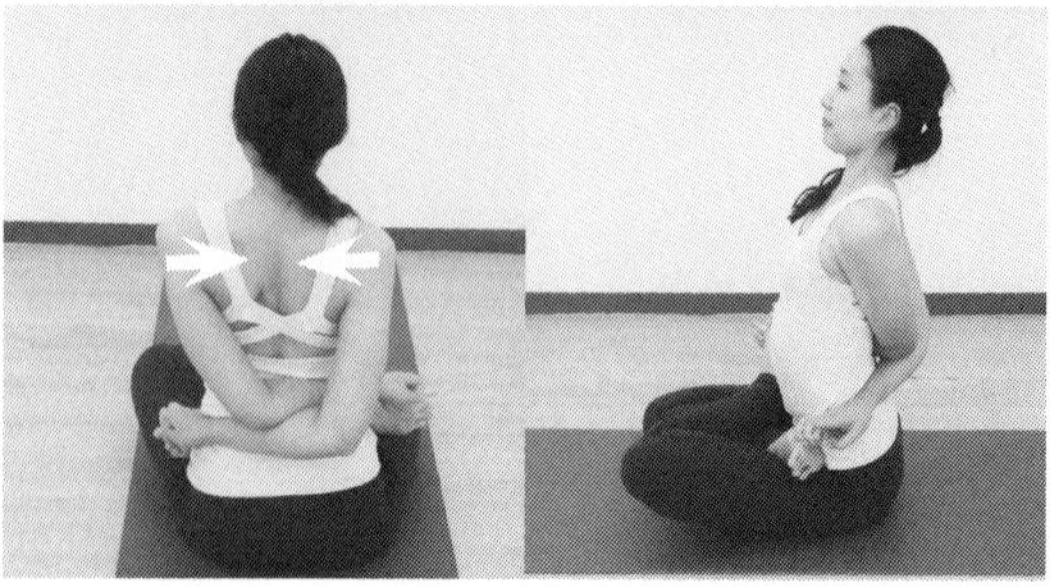

② 肩甲骨を寄せて足の指を持つ。
→肩甲骨が寄ると胸が伸展し手が足指に届きやすくなる。

パリヴルッタジャーヌシールシャーサナ

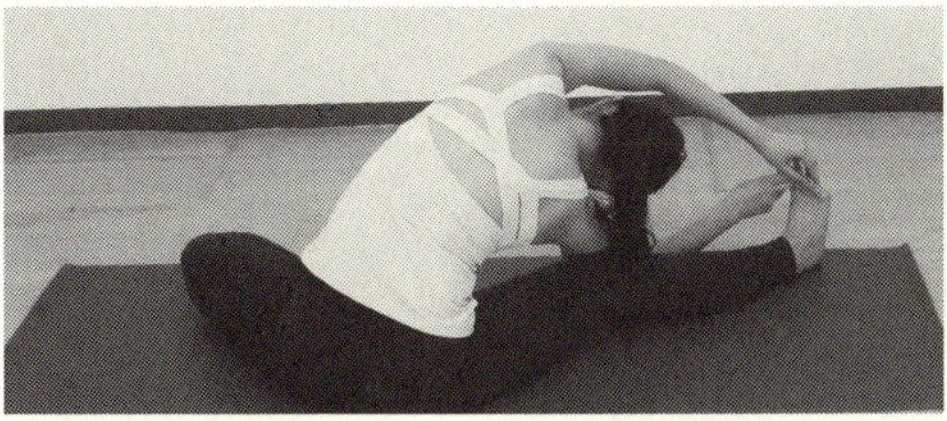

① 肩甲骨を意識しないで取る。
→胸椎だけの回旋になり、捻じる角度はあまり大きくならない。

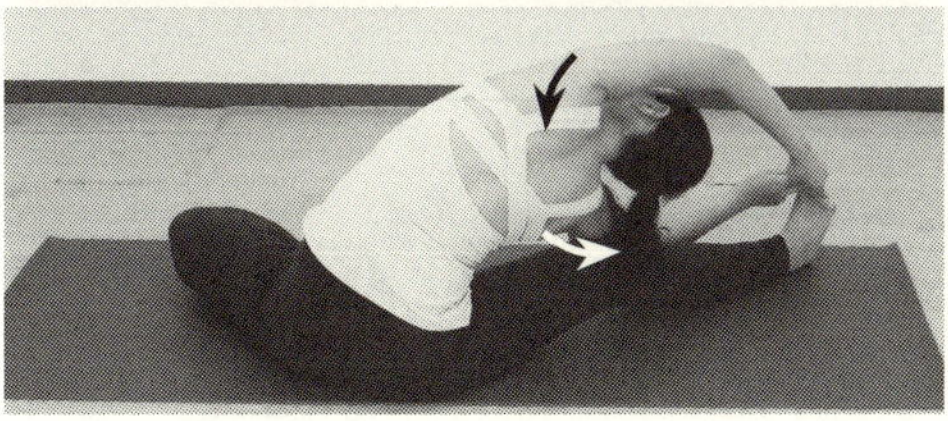

② 捻じる側の肩甲骨を後退させ、反対側を前に出して取る。
→肩甲骨によって胸椎の回旋がさらに誘導され、捻じる角度が深まる。

◉バッダパドマーサナ

①肩甲骨を開いて足の指をもつ。
　肩甲骨が開くと胸が屈曲するため手が足指に届きにくくなります。

②肩甲骨を寄せて足の指をもつ。(両側後退)
　肩甲骨が寄ると胸が伸展し手が足指に届きやすくなります

◉パリヴルッタジャーヌシールシャーサナ

①肩甲骨を意識しないで取る。
　胸椎だけの回旋になり、捻じる角度はあまり大きくなりません。

②捻じる側の肩甲骨を後退させ、反対側を前に出して取る。(片側前方突出、片側後退)
　肩甲骨によって胸椎の回旋が更に誘導されるため捻じる角度が深まります。

パールシュヴァコーナーサナ

① 肩甲骨を意識しないで取る。
→脊柱ではなく股関節が中心となり、体側の伸びはあまり感じられない。

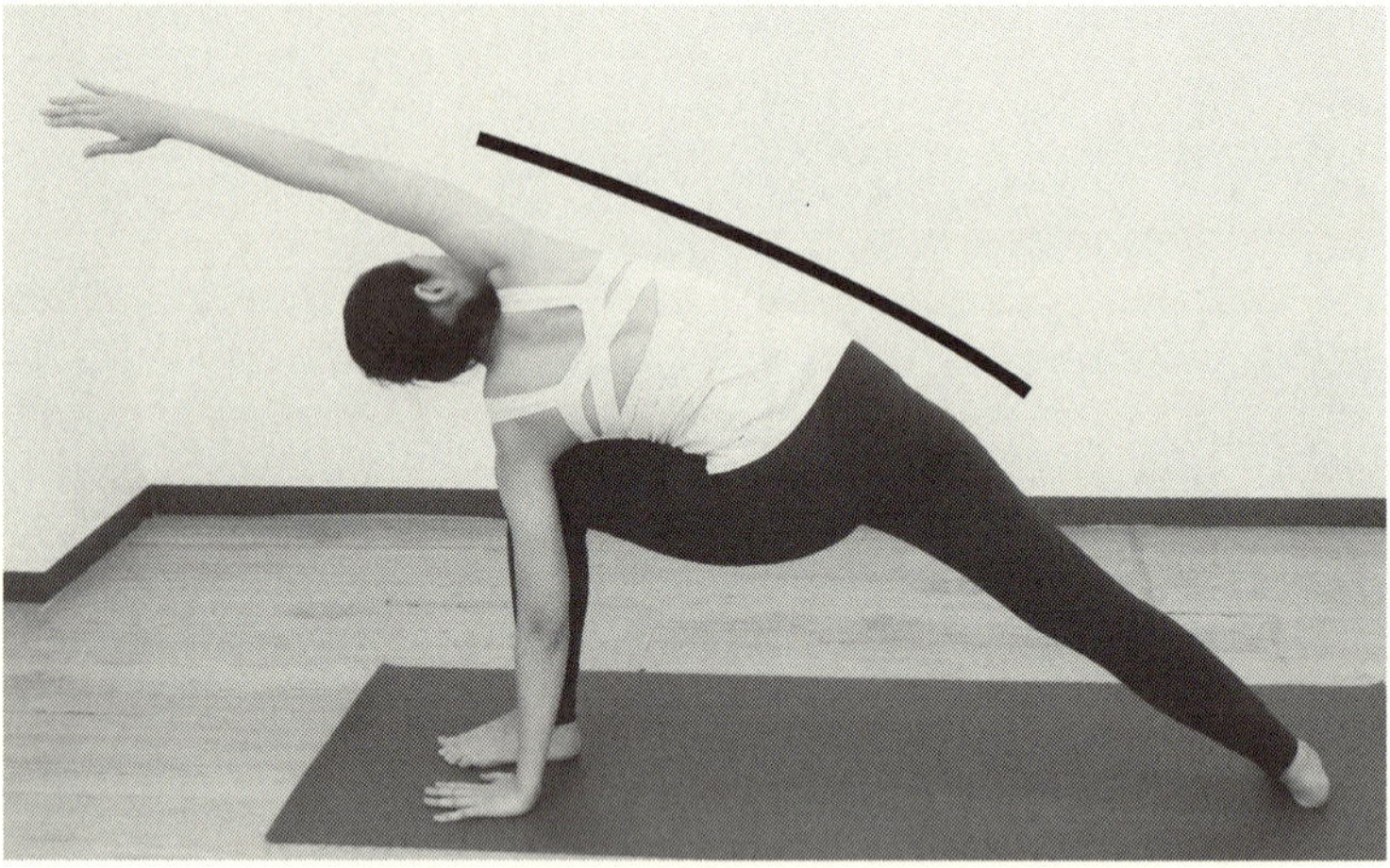

② 下の肩甲骨を引き下げ、上の肩甲骨を耳に近づけて取る。
→肩甲骨によって脊柱の側屈が誘導され体側の伸びが感じられる。

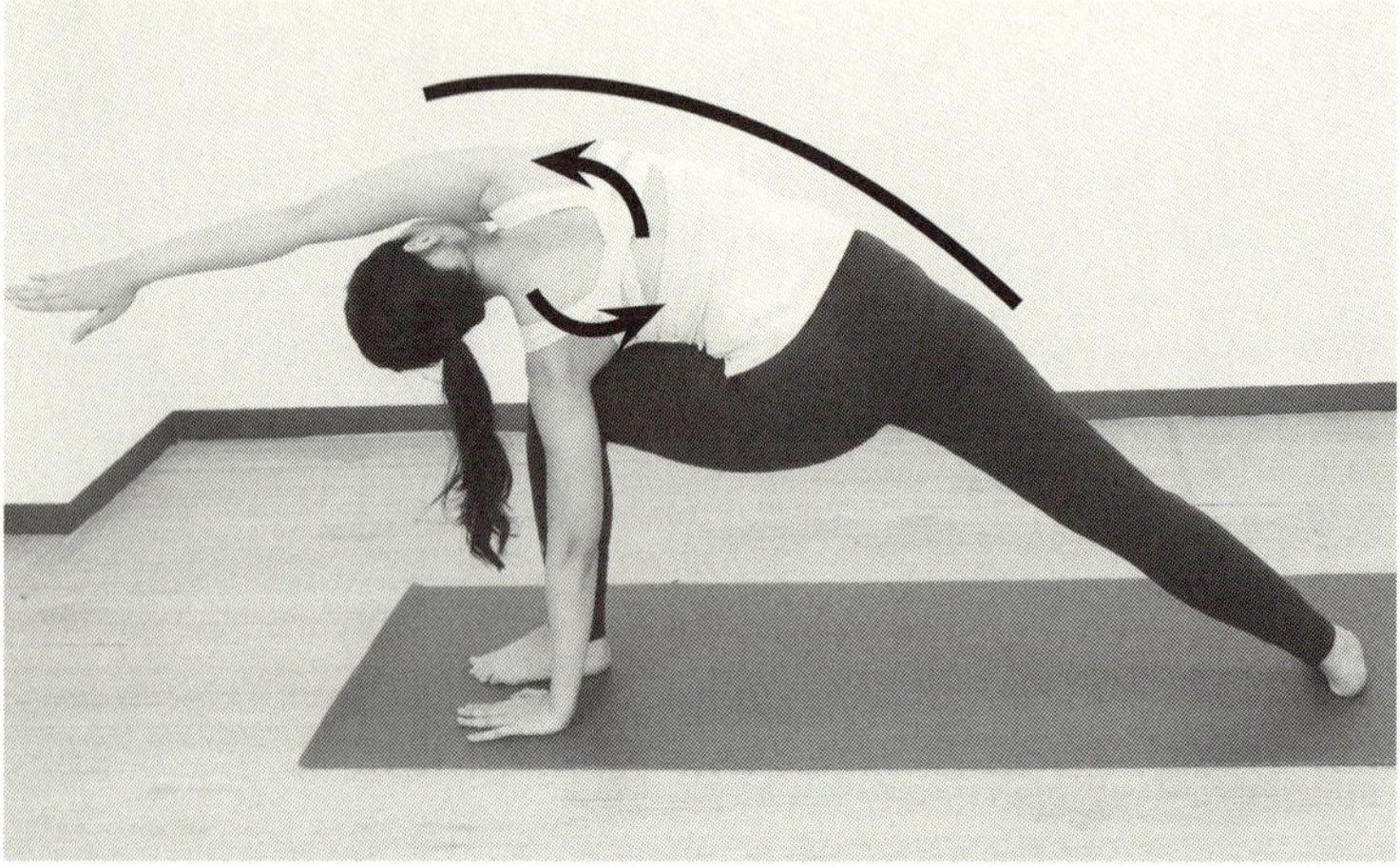

肩関節と肩甲骨の動きの関係

肩関節	屈曲	伸展	内旋（下垂位） 外旋（挙上位）	外旋（下垂位） 内旋（挙上位）	外転	内転
肩甲骨	前方突出	後退	前方突出	後退	上方回旋	下方回旋

※肩関節は下垂位（腕が下がっている位置）と挙上位（腕が下がっている位置）で、回旋が肩甲骨に与える影響は逆転します。

◉パールシュヴァコーナーサナ

① 肩甲骨を意識しないで取る
脊柱ではなく股関節が中心となり体側の伸びはあまり感じられません。

② 下の肩甲骨を引き下げ、上の肩甲骨を耳に近づけて取る（片側上方回旋、片側下方回旋）。
肩甲骨によって脊柱の側屈が誘導され体側の伸びが感じられます。

◎肩関節と肩甲骨の連動

また肩甲骨は肩関節の土台でもありますので、肩の動きとも相関があります。肩関節の動きと肩甲骨は上掲表のような関係にあります。

この関係を知ることでアーサナの取り方がまた一味変わってきます。

【アーサナ】

◉ヴィーラバッドラーサナー

① 肩を屈曲して肩甲骨を前に出しながら取る（前方突出）。

肩関節と肩甲骨の動きの関係

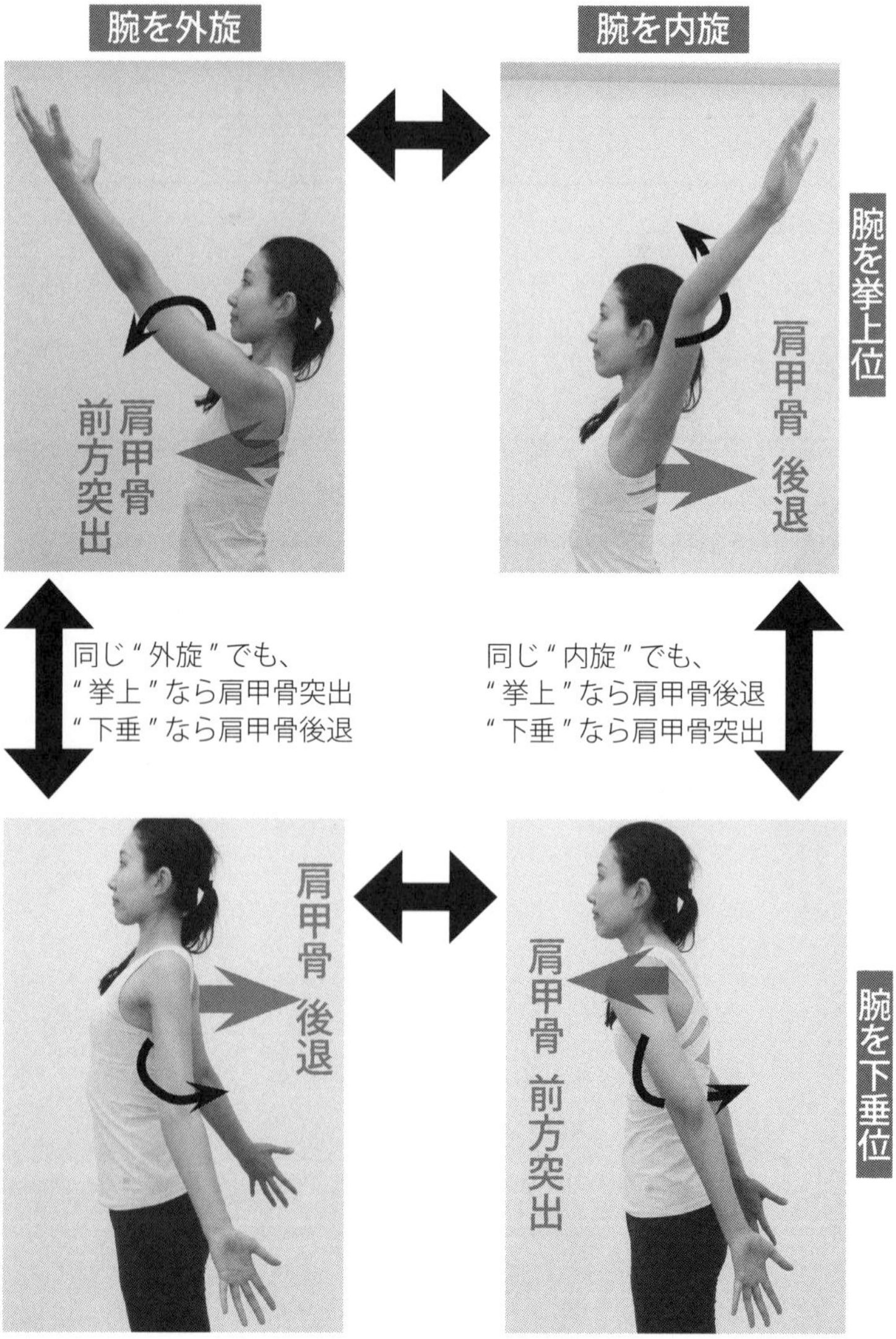

ヴィーラバッドラーサナ

① 肩を屈曲して肩甲骨を前に出しながら取る。
→肩甲骨が胸を押し出し、胸の反りが強調された形になる。

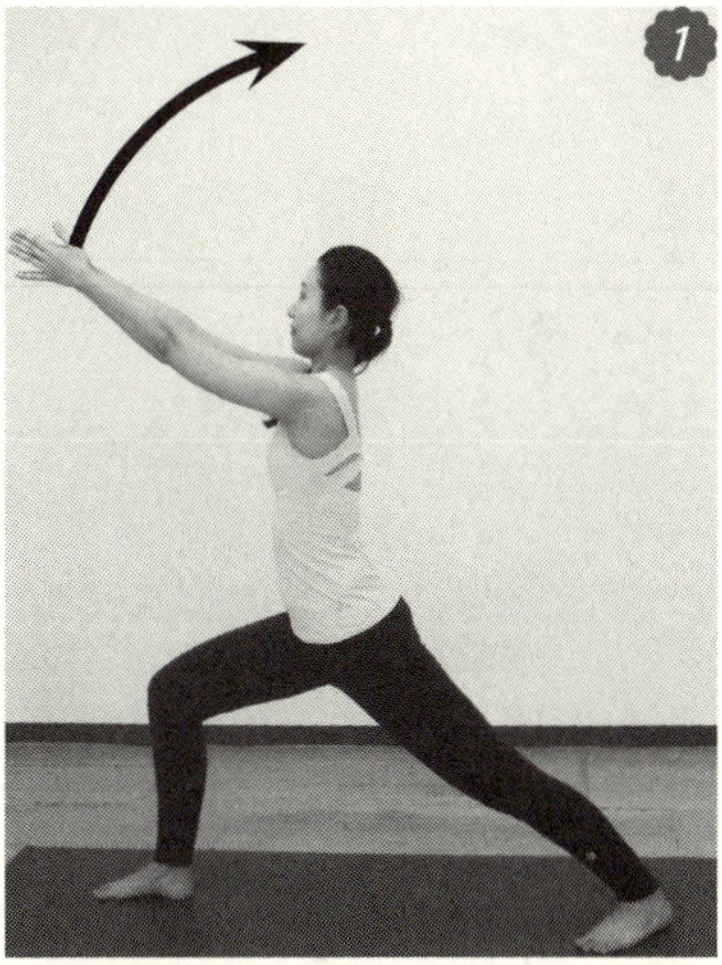

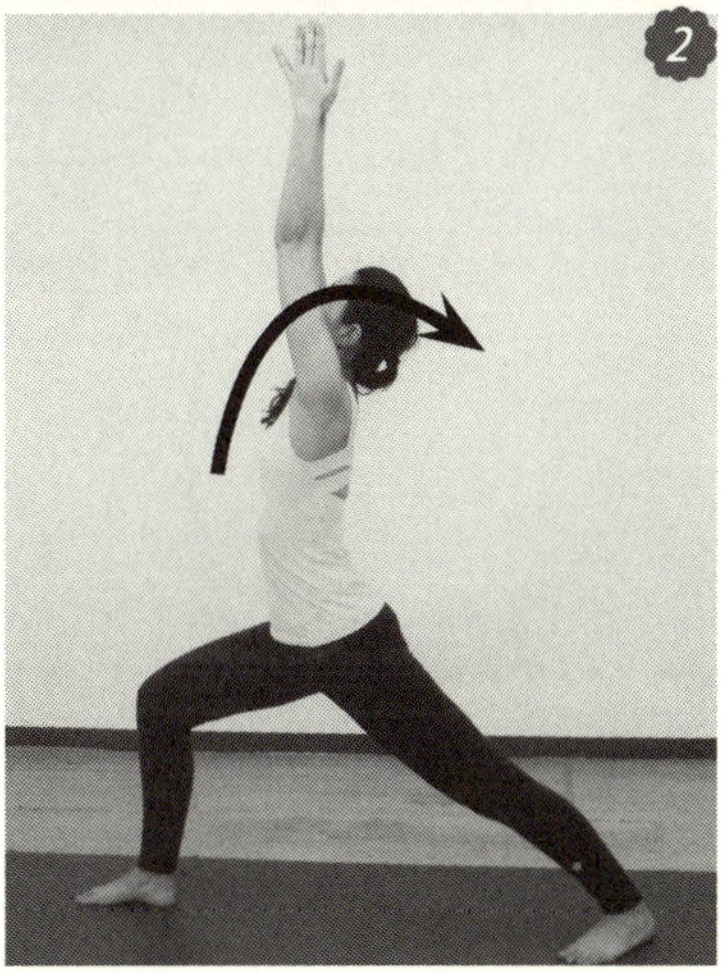

② 肩を外転して肩甲骨を横から回して取る。
→肩甲骨が後ろなため、胸の反りより肩関節中心の運動となる。

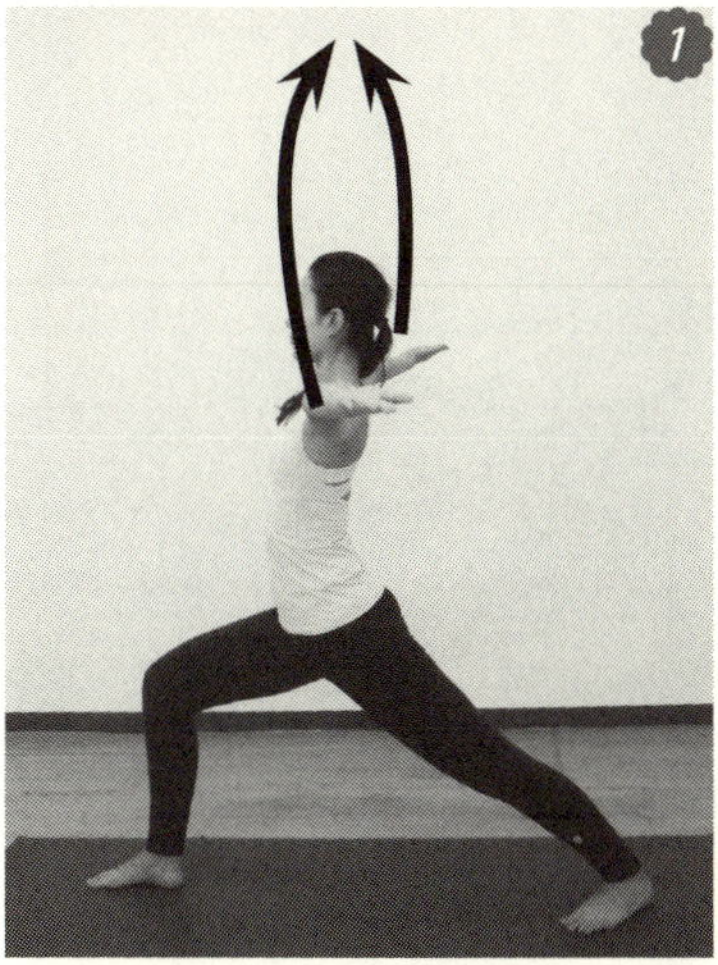

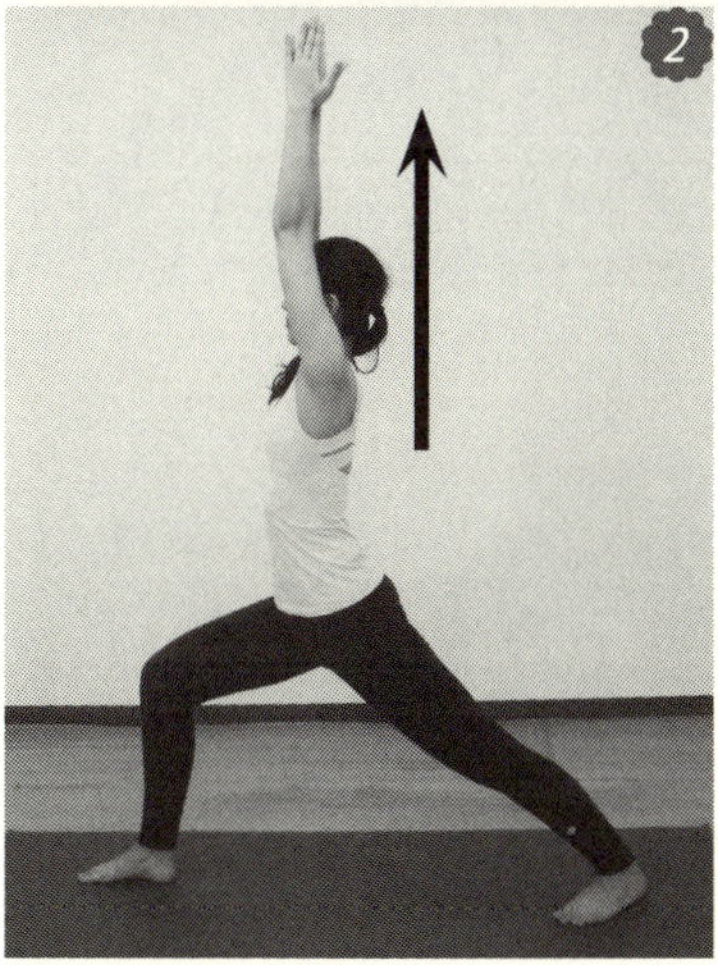

パールシュヴァコーナーサナ

① 肩を屈曲して肩甲骨を前に出しながら取る。
→肩甲骨が胸を押し出し、胸の反りが強調された形になる。

② 肩を外転して肩甲骨を横から回して取る。
→肩甲骨が後ろなため、胸の反りより体の側屈が強調された形になる。

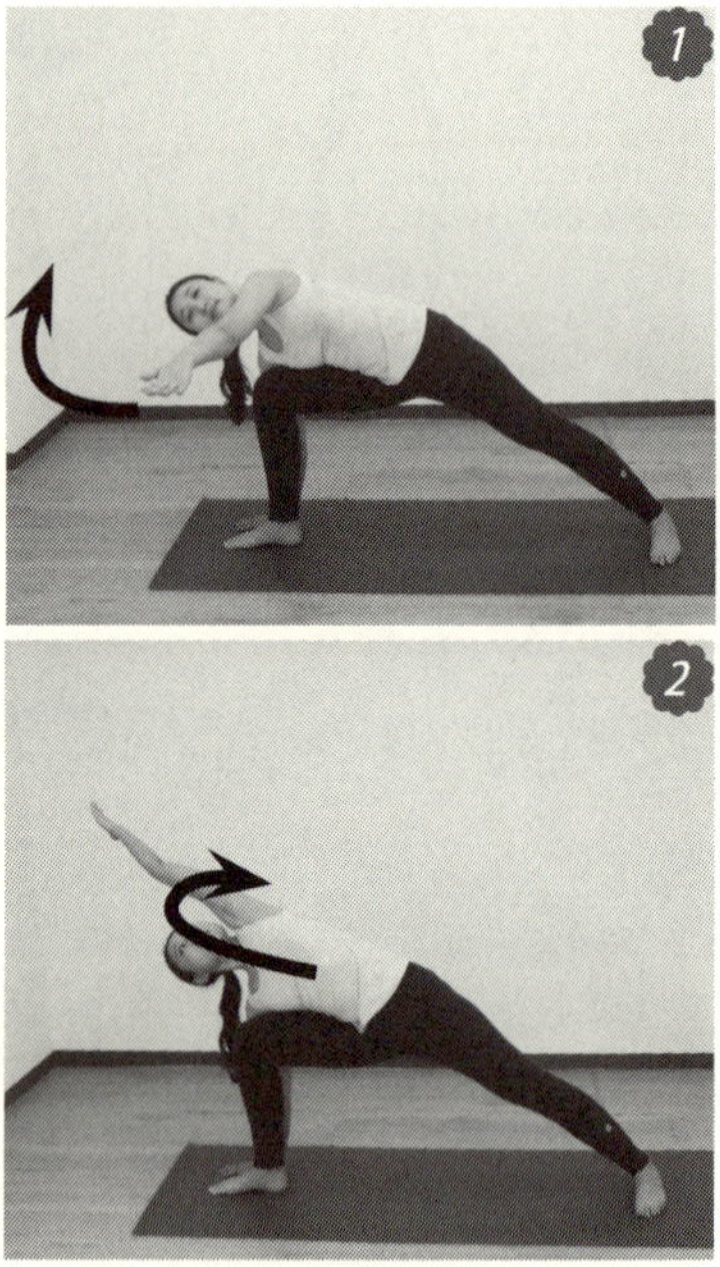

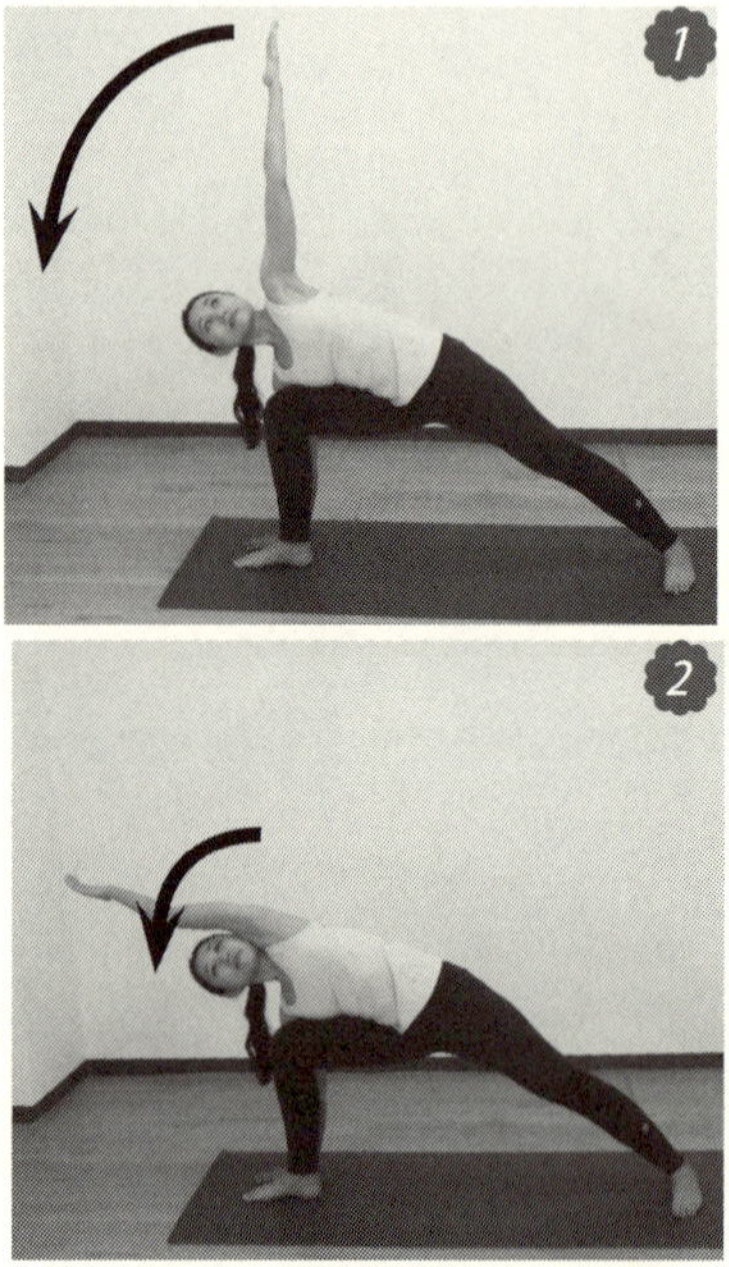

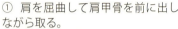

肩甲骨が胸を押し出す形になるため胸の反りが強調されます。

② 肩を外転して肩甲骨を横から回して取る（上方回旋）。

肩甲骨が後ろなため胸の反りよりも肩関節が中心になります。

◉パールシュヴァコーナーサナ

① 肩を屈曲して肩甲骨を前に出しながら取る（前方突出）。

肩甲骨が胸を押し出す形になるため胸の反りが強調されます。

パリヴルッタプラサリータコーナーサナ

② 下の肩を内旋し上の肩を外旋する。
→内旋により肩甲骨の前方突出が、外旋により後退がそれぞれ誘導され、捻じりが深くなる。

① 肩を意識しないで捻じる。
→肩甲骨の動きは大きく影響されないため、捻じりは浅くなる。

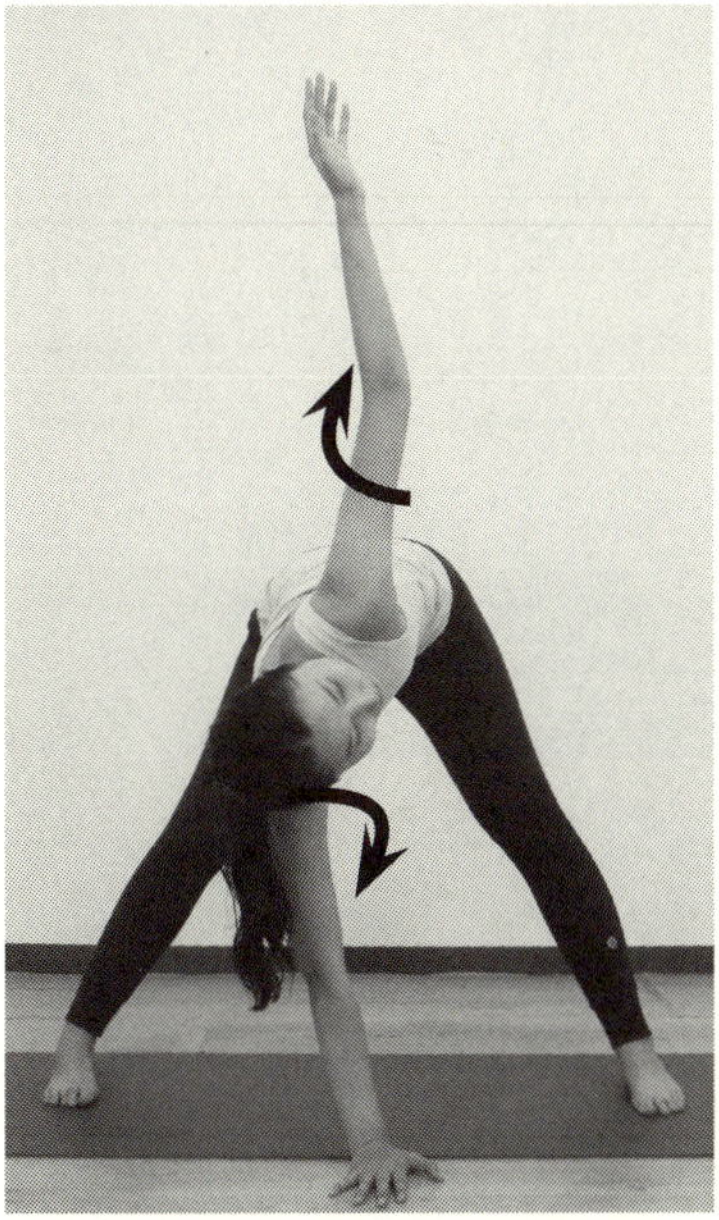

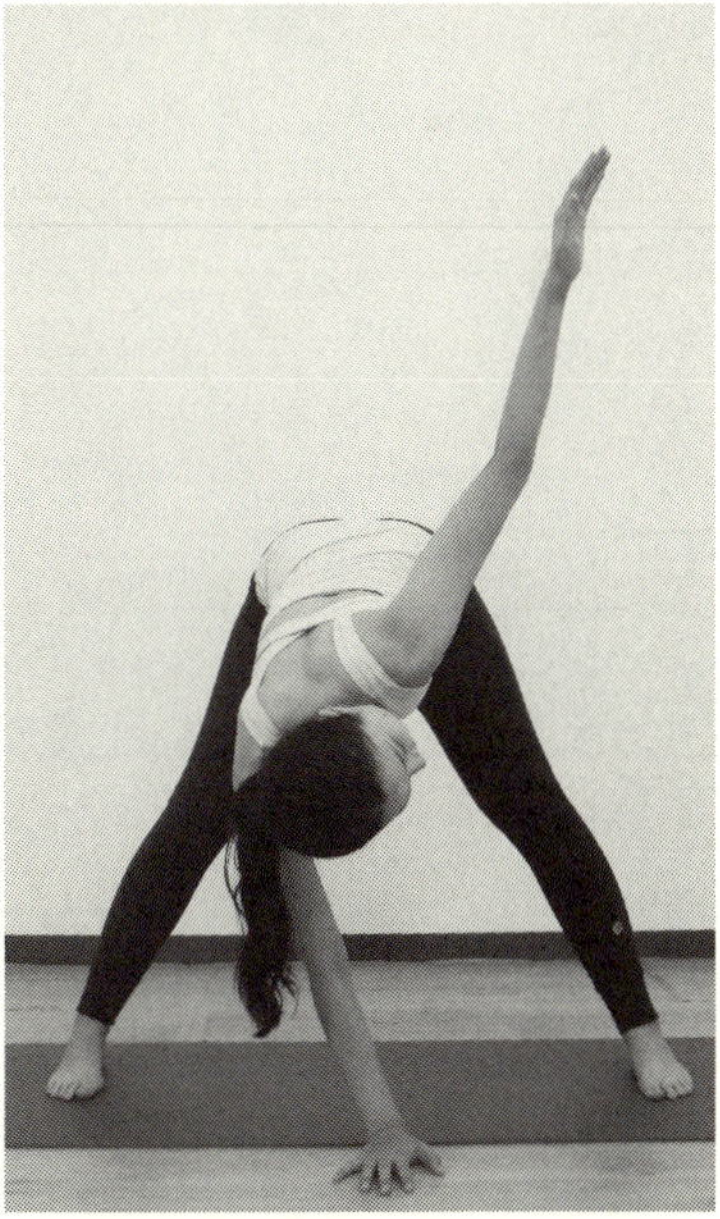

② 肩を外転して肩甲骨を横から回して取る（上方回旋）。
　肩甲骨が後ろなため胸の反りよりも体の側屈が強調されます。

◉パリヴルッタプラサリータコーナーサナ

① 肩を意識しないで体を捻じる
　肩甲骨の動きは大きく影響されないため、捻じりは浅くなります。

② 下の肩を内旋し上の肩を外旋する。（前方突出&後退）

ウッカターサナ

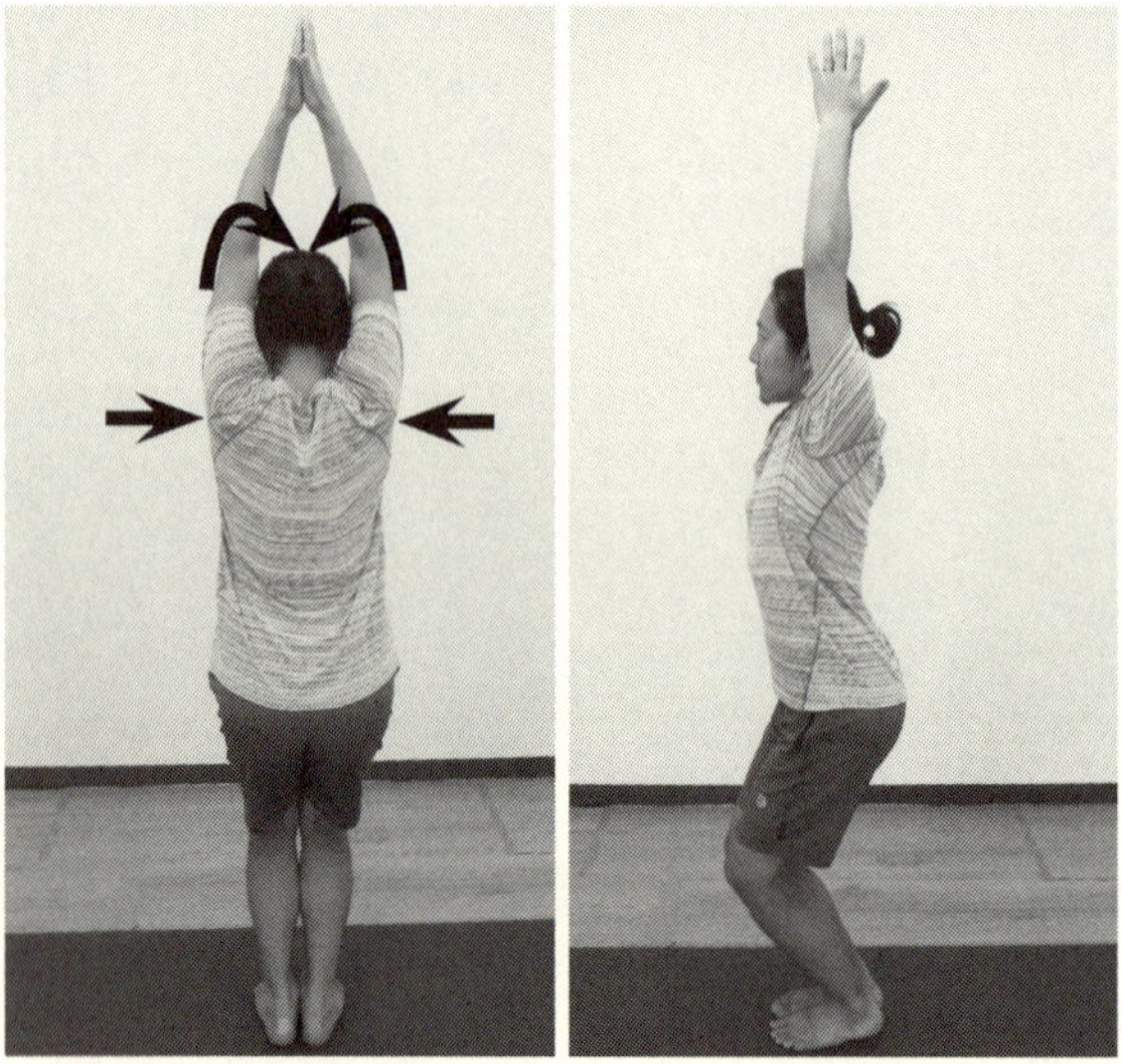

① 肩を内旋しながら取る。
↓内旋により肩甲骨が寄り、首が詰まりやすくなる。

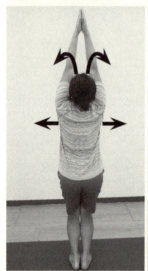

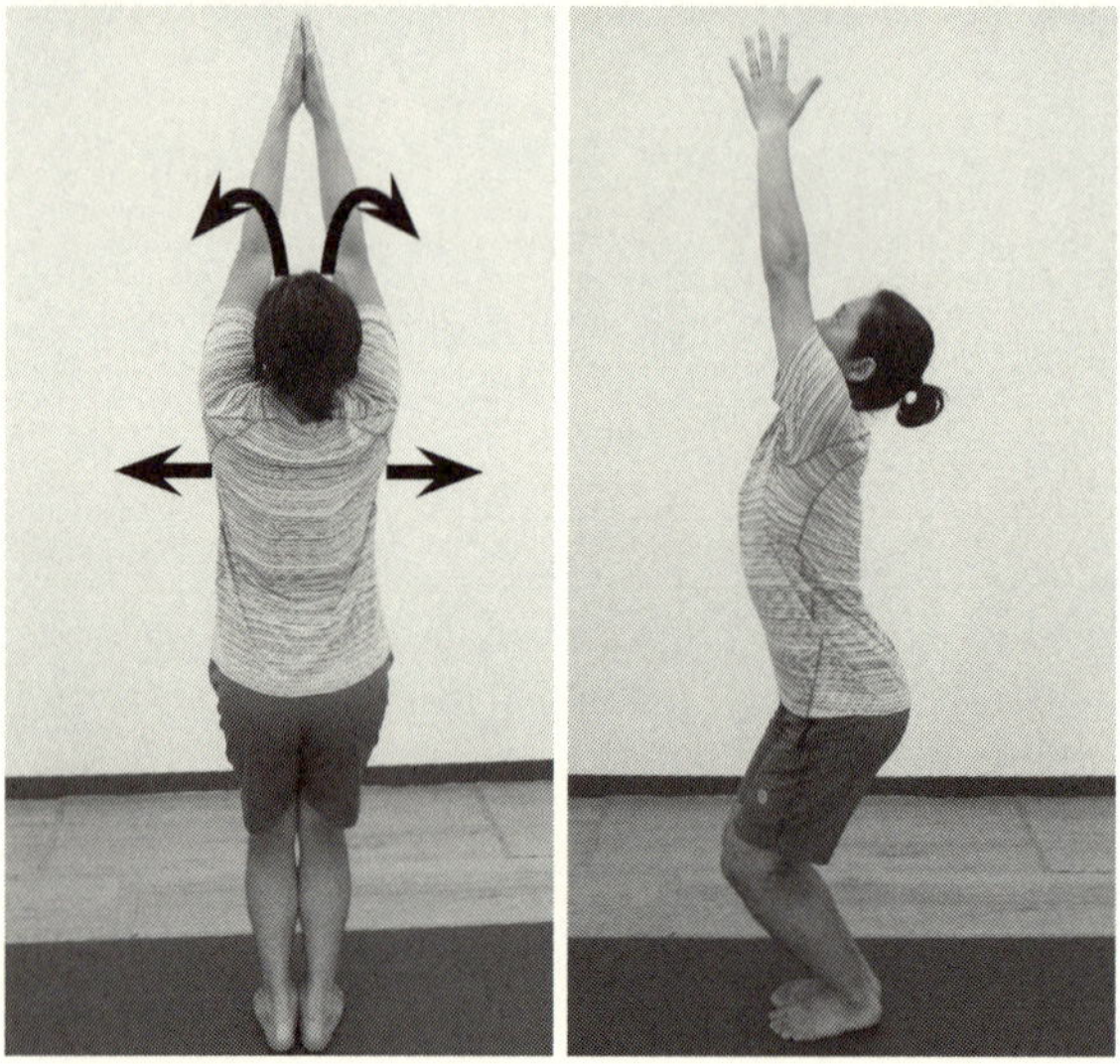

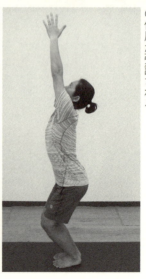

② 肩を外旋しながら取る。
↓外旋により肩甲骨が開き、胸を押し出すため、胸の伸展が強調される。

内旋により肩甲骨の前方突出が、外旋により後退が誘導された結果、胸椎の捻りが深くなります。

◉ウッカターサナ

① 肩を内旋しながら取る。（後退）
内旋により肩甲骨が寄り、首が詰まりやすくなります。

② 肩を外旋しながら取る。（前方突出）
外旋により肩甲骨が開き胸を押し出すため胸の伸展が強調されます。

前記のアーサナは結果的に手が頭の上に位置することはどれも同じですが、そこまでの過程、道のりが違うために結果的に肩甲骨の動きが違い、前述した胸椎の動きにも影響を与えるのでまるで違う感覚のアーサナになると思います。このような違いを分かってアーサナが取れるとアーサナの探求はもっと楽しくなると思います。

◎肩甲骨と頭部の関係

肩甲骨と頸椎、頭部も上掲の表のような連動関係があります。肩甲骨が前方突出や後退するとそれに伴って頭の位置も後方移動、前方移動します。主に重心を取るためのバランス機構だと思われます。

肩関節と頭部の動きの関係

肩甲骨	後退	前方突出
頭部	前方移動	後方移動

肩関節と頭部の動きの関係

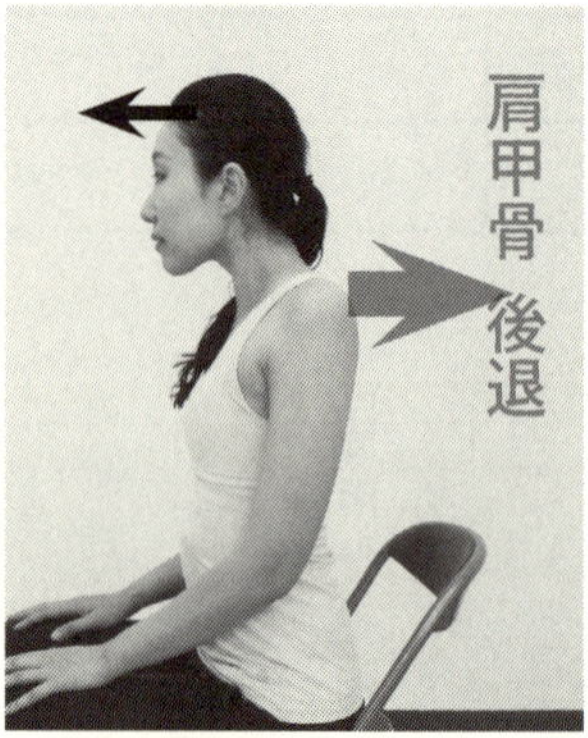

肩甲骨が後退すると、頭は前方移動する。

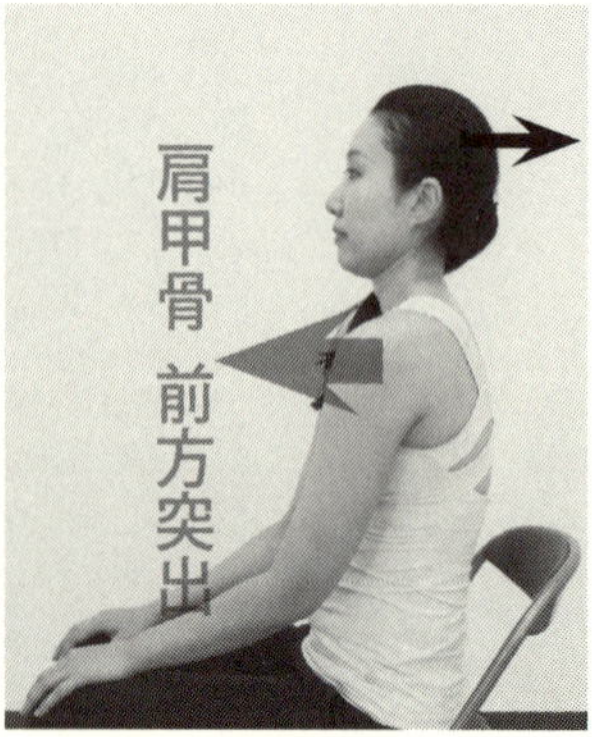

肩甲骨が前方突出すると、頭は後方移動する。

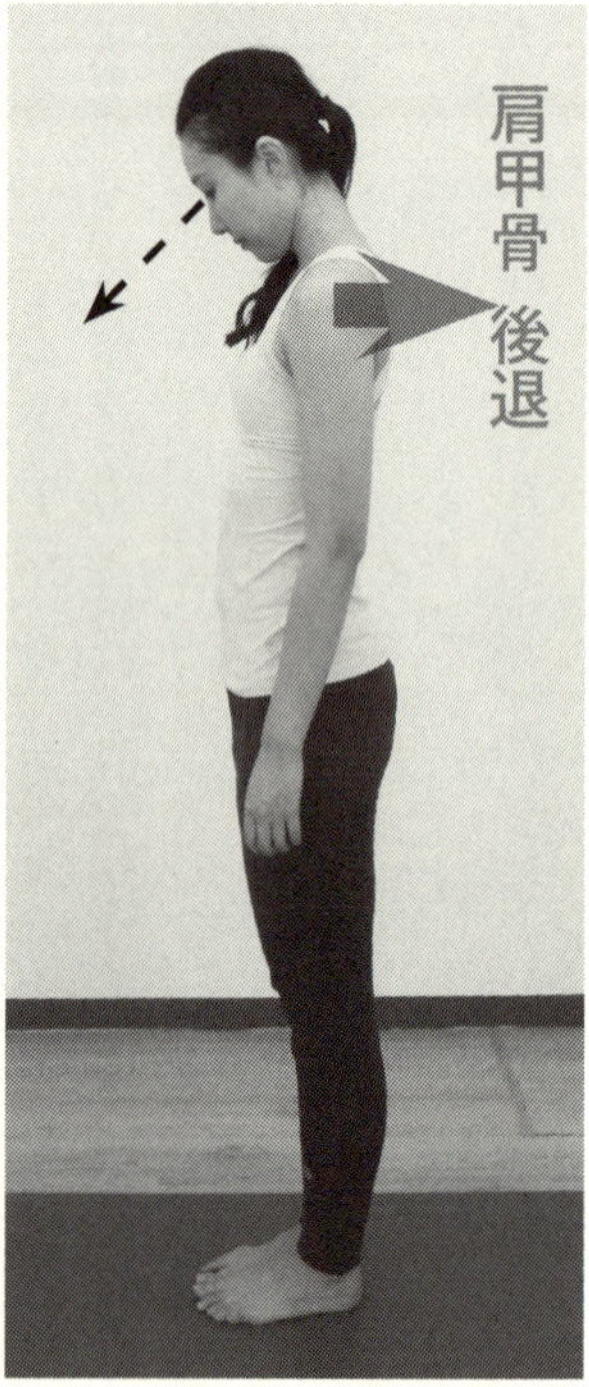

下を見ると肩甲骨は後退する。

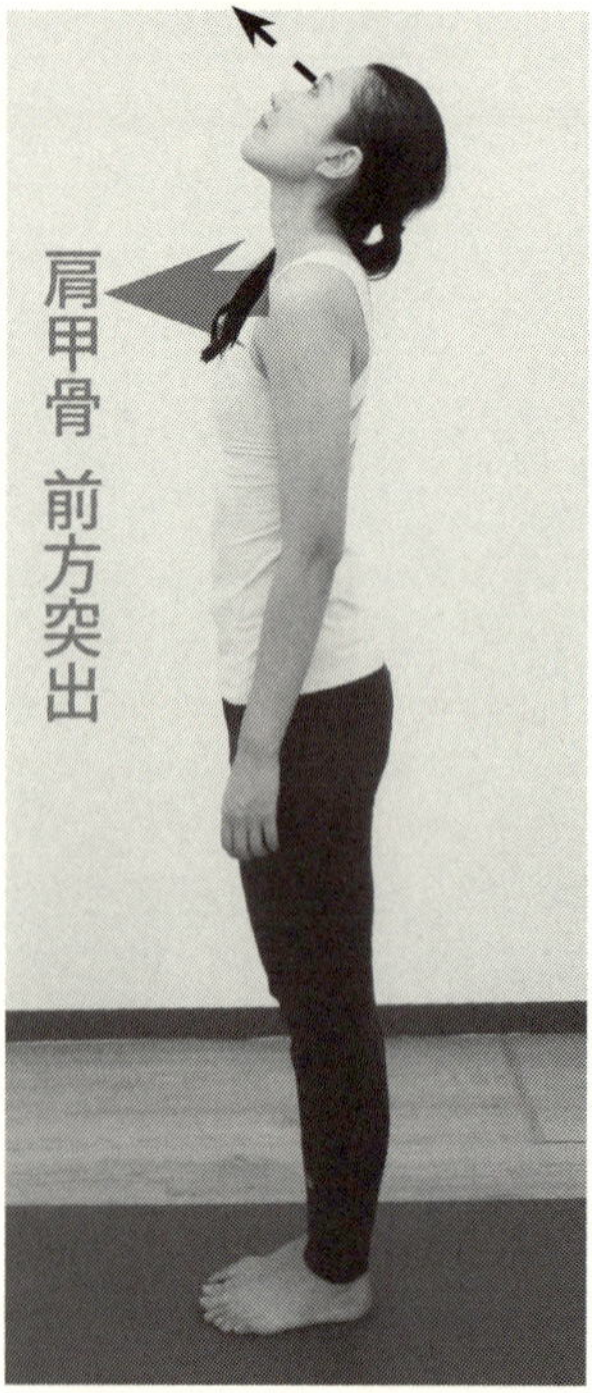

上を見ると肩甲骨は前方突出する。

ダウンドッグ

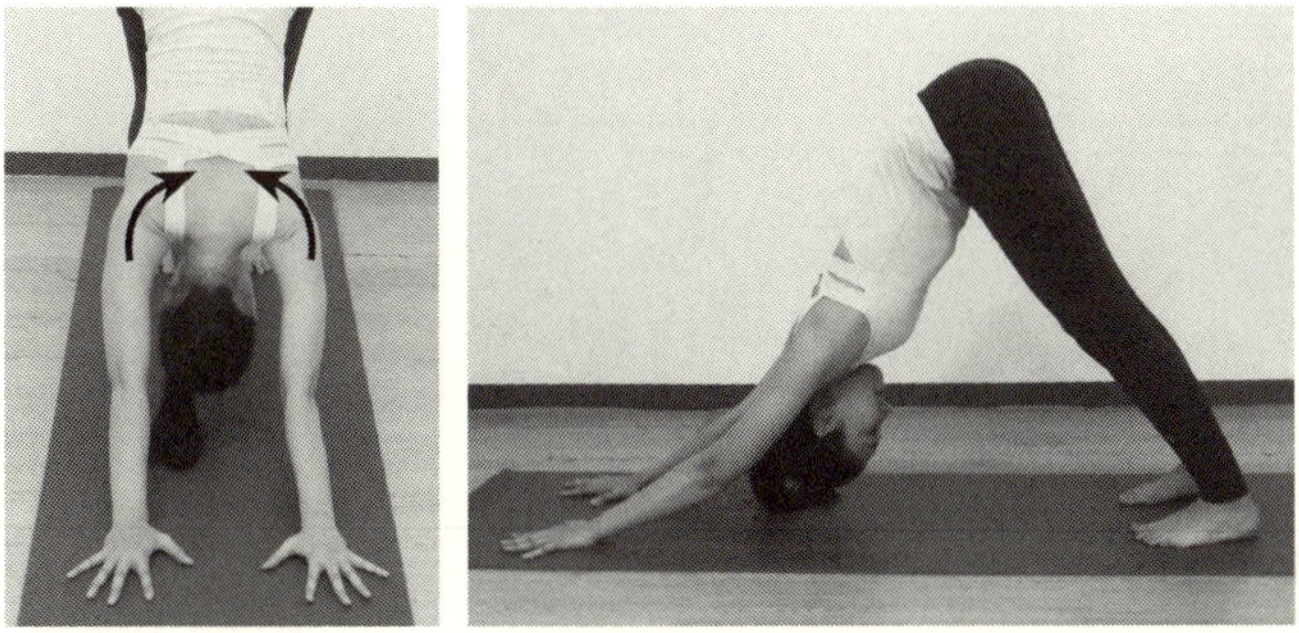

① 頭を下げてお臍を見る。
↓肩甲骨が寄って胸が開くが、安定性は失う。

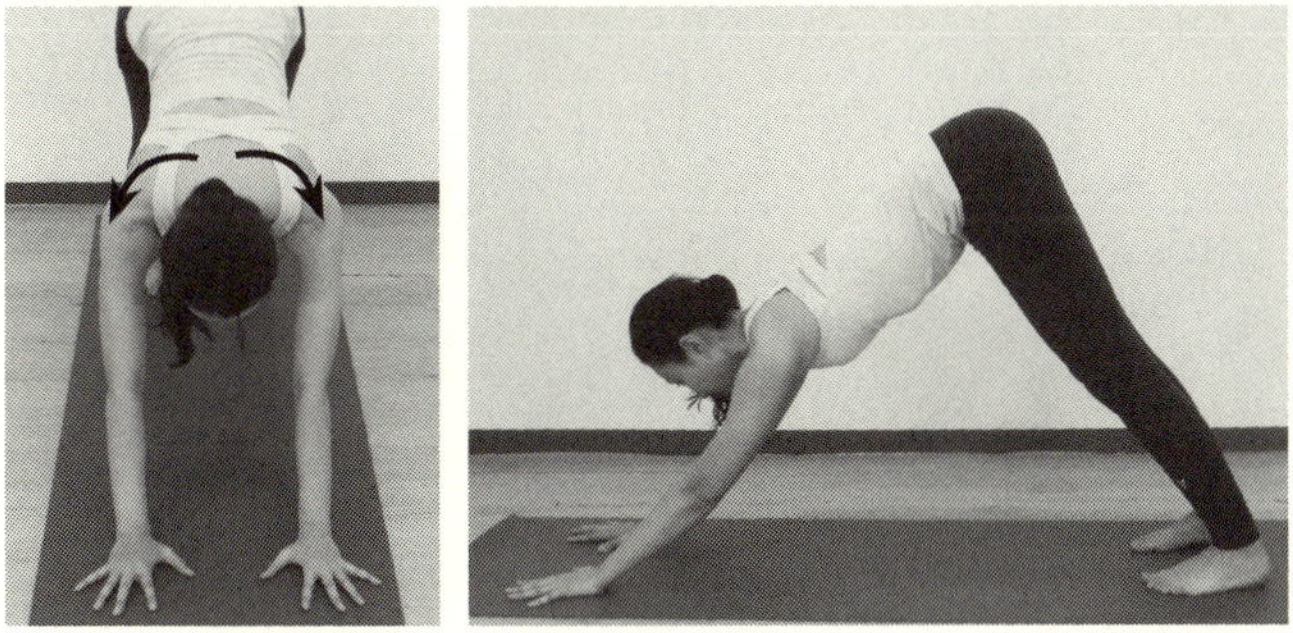

② 頭を上げて前を見る。
↓肩甲骨が開き、腋が締まって安定性が増す。

これは視線と関係しており、視線が頭部の位置を変え、そしてそれに対応するように肩甲骨の位置も変わりアーサナが変化します。例えば単純に立った状態で下を見ると肩甲骨は後ろに引けて、上を見ると肩甲骨が前に出てくる感じがすると思います。では実際に行なってみましょう。

続いてアーサナでもこの関係がどのように影響するか実践してみましょう。

【アーサナ】

◉ダウンドッグ

① 頭を下げてお臍を見る。
　肩甲骨が寄って胸は開きますが安定性は失います。

② 頭を上げて前を見る。

カカーサナ

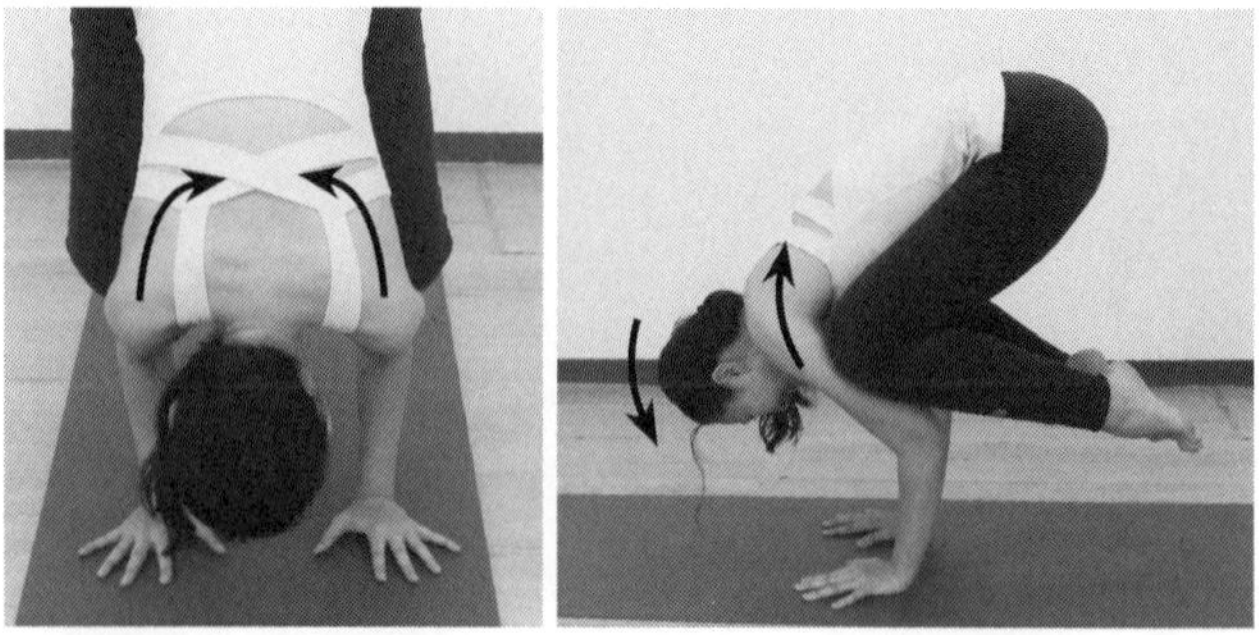

① 頭を下げて床を見る。
↓肩甲骨が寄って胸が開き、安定性を失う。

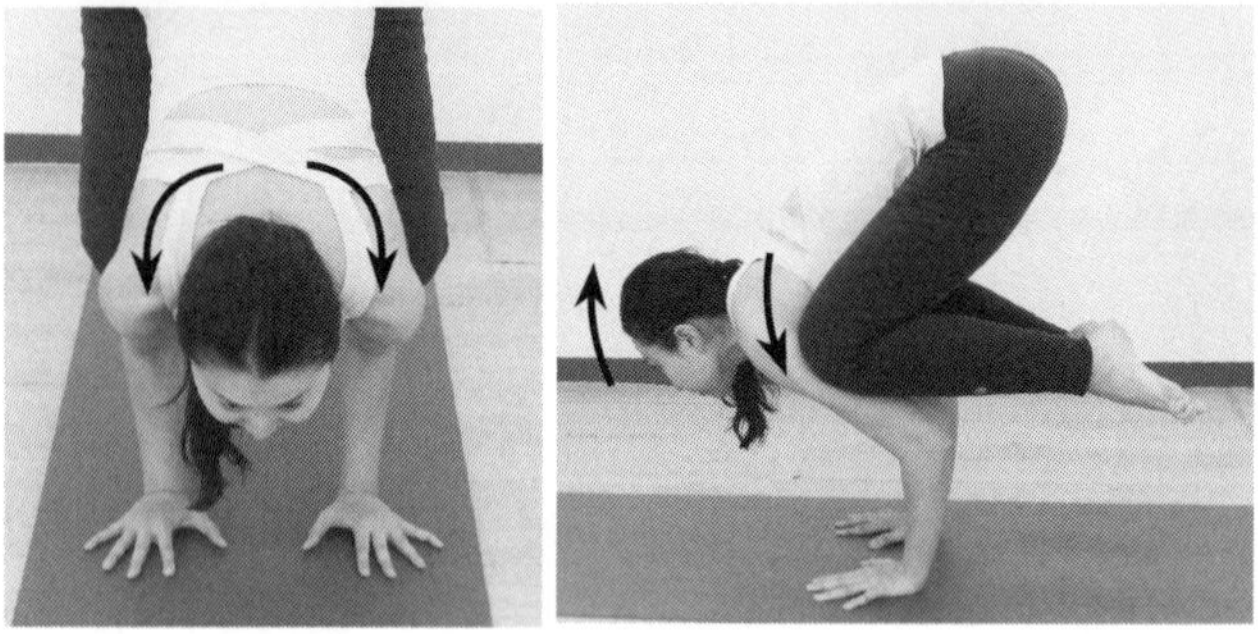

② 頭を上げて前を見る。
↓肩甲骨が開き脇が締まって安定性が増す。

肩甲骨が開き脇が締まって安定性が増します。

◉カカーサナ

① 頭を下げて床を見る。

肩甲骨が寄って胸は開き安定性を失います。

② 頭を上げて前を見る。

肩甲骨が開き脇が締まって安定性が増します。

◎繋げる

近代のアーサナには手で体重を支えるものが多く出てきます。ハンドスタンドやアームバランスなどです。このようなアーサナは苦手だけど挑戦したい何とも魅力的なアーサナの代名詞だと思います。安定して効率

手と距離と体幹の関係

① 自分の鼻のような、ごく近くのものに触れようとする時は、体幹から動かずとも、手先だけで触る事ができる。

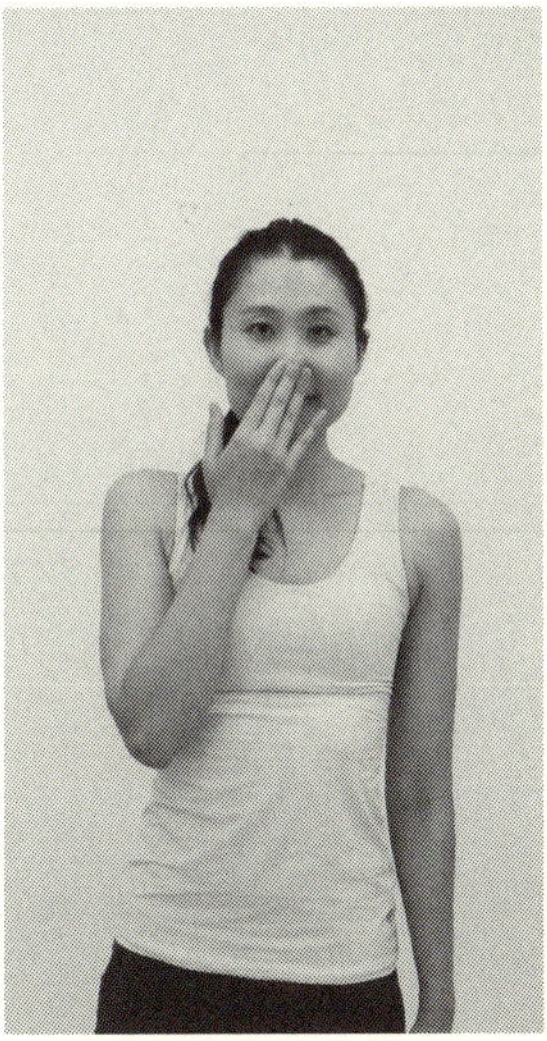

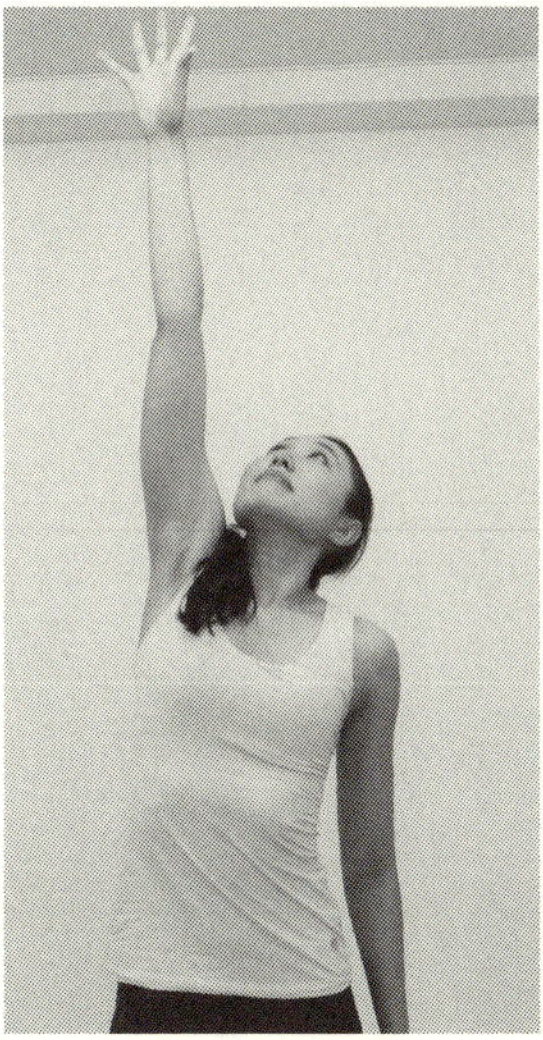

② 天井など、遠くのものに触れようとする時は、体幹から動くようになってくる。

的にとるコツも、やはり肩甲骨なのです。

先ほど解説した肩甲骨と胸椎の連動を思い出して下さい。この連動は手を遠くに伸ばす程強くなります。例えば近くのものに手を伸ばすことでは胸椎はほとんど動きません。というか動く必要がありません。でも遠くのものになると、腕の長さは決まっていますので、体を動かして距離を作り出すしかありませんので、胸椎が動いて来るのです。

では実際に行なってみましょう。

【実技】

① 近くのものを触ってみましょう。
・ご自分の鼻、反対側の肩、頭の上など

② 遠くのものを触ってみましょう。
・ご自分の膝、天井など

近くのものでは体幹は動かなくても触れるこ

とができたと思います。遠くなると必ず体幹が動いて来たはずです。そして遠くであればあるほど体幹の動きは大きくなります。ですから、体幹をしっかり使いたいのであれば、できるだけ遠くに手を伸ばすことです。そして遠くに伸ばす意識が強いと、体幹だけでなくそれが下肢へも波及し手から全身を連結させて行きます。

この連結し繋げるという反応によって、手や肩だけでアーサナを取るのとは違い、体が一丸となってアーサナを取るため、安定感と充実感を感じさせてくれます。これは実際の社会の中での人間関係でも言えることです。自分のことだけであれば、自分一人でことは足りるでしょう。しかし、大きなことを成そうとすればするほど、多くの方の協力を必要とし、団結することが必要です。アーサナは時としてこのように、実生活への示唆を与えてくれます。

アームバランスのコツは手を遠くに伸ばし続けることです。アーサナは姿勢の保持ですから見た目では止まって見えますが、実際は押し続けているのです。この「し続ける」が手で体重を支える時のポイントなのです。押し続けていないとどうなるかというと、寄りかかるようになってしまいます。この違いを実際に行なって感じてみましょう。

【実技】

◉ヴァシシュターサナ

① 腕に寄りかかって脱力するように取る。

② 床を押して体全体で取る。

ヴァシシュターサナ

② 床を押して体全体で取る。
→全身が連結され、肩甲骨、体幹、下肢すべてに力が行き渡る。

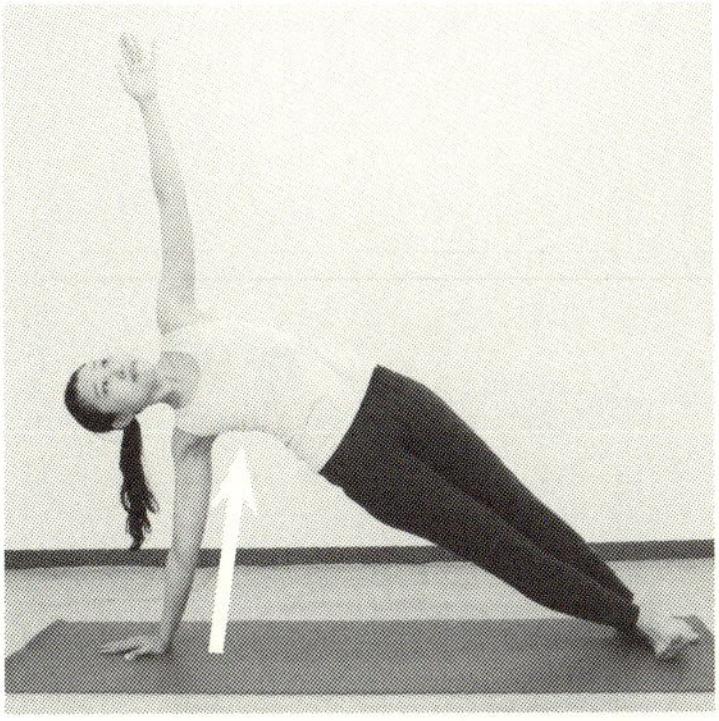

① 腕に寄りかかって脱力するように取る。
→肩がすくみ、負担が手首に集中してしまう。

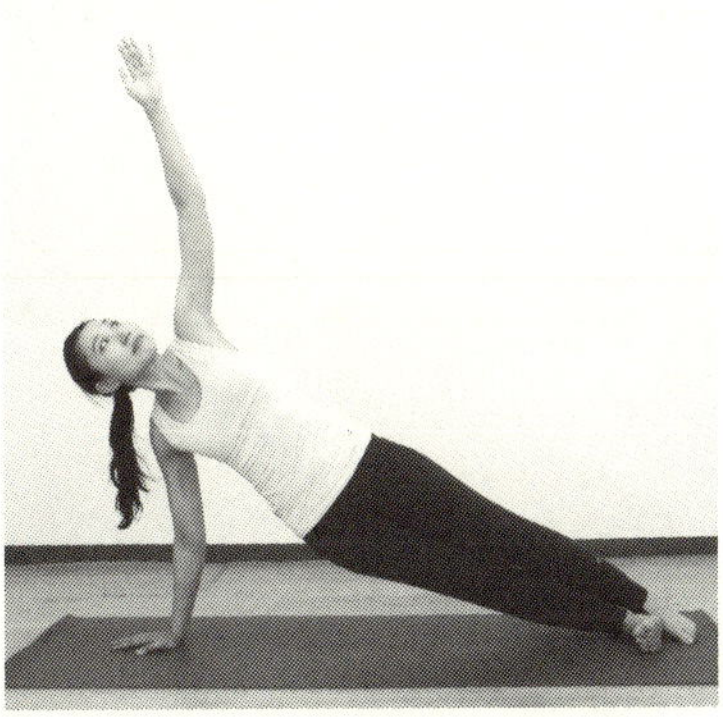

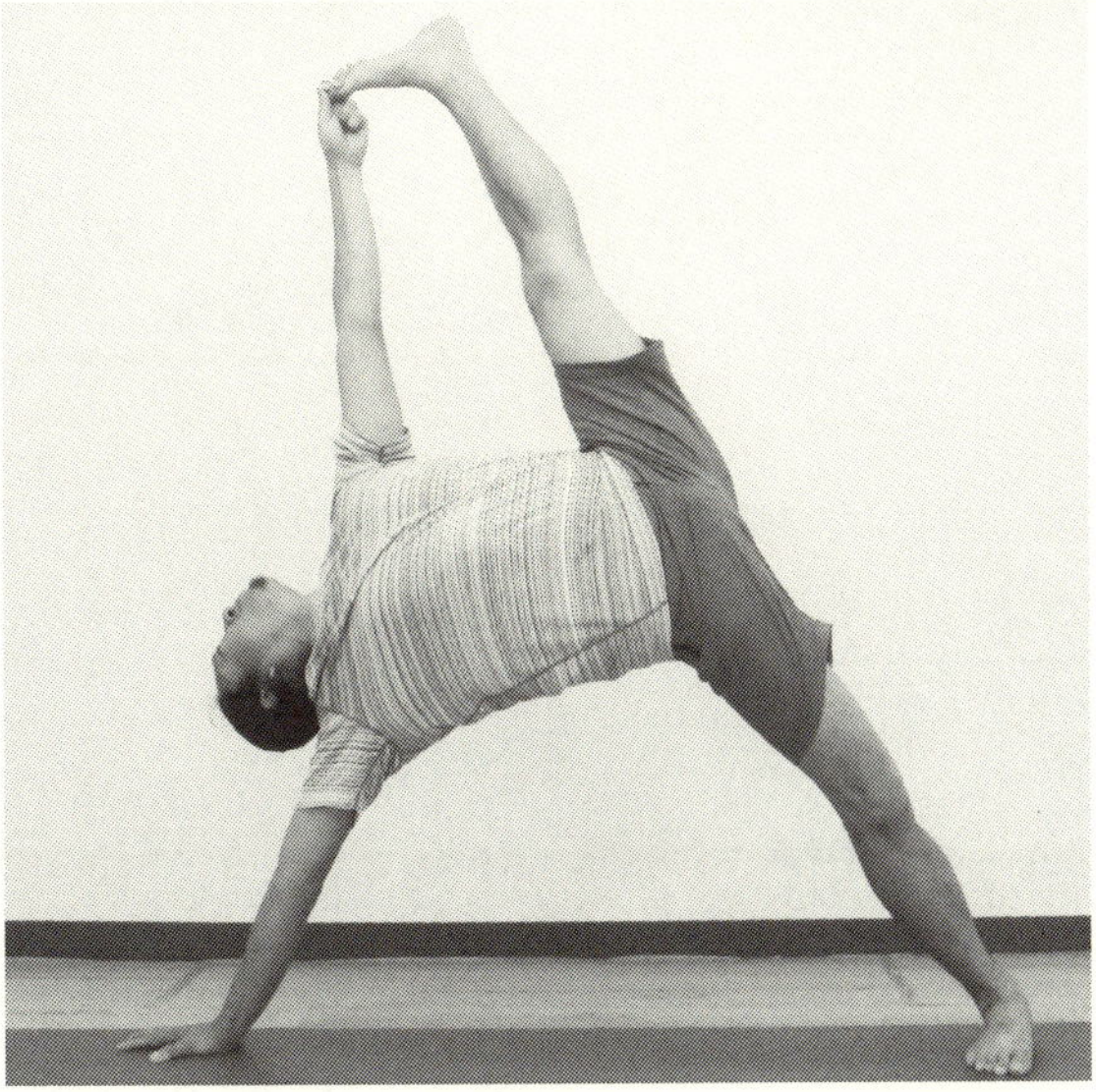

足が上がったバージョン。床を手で押し続ける感覚によって可能になる。

寄りかかる場合は腕に体を乗せているだけですので、肩がすくみ負担は手首などに集中してしまいます。これに対して押し続ける方は、肩甲骨・体幹・下肢全てに力を感じ連結されていることがよく分かります。これは体重を乗せているのではなく、床を手で押し続けているのです。この感覚がもっとよくなれば今度は足が上がったバージョンまで繋がって行きます。

肩甲骨と胸椎・体幹と肩関節の絶妙な関係はいかがでしたか。昨今の日常生活ではあまり大きく肩甲骨を動かすことはなくなってきているかもしれません。リモコンはあるし、家具も便利になっていて家具の方がこちらに近づいてくれるので、手を遠くに伸ばすことはないかもしれません。しかし、本来全身は繋がってバランスを取合い協力し合っているのです。アーサナを通してこの繋がりを再確認できるといいですね。今では肩甲骨と胸椎・体幹と肩関節の連動は現代人の眠っている能力の一つになっているのかもしれません。

◎肩甲骨と肩関節と胸椎の連動

肩関節に負担のない位置はゼロポジション、という話を先にしました。また肩甲骨と胸椎の連動も解説しました。この二つのコツを考慮に入れると肩甲骨と肩関節と胸椎の連動が見えてきます。

肩甲骨は胸郭の上に位置しています。胸郭は楕円のような形なため、肩甲骨は斜め前を向いて位置します。つまりゼロポジションとはこの斜め前を向いた肩甲骨と上腕骨が一直線になる位置のことを指します。そしてこの位置を別名で「肩甲骨面（sucapula plane）」と言います。ここは体重をかけたりする場合に一番

腕の方向と最適な肩甲骨ポジション

通常、肩甲骨は斜め方向を向いているため、それに添った斜め前方向が負担の少ない“ゼロポジション”となる。

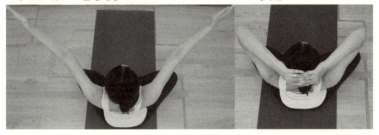

ハンモック肢位（81ページ参照）

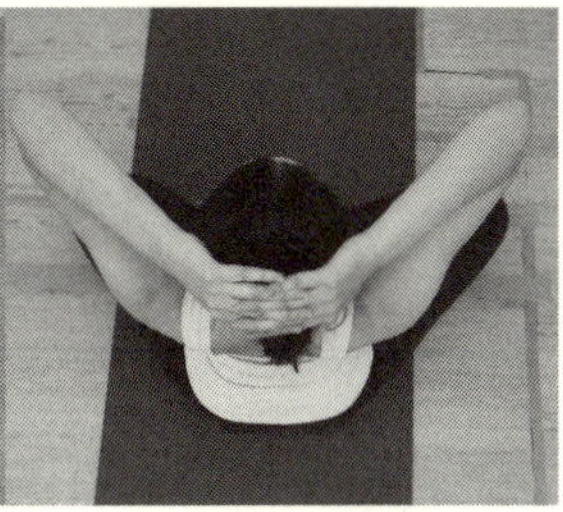

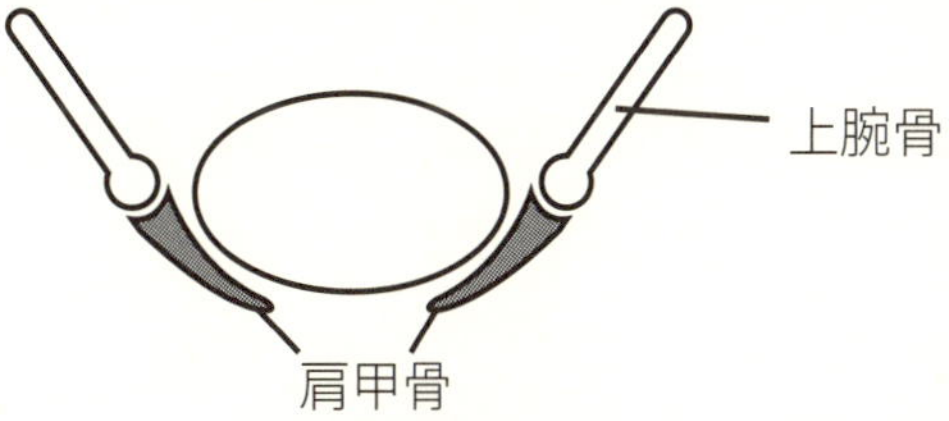

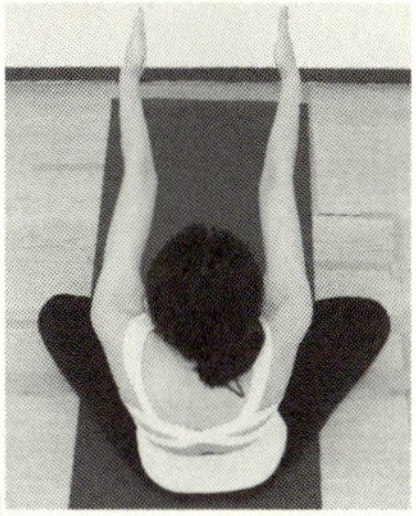

腕を前に伸ばす時は、肩甲骨を前に出すと“ゼロポジション”となる。

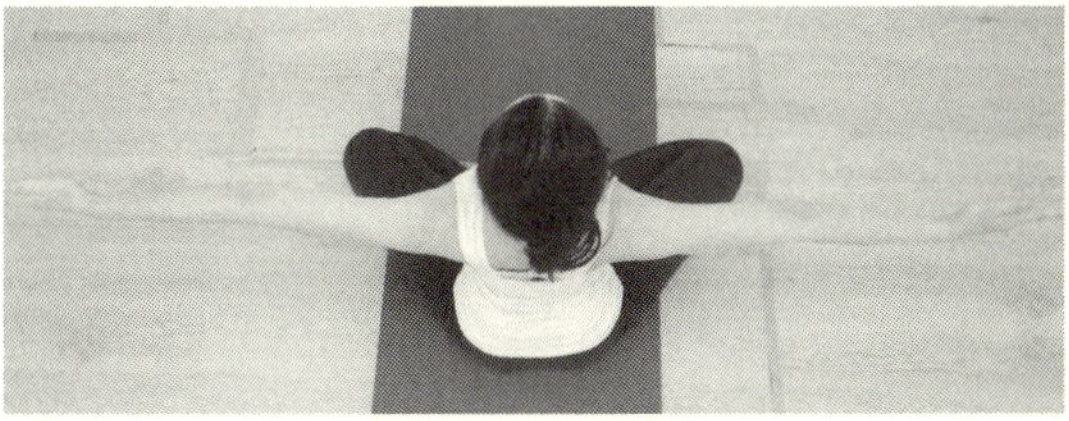

腕を横に伸ばす時は、胸椎を伸展させて肩甲骨が寄ると“ゼロポジション”となる。

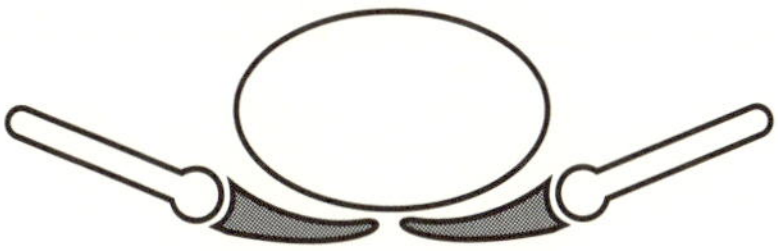

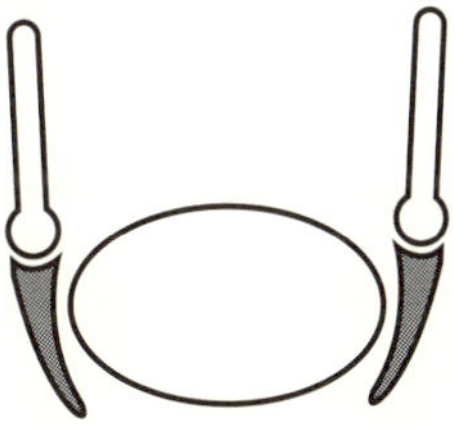

強いところでもあります。関節が安定し、ズレていない中間位です。しかし、腕は様々なところに動かしますので、常にこのゼロポジションの場所にいる訳にもいきません。手は前にも横にも伸ばしたいのです。では肩を安定させたままで自由に手を動かすためにはどうしたらいいのでしょうか。ここで肩甲骨と肩関節と胸椎の連動が活きてくるのです。

肩甲骨の動きである「前方突出」と「後退」を例に挙げてみましょう。手を前に向けた時に、肩甲骨が動かなかったと仮定します。すると肩甲骨と上腕骨は向き合わず少しズレた状態になります。こうなると、関節包や靭帯、筋肉に緊張と短縮のアンバランスが生じます。同じように手を横に持って行った場合も同じくアンバランスが生じます。ここで負担のない動かし方にするためには、肩甲骨ごと動かせばいいのです。そして、肩甲骨は胸椎と連動します。ですから、手を前に持って行く場合は、肩甲骨を前方突出させ、胸椎を屈曲させると肩を安定させたまま手を動かすことができます。同じく、手を横に持って行く場合は、肩甲骨は後退、胸椎は伸展となります。

【実技】

ではこれをアーサナの中で感じてみましょう。

◉ヴィーラバッドラーサナⅡ

① 肩甲骨を動かさずに手だけを横に持って行く方法。

② 胸椎を軽く伸展して、肩甲骨を寄せて行なう。

ヴィーラバッドラーサナⅡ

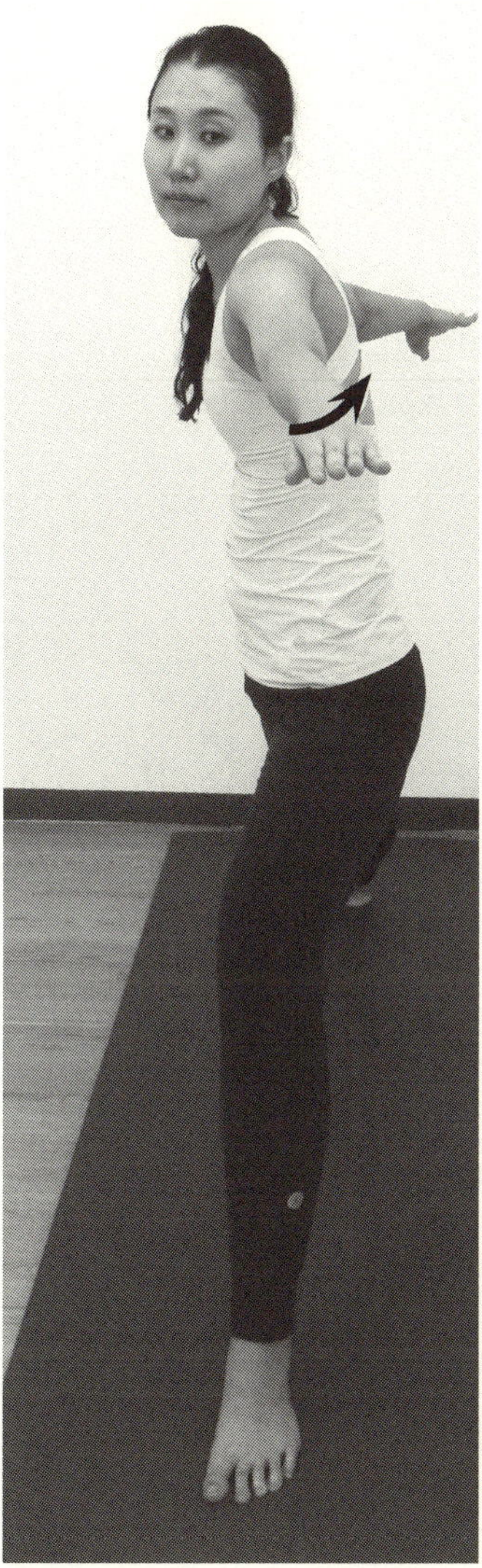

肩甲骨を動かさずに手だけを横に持って行く。

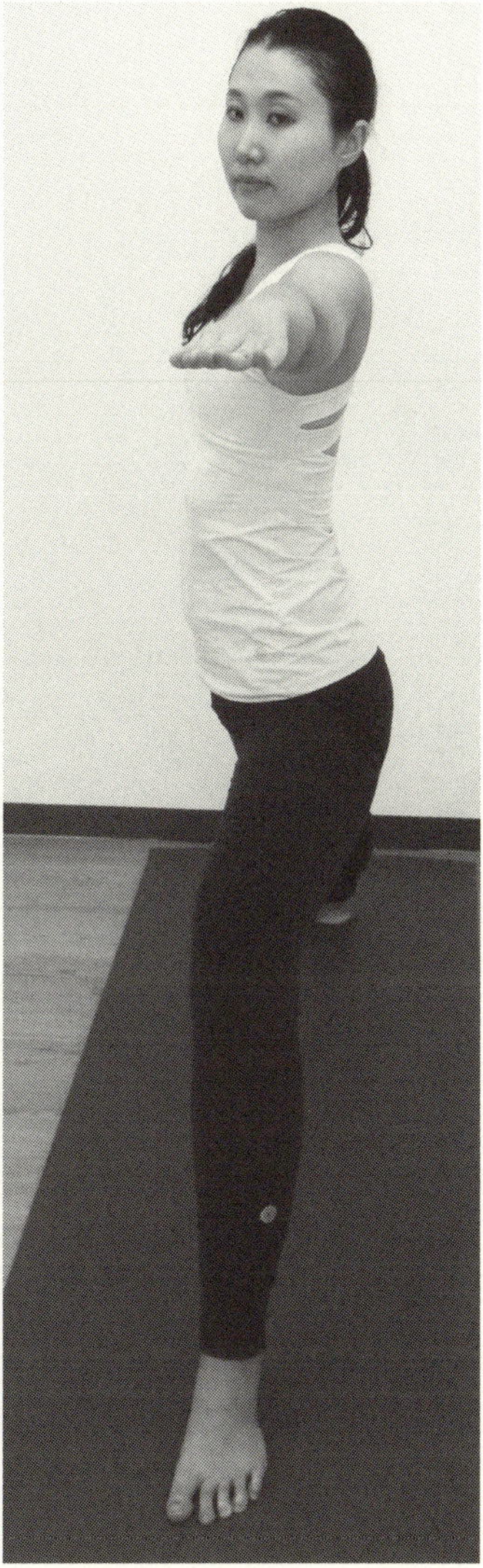

胸椎を軽く伸展して、肩甲骨を寄せる。

6 ◆脊柱を自由自在に動かすコツ

脊柱の動きは「椎間関節」という関節によってなされています。肩関節や膝関節に比べあまり馴染みのない関節かもしれませんが、アーサナではエネルギーの通り道（スシュムナーナーディ）である脊柱を整えることはとても重要です。椎間関節を理解してしっかりと動かすことはアーサナのプラクティスをより合目的にしてくれます。

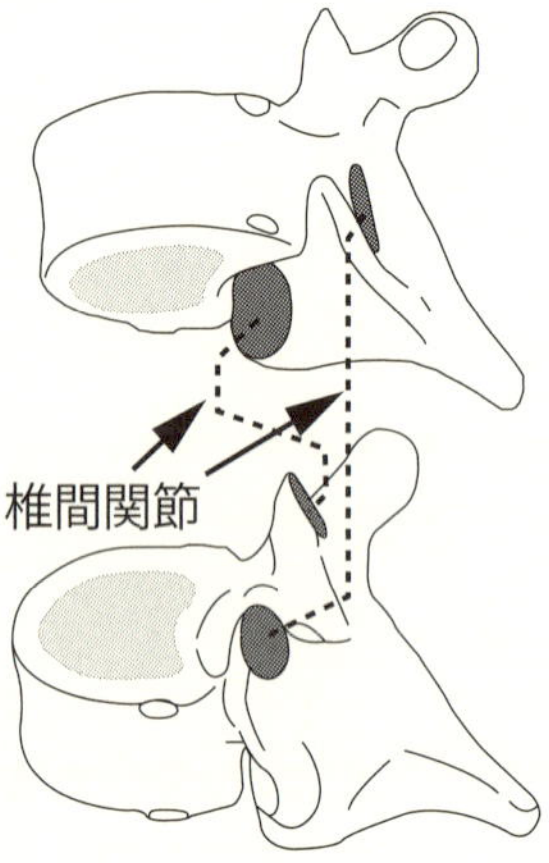

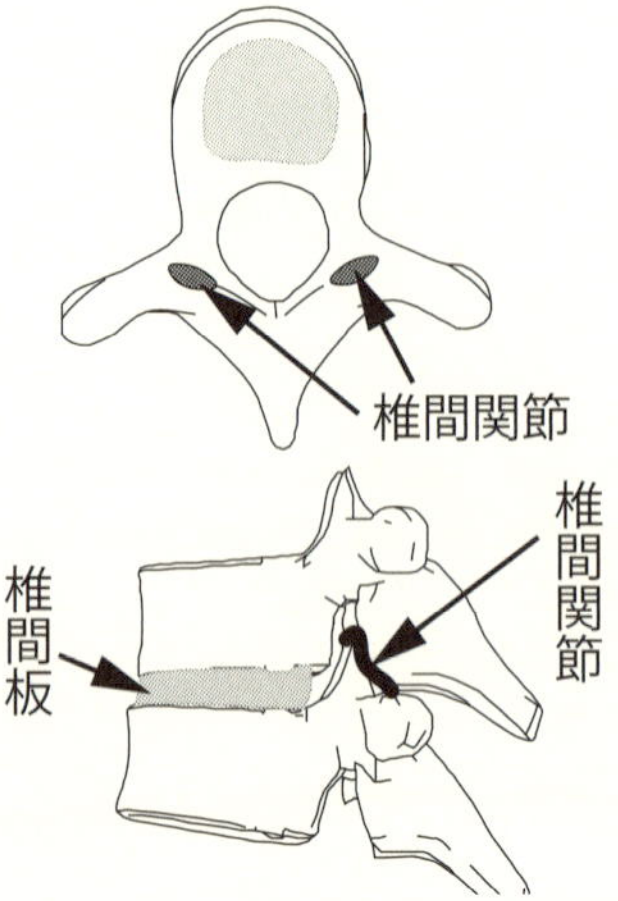

【解剖学】

椎間関節は上の椎骨と下の椎骨との間に存在する関節です。椎間板というのも聞いたことがあると思います。椎間板は椎骨同士の間にあるクッション材です。椎間板が体重の約7割を支え、椎間関節は約3割を担っています。

椎間関節は頸椎、胸椎、腰椎で形状が異なります。頸椎は横に広い形状でとても自由度が広いことが特徴です。胸椎はやや縦の形状で回旋が得意で屈伸はやや苦手なことが特徴です。腰椎は縦なのですがL字型の折れ曲がった形状をしていて、椎体が前に滑らないようにストッパーの役割も果たしています。回旋は苦手で屈伸が得意なことが特徴です。

大きく捉えると頚椎と腰椎には肋骨がつきませんので可動域が大きく、胸椎は肋骨が付く分可動性は小さくなります。

回旋は胸椎が、屈伸は腰椎が得意で、逆に回旋は腰椎が、屈伸は胸椎が苦手になります。頚椎は基本的にどの動きでも動きが大きいので、関節としては不安定とも言えます。そのため一般的には動きが起きやすい頚椎や腰椎に問題が起こりやすく、安定している胸椎にはあまり問題が起きません。変形性脊椎症という変性疾患は主に首と腰です。椎間板ヘルニアも然りです。ですので、安全な体の動き方としては胸椎には可動性を、頚椎、腰椎には安定性が重要ということになります。

◎脊柱の動き

脊柱の動きには以下の6つの動きがあるとされています。

1 屈曲　2 伸展　3 右側屈　4 左側屈　5 右回旋　6 左回旋

前述した動きの定義は実は便宜的な定義であって、実際に関節の動きで捉えると、左右にある椎間関節の動きですので以下のように定義し直すことができます。

圧縮（関節が圧迫されている）／離開（関節が離れようとしている）

この圧縮と離開の定義によると、それぞれの便宜的動きを捉え直すこともできます。

脊椎においては屈曲、伸展、左右側屈のみならず、

左右回旋も " 左右の椎間関節の圧縮～離開、と解釈する事ができる。

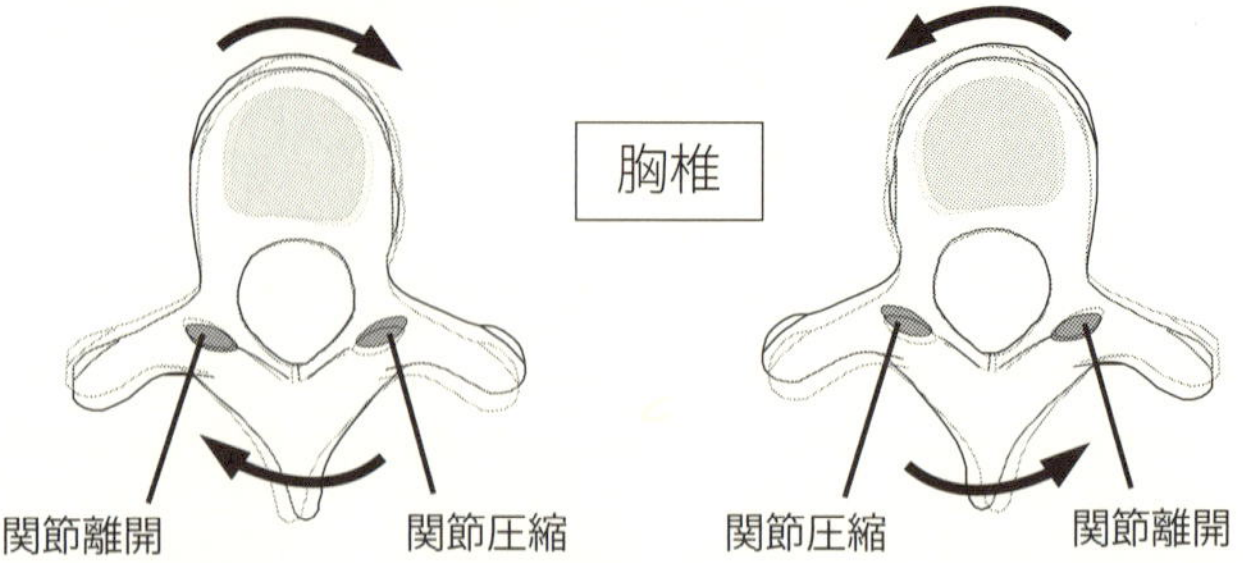

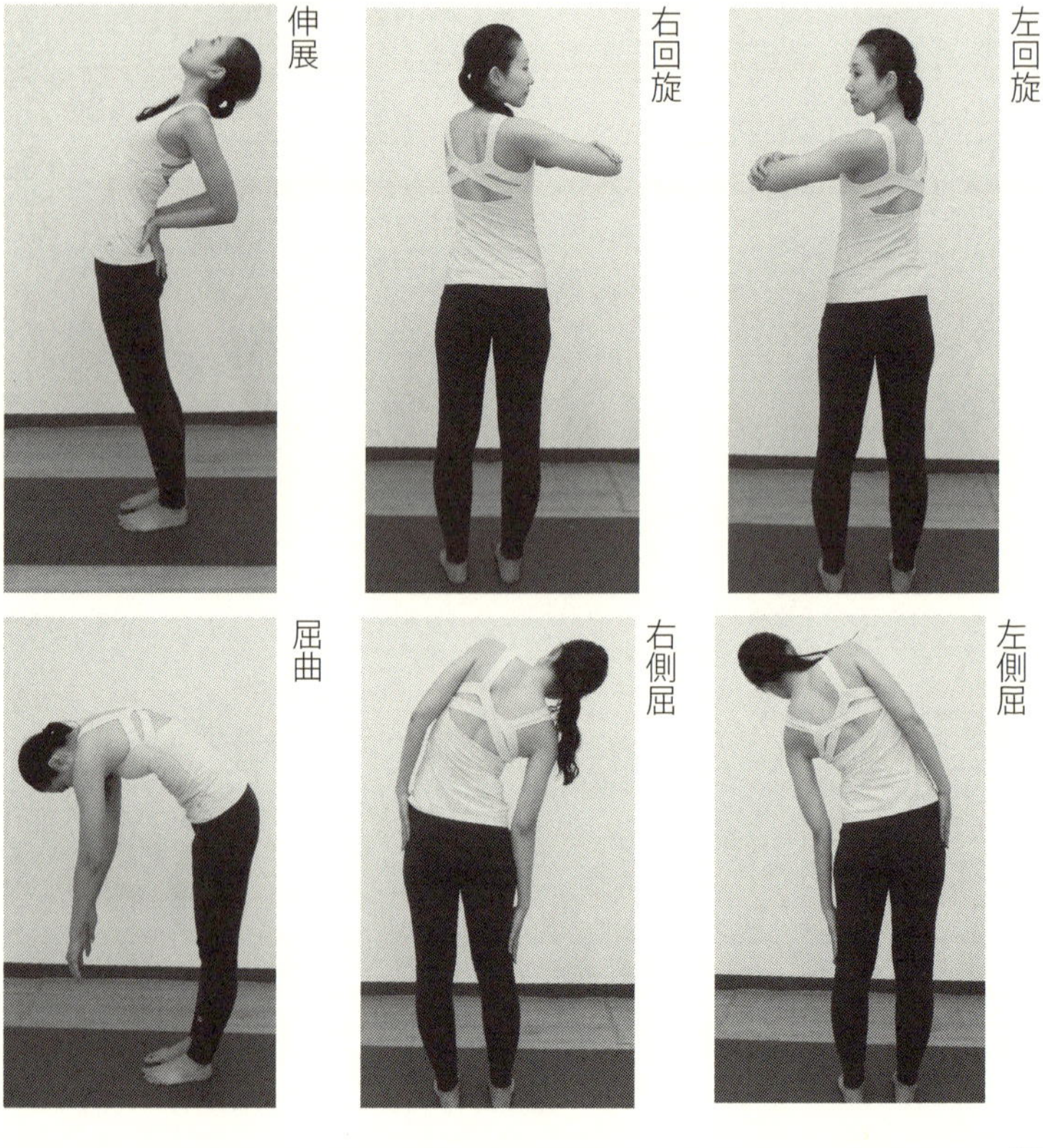

便宜的定義	椎間関節の動き
屈曲	両方の椎間関節の離開
伸展	両方の椎間関節の圧縮
右側屈	右側の椎間関節の圧縮と左側の椎間関節の離開
左側屈	左側の椎間関節の圧縮と右側の椎間関節の離開
右回旋	右側の椎間関節の圧縮と左側の椎間関節の離開（胸椎）
	左側の椎間関節の圧縮と右側の椎間関節の離開（腰椎）
左回旋	左側の椎間関節の圧縮と右側の椎間関節の離開（胸椎）
	右側の椎間関節の圧縮と左側の椎間関節の離開（腰椎）

胸椎と腰椎は回旋と側屈が逆になっています。これは椎間関節の形状の違いで起こるものです。これについては後ほど触れたいと思います。

実際の感覚としては、圧縮側は「詰まる」ような感覚が、離開側は「突っ張る」ような感覚になります。

では実際に感じてみましょう。

パリヴルッタスカーサナ

① 右に捻じる。
（右に詰まり感）

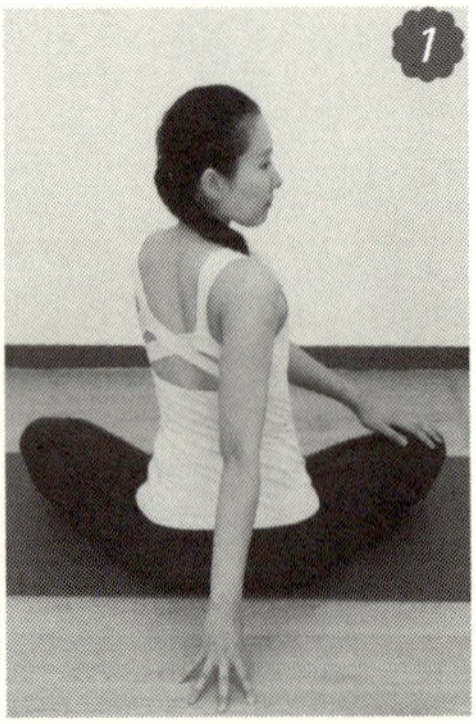

② 捻じったまま、反る。
（右にさらに詰まり感）

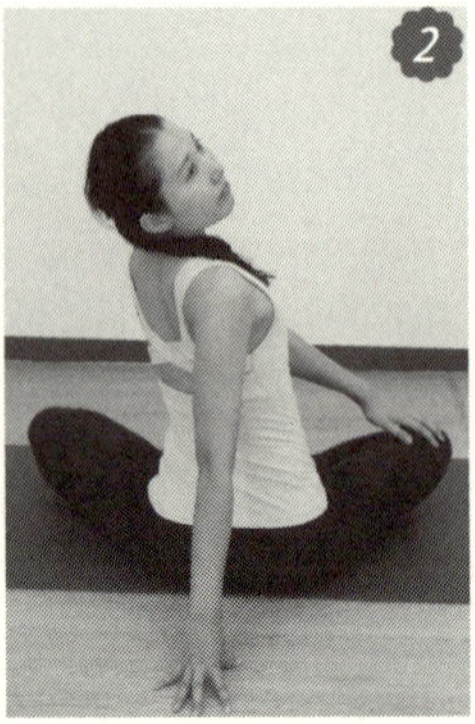

③ そのまま、丸まる。
（左に突っ張り感）

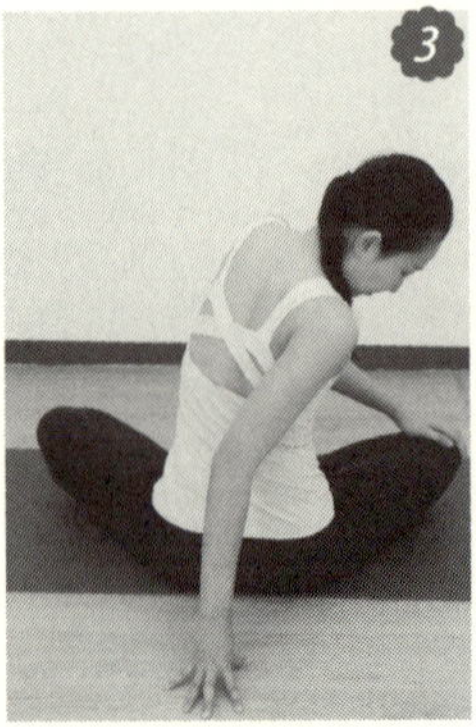

【実技】

◉パリヴルッタスカーサナで感じてみましょう。

① 右に捻じると右側の関節が詰まる感じが出てくると思います（右椎間関節の圧縮）。この時、反対側の離開も同時に起こっていますが、強く感じるのは主に圧縮側になります。

② 次に捻じった姿勢のまま体を反ってみましょう。すると、詰まり感が先ほどより強くなると思います。（伸展によるさらなる椎間関節の圧縮）

③ 今度はそのまま体を丸くしてみましょう。すると右の詰まり感が消え逆に左の関節に突っ張り感が出てくると思います。（屈曲によるさらなる左椎間関節の離開）

いかがでしたか。椎間関節は背中側でかつ比較的奥にありますので普段は感じないかもしれませんが、このように様々な動きによって刺激を加えることで比較的感じやすくなります。ある意味、この脊柱への刺激が、アーサナを行

ブジャンガーサナ
（伸展）

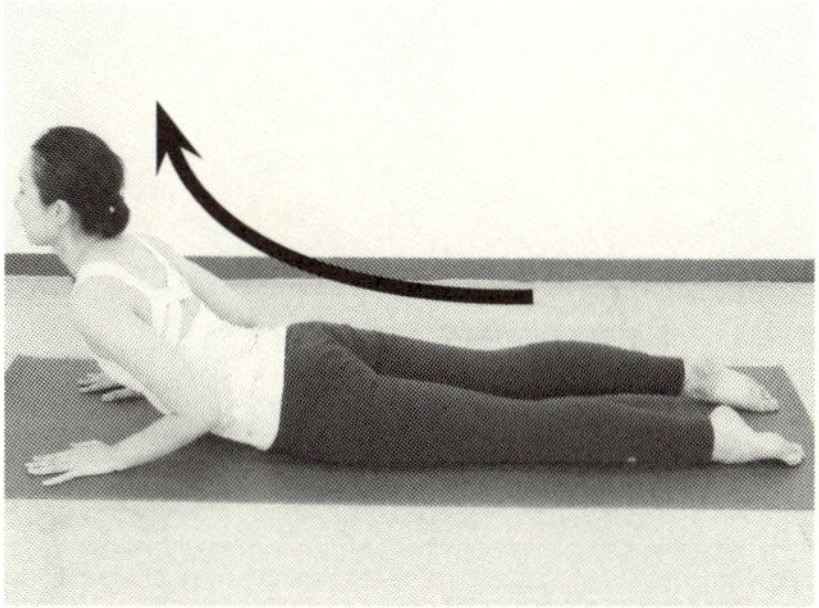

アルダマッツェーンドラーサナ
（回旋）

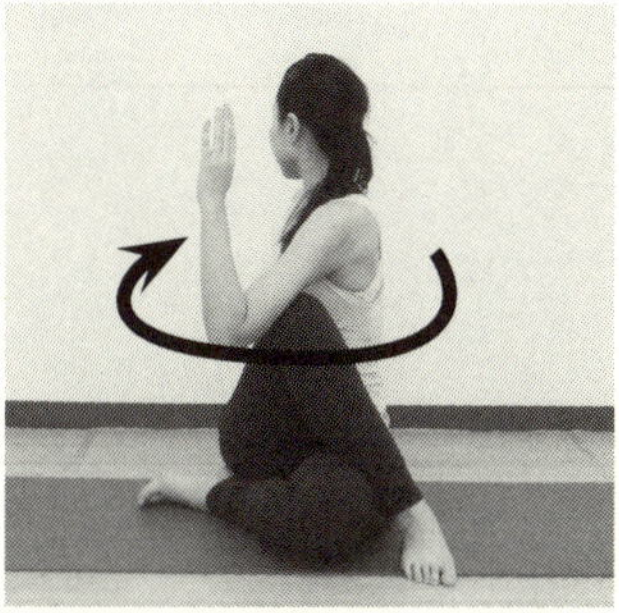

パールシュヴァコーナーサナ
（側屈）

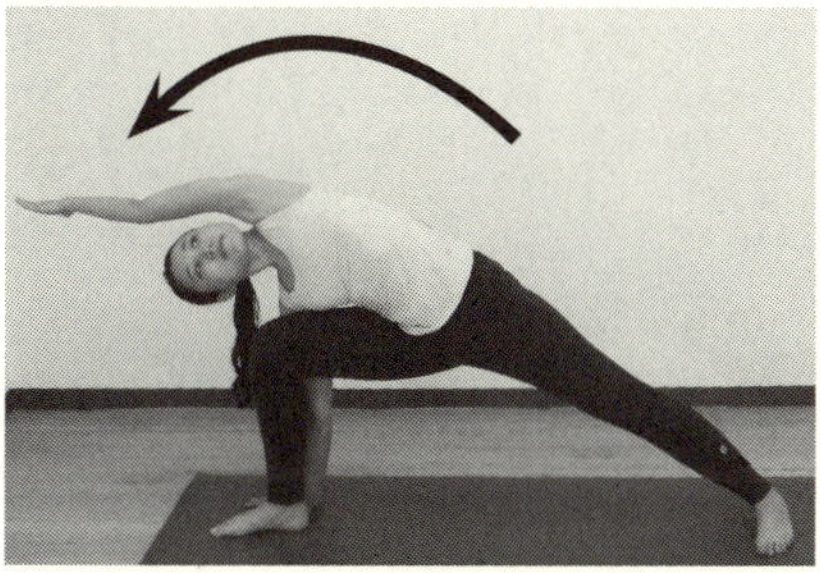

ウッターナクールマーサナ
（屈曲）

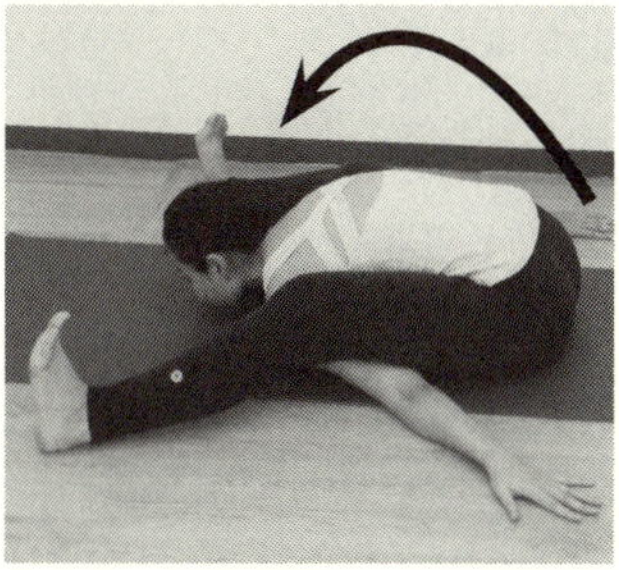

なう目的ともいえるでしょう。

ではアーサナで椎間関節に意識を向けて繊細な動きを感じてみましょう。

【アーサナ】
◉アルダマッツェーンドラーサナ（回旋）
◉ブジャンガーサナ（伸展）
◉ウッターナクールマーサナ（屈曲）
◉パールシュヴァコーナーサナ（側屈）

ここに来て、気づいた方

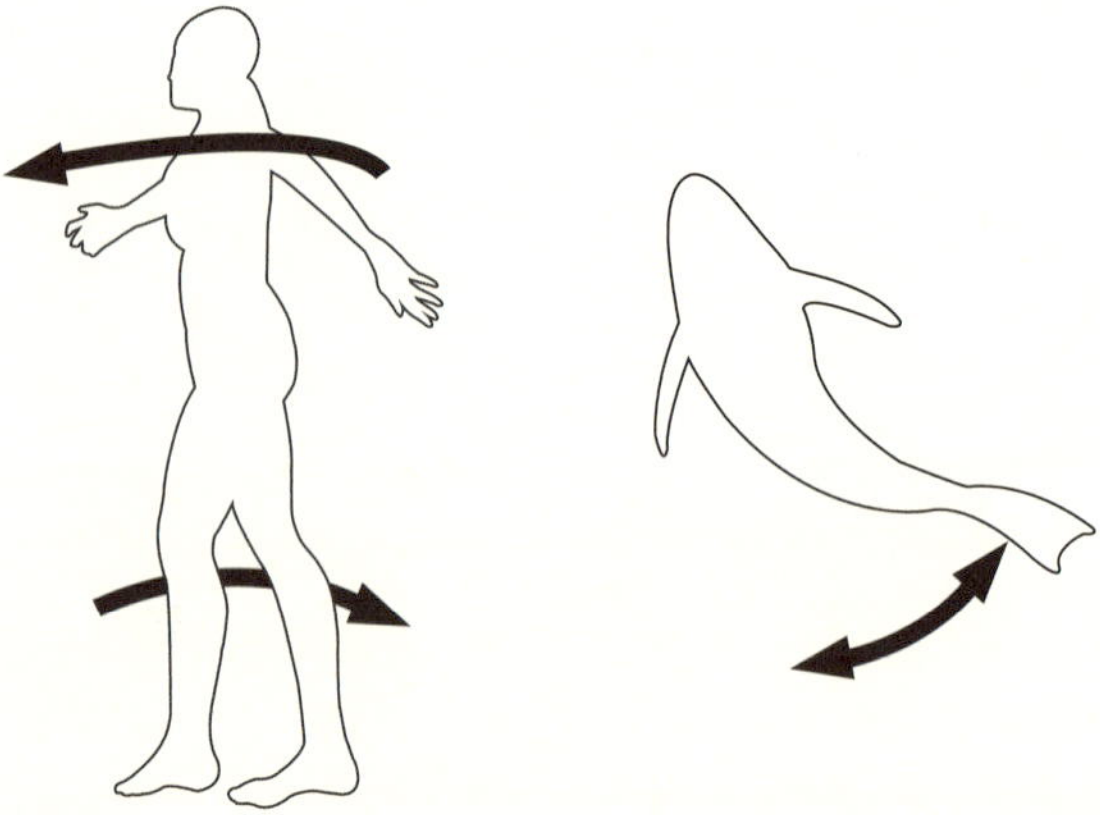

もいるかもしれませんが、前に表で紹介した椎間関節と動きの定義をよく見るとあることが分かります…。側屈と回旋は動きの方向は違えど、椎間関節からするとほぼ同じ現象なのです。つまり側屈と回旋は椎間関節としてはかなり似た動きといえます。

実は進化の流れでは初めに側屈が生まれました。魚類や両生類は体を横に振って動きますね。頷く魚はいないはずです。皆一様に首を横に振りますね。陸に上がって爬虫類になって頭を持ち上げる屈伸運動が追加されます。そして、哺乳類になり移動には屈伸の動きが中心になります。こう鑑みると回旋は実はヒトの特徴なのです。そして回旋という動きは、側屈が行なっていた一方の圧縮ともう一方の離開という動きを応用して、ヒトが歩くために工夫した苦肉の策なのです。

◎カップリングモーション

この進化の過程をさらに象徴する現象として「カップリングモーション」というものがあります。椎間関節の解説の表の中で、回旋時に胸椎と腰椎で逆に側屈が起こっていたのはこのためで

バーラドヴァージャーサナ

体を倒しながら捻じることで可動域が広がる。

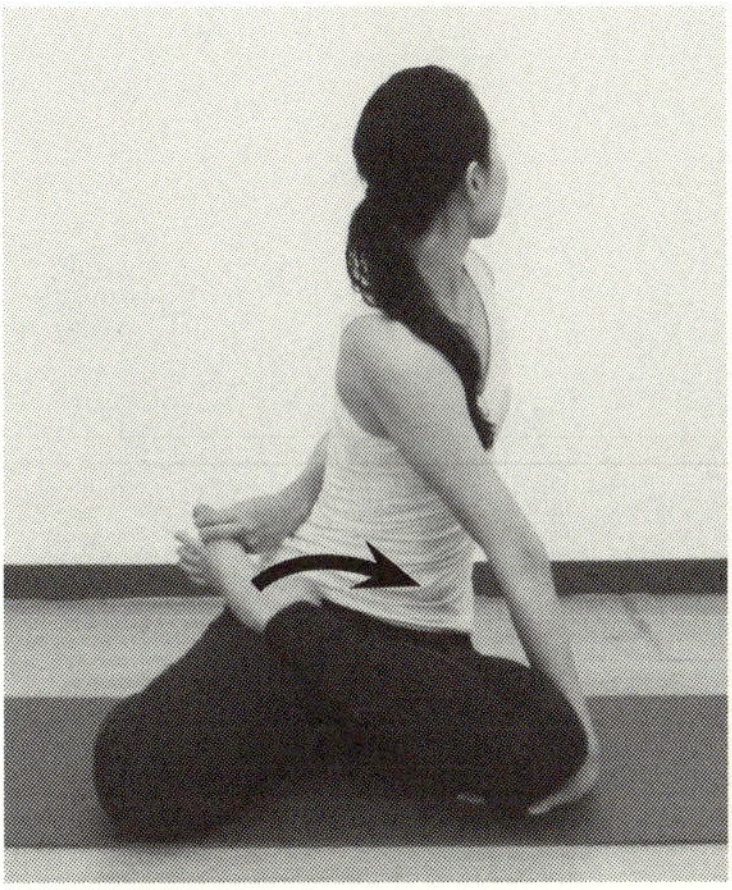

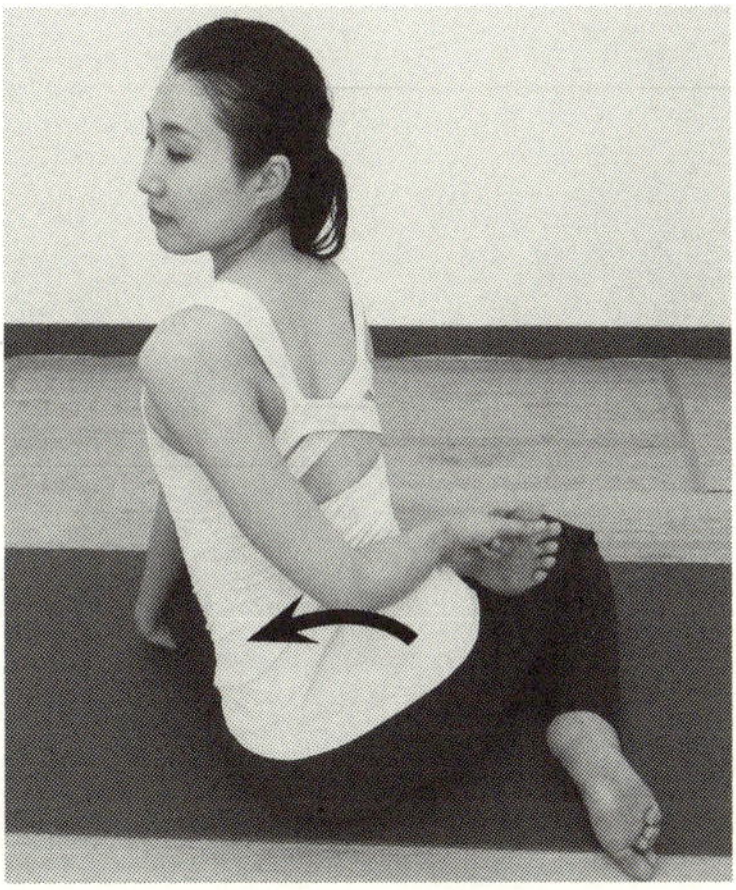

す。腰椎は回旋が苦手だと前に説明しました。これは椎間関節がL字型のために回旋すると上下の関節面が当たってしまい動きが制限されるからです。ところが、関節は圧迫を受けると滑りが起き、その結果として動きますので、圧縮された部分は側屈運動が起こってきます。つまり、右に体を捻じった場合腰椎では左に圧縮が起こり左側屈が起こります。

これを回旋と反対側側屈が起こると表現します。簡単にいうと、捻じった方向と逆に体が倒れるということです。純粋な回旋は腰椎では5度程度しかありませんが、カップリングモーションを使うと可動域が格段に広がります。

アーサナにもこの動きを使ったものが散見されますのでご紹介します。

【アーサナ】

◉**バーラドヴァージャーサナ**

トリコーナーサナ

右側屈と左回旋のカップリングモーションになっている。

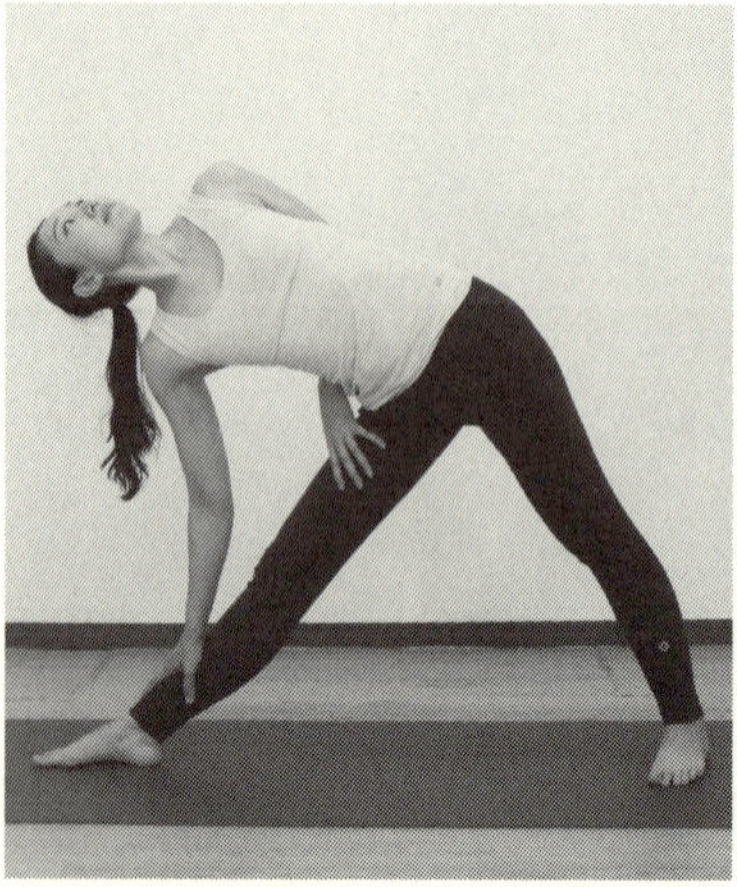

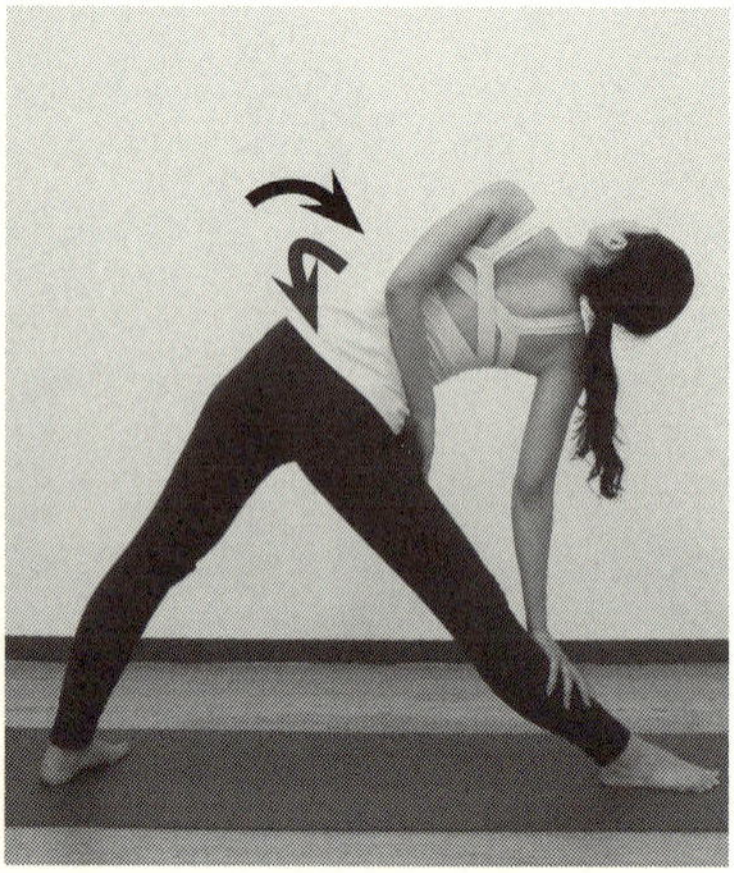

パリヴルッタスカーサナ

捻じる方向と逆に傾ける
腰に効く。

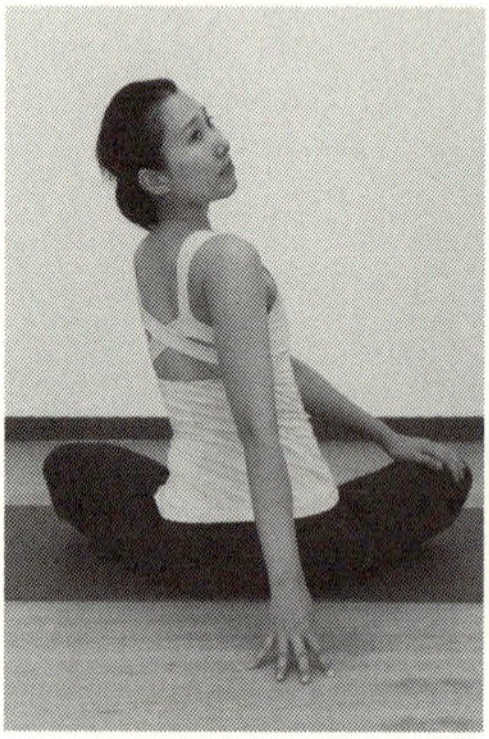

真っ直ぐ
胸も腰も均等に効く。

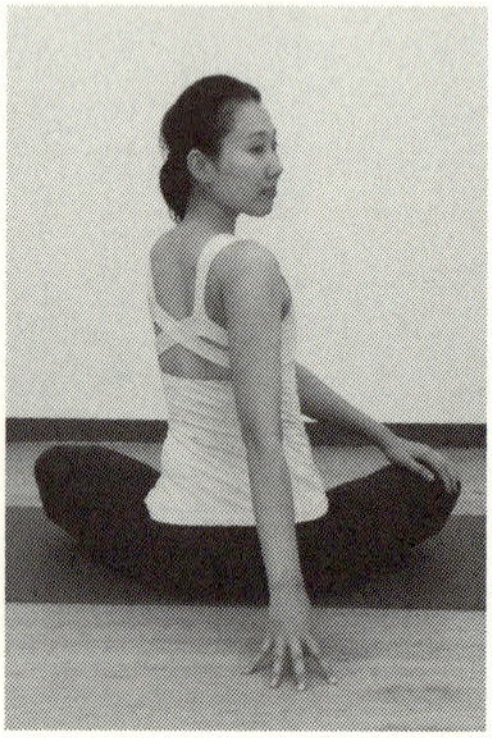

捻る方向に傾ける
胸に効く。

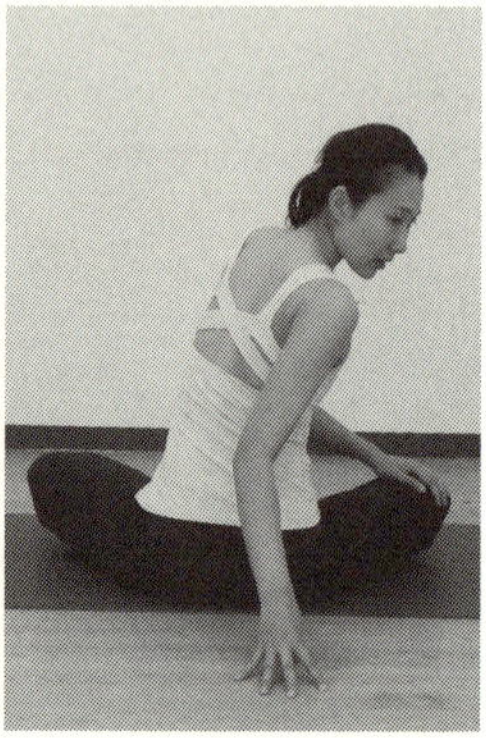

手を腰に回して体を横に倒しながら捻じることで腰のカップリングモーションを使っている。

◉トリコーナーサナ

手を腰に回すバージョンでは、側屈と回旋を逆方向で使いカップリングモーションになっている。

これは捻じりのアーサナの時に、体を真っ直ぐにした状態で捻るか体を横に倒した状態で捻じるかで、効く所が異なるということでもあります。例えば、パリヴルッタスカーサナにおいて体をやや捻じる方向と逆に傾けると腰椎に、捻じる方向に傾けると胸に捻じる刺激が効いてきます。真っ直ぐの場合は、胸も腰も均等に刺激を与える事ができます。ちょっとした違いですが、脊柱の特徴を知っていると、体への刺激の方法が変わってきますね。

◎分離して動かす

脊柱は頚椎、胸椎、腰椎、仙椎の4つの部分に大きく分けられます。そしてこれらは別々に動かすことができます。特に仙椎は骨盤を形成して股関節と連動していますので、ここの制御は重要です。

まずご自分がどれだけ自由自在に制御できるのか実践してみましょう。

① 頚椎の棘突起（後ろに飛び出ている突起）を触って屈伸、側屈、回旋動作に伴って動くかどうか確認

脊柱を動かせるか確認する

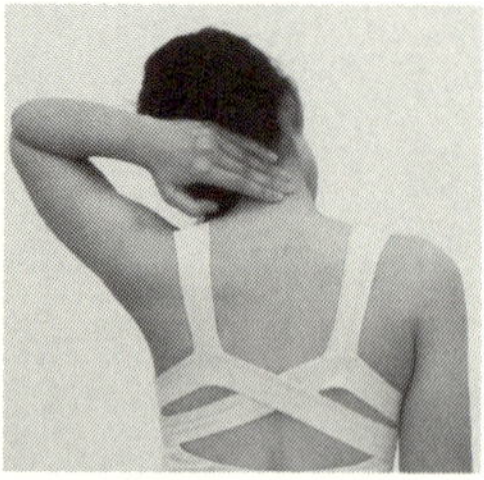

① 頚椎の動きを確認する。

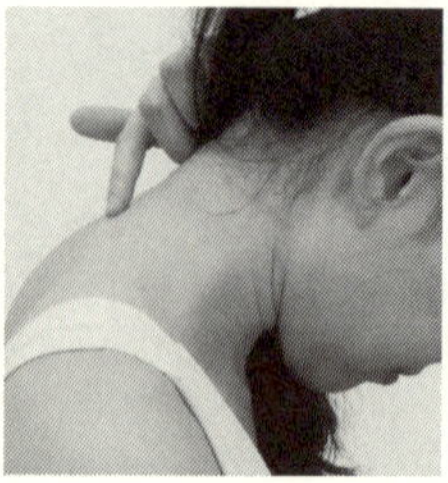

② 上部胸椎の動きを確認する。

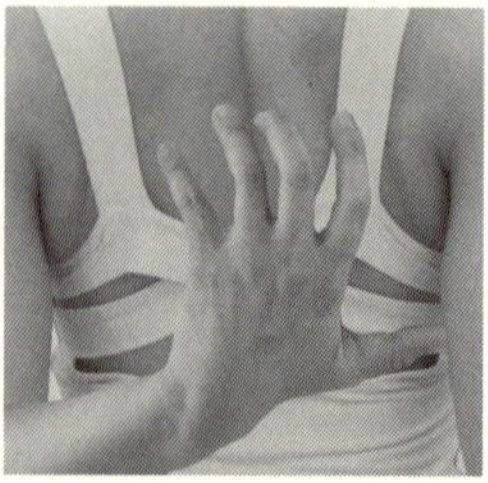

③ 肩甲骨の間の動きを確認する。

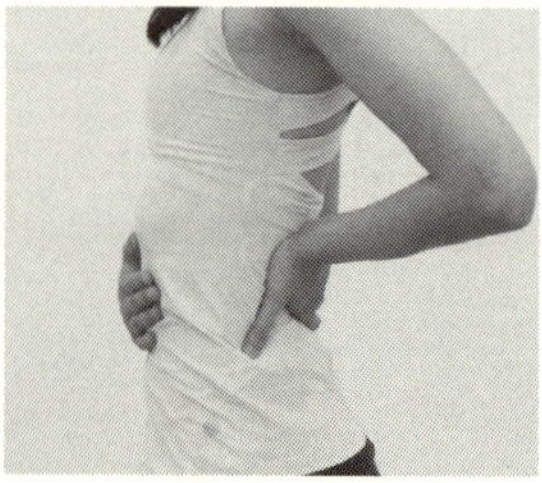

④ 上部腰椎の動きを確認する。

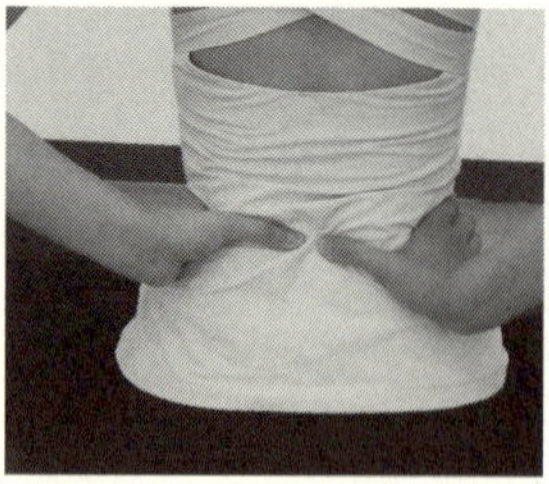

⑤ 下部腰椎の動きを確認する。

してみましょう。

② 次に上部胸椎の動きを確認してみましょう。

③ 次に肩甲骨の間の動きを確認してみましょう。

④ 次は肋骨の下の上部腰椎の動きを確認しましょう。

⑤ 最後に骨盤の並びの下部腰椎の動きを確認しましょう。

どうでしたか。結構難しかったのではないでしょうか。そもそもご自分の腰椎や頚椎がどこからどこまでなのかも分からなかった方もいるのではないでしょうか。

それでは脊柱の位置関係をおさらいして、再度脊柱を別々に動かすコツをお伝えします。

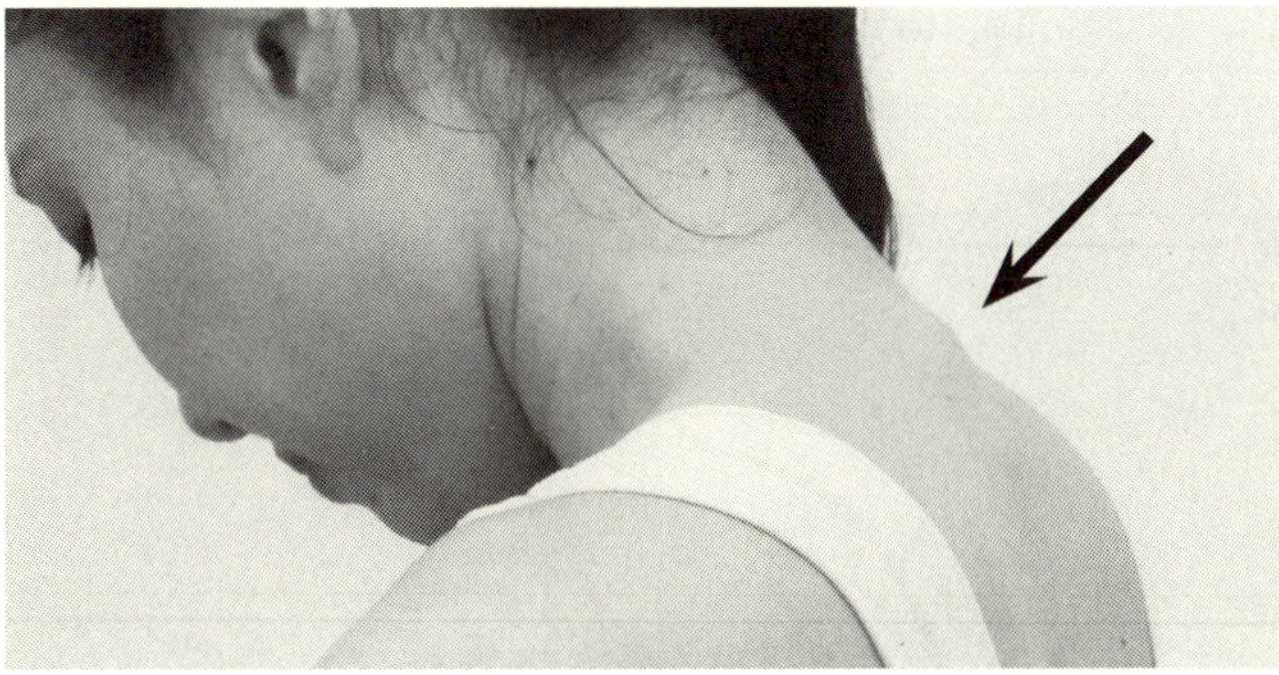

頭を前に垂れた時に最初に飛び出てくる部分が頸椎の最下部（第7頸椎）

頸椎の始まりは口の奥、耳の下でした。終わりはというと、頭を前に垂れたときの最初に飛び出てくるところが7番で終わりの部分になります。

胸椎は第7頸椎の下から始まり、大体肩甲骨の下角という一番下が第7胸椎で、終わりは鳩尾の真後ろの少し下になります。そこが第12胸椎になります。

腰椎は第12胸椎の下から始まり、骨盤のウエストのラインで終わります。ウエストのラインが概ね第4胸椎になります。

ここで再度確認したいのは、腰という部位は体の前の方に投影するとほぼ「お腹」ということです。お腹が腰と一緒というと何とも不思議な感じがする方もいると思います。腰のイメージが骨盤になっている方が多いので、腰は体の前では丹田あたりの下腹部を指すと思っている方が多いです。実際はウエストラインは腰椎の終わりですから、その上ということでお臍より上も腰になります。

また、胸椎も多くの方は鎖骨より下だと思っていますが、実際は鎖骨の上の部分から胸椎です。実際肺も鎖骨の上まで来ています。ですから前から見ると肩の斜めの部分から胸椎です。ですからここに呼吸を

脊柱を動かすコツ

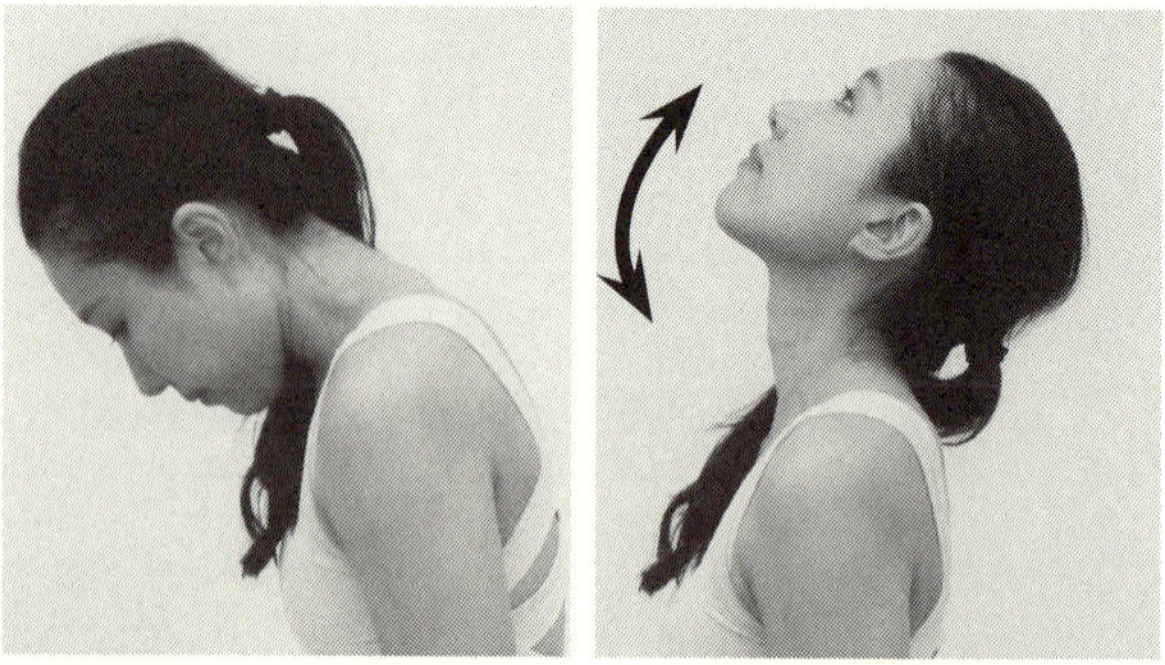

① **頸椎を動かす**
大きく上下を見る。

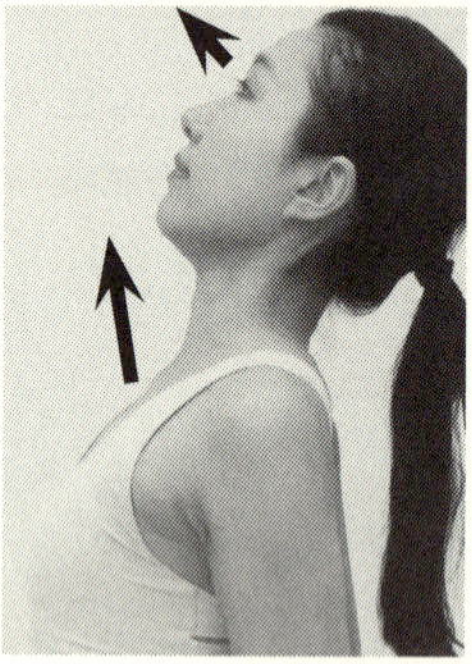

② **上部胸椎を動かす**
鎖骨や喉を上に持ち上げるように呼吸すると同時に斜め前に視線を移動する。

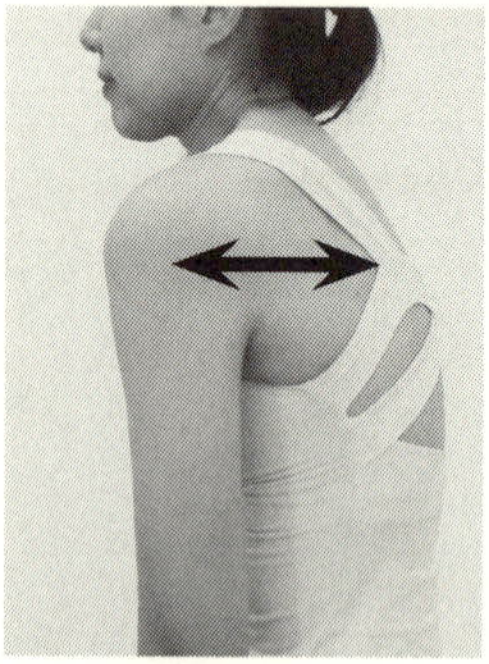

③ **中部胸椎を動かす**
肩甲骨を前方突出↔後退や上方回旋↔下方回旋させる。

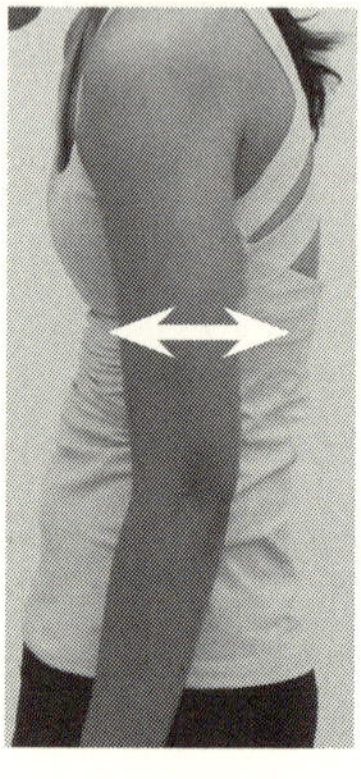

④ **下部胸椎・上部腰椎を動かす**
鳩尾を押し出したり引っ込めたりする。

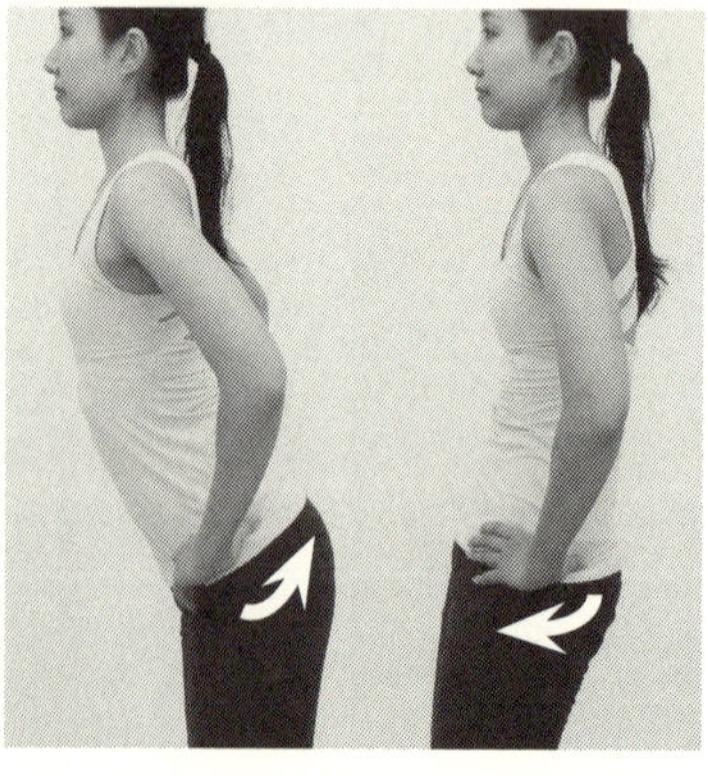

⑤ **下部腰椎を動かす**
骨盤を前傾↔後傾させる。

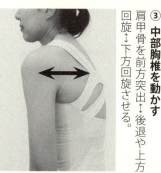

入れるように吸うと胸椎が動きます。

では脊柱を詳細に動かすコツをお伝えします。

①　頚椎は大きく上を見たり下を見たりすることで動きます。
②　上部胸椎は鎖骨や喉を上に持ち上げるように呼吸をすると同時に斜め前に視線を移動すると伸展方向に動きます。
③　中部の胸椎は肩甲骨の前方突出／後退や上方／下方回旋で動きます。
④　下部胸椎並びに上部腰椎は鳩尾を押し出したり引っ込めたりすることで動きます。
⑤　下部腰椎は骨盤を前傾／後傾する事で動きます。

この動き方を覚えると、逆に動かさないということもできます。例えば、下部腰椎を動かさずに下部胸椎と上部腰椎のみを動かすなどです。実際にアーサナで試してみましょう。

【実技】
①　アドームカシュヴァーナーサナを取ります。
②　膝を曲げて骨盤だけを動かして下部腰椎を動かしましょう。
③　次に、骨盤は動かさずに鳩尾を開いたり閉めたりして下部胸椎と上部腰椎のみを動かしましょう。

下部腰椎／上部腰椎・下部胸椎を分離して動かす

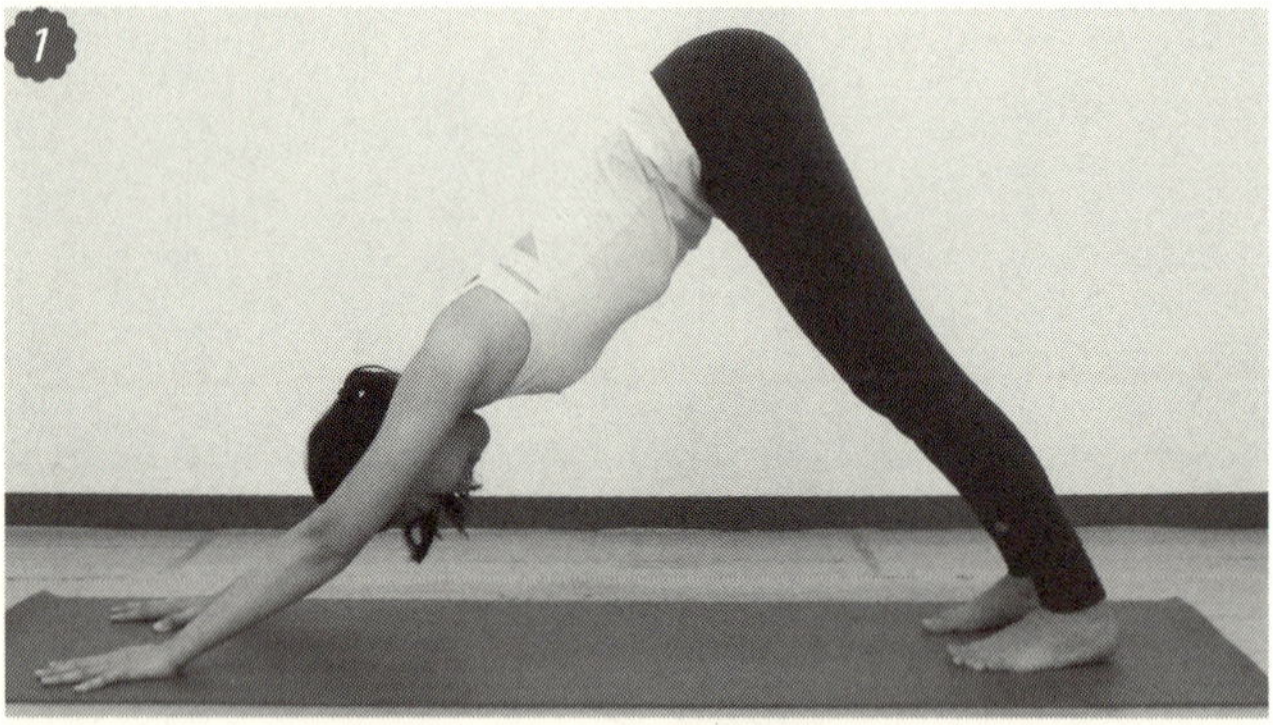

① アドームカシュバーナーサナを取る。

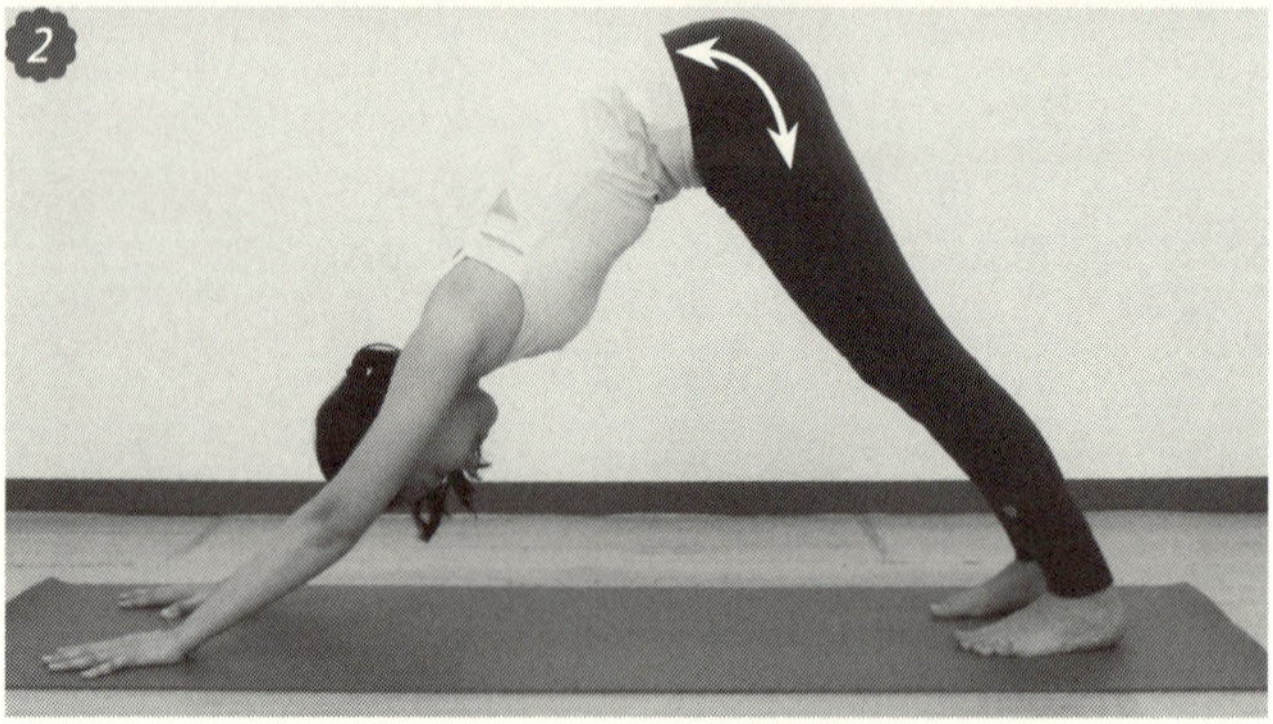

② 膝を曲げて骨盤だけを動かして下部腰椎を動かす。

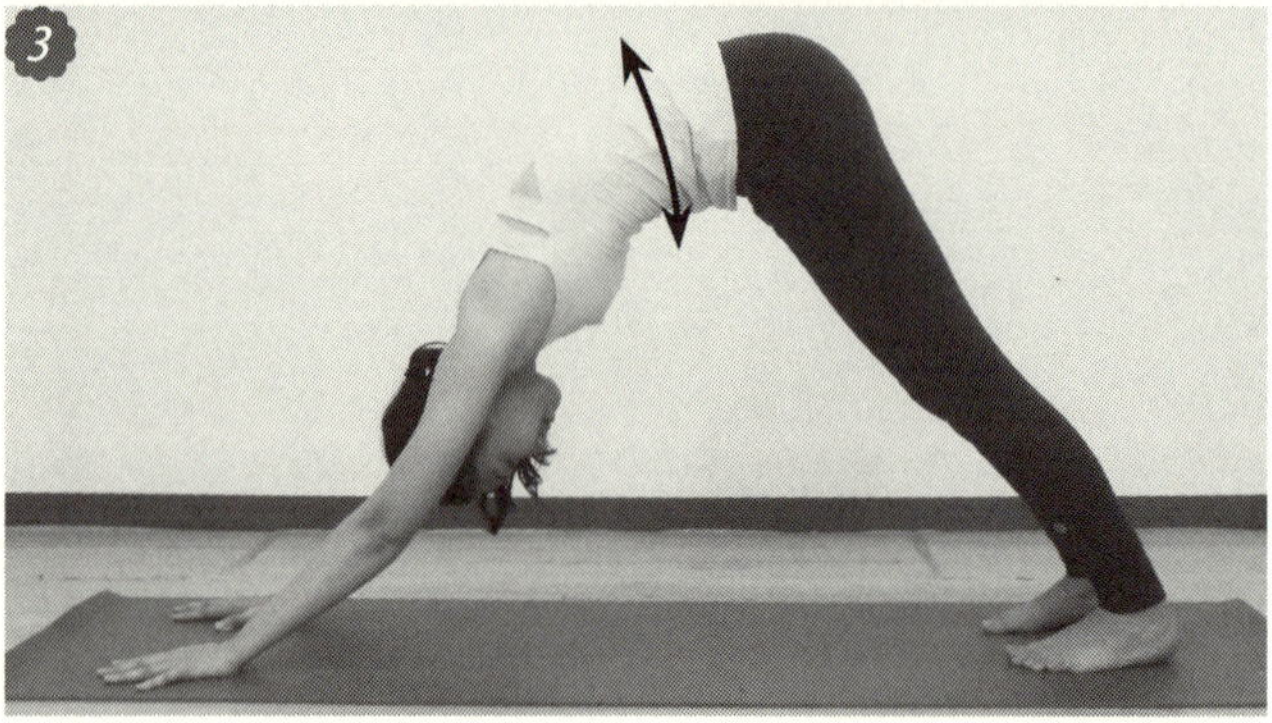

③ 骨盤を動かさずに鳩尾を開いたり閉めたりして下部胸椎と上部腰椎のみを動かす。

思い通りにできましたか。私が理想とする形は、背中は広く腰椎はニュートラルな前弯を保持している形です。このためにはハムストリングの柔軟性と腸腰筋、前鋸筋の筋力を必要としますので、練習しないとそう簡単には取れないと思います。ただ、自分が脊柱のどこに意識を持って、何をしようとして、そして実際に何が起こっているのかを知らないと、何となくのアーサナになってしまいます。体を制御し尽くして心を制御するのがヨガの一つの方法ですから、体をくまなく制御するのも重要だと思います。

実は腰痛などの問題は起こりやすい部位が決まっています。それは下部腰椎である第4腰椎、第5腰椎です。動きやすいために辷《すべ》り症や椎間板ヘルニア、ひいては変形性関節症などの好発部位です。先ほどここは骨盤で動かすと説明しました。ということは骨盤を安定させればこの部位を守ることができます。これもアーサナで実践してみましょう。

【実技】

◉ウシュトラーサナ

まずは何も意識せずにこのアーサナを取ってみましょう。

そしてその後に、次の方法で行なって違いを感じてみて下さい。

① 下腹部を薄くするように固くし骨盤をやや後傾させましょう。この時に臀部に力が入らないように注意しましょう。

ウシュトラーサナ

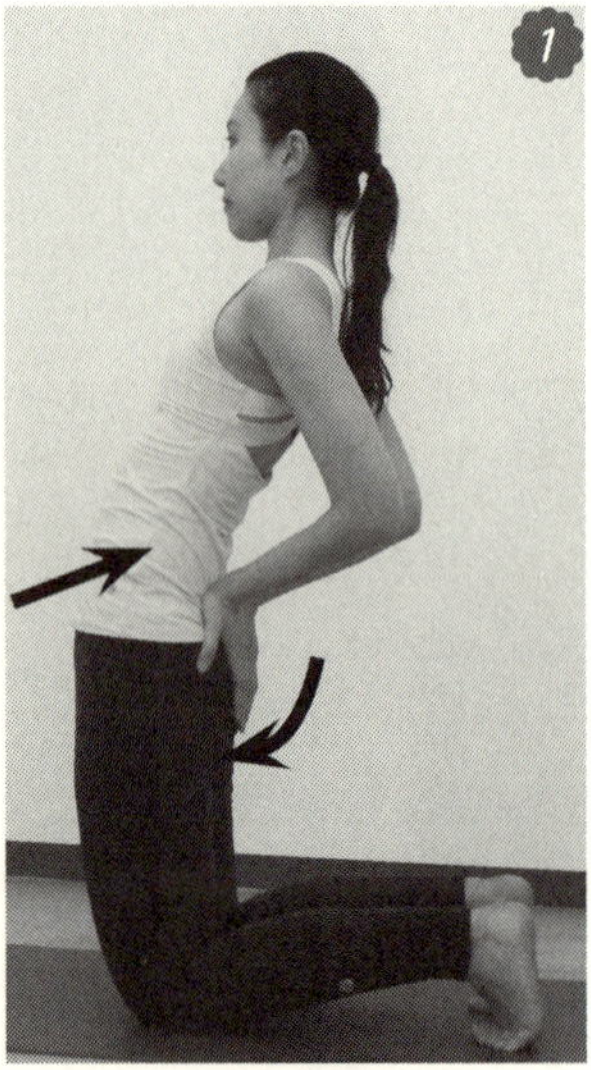

① 下腹部を薄くするように固くし、骨盤をやや後傾させる。

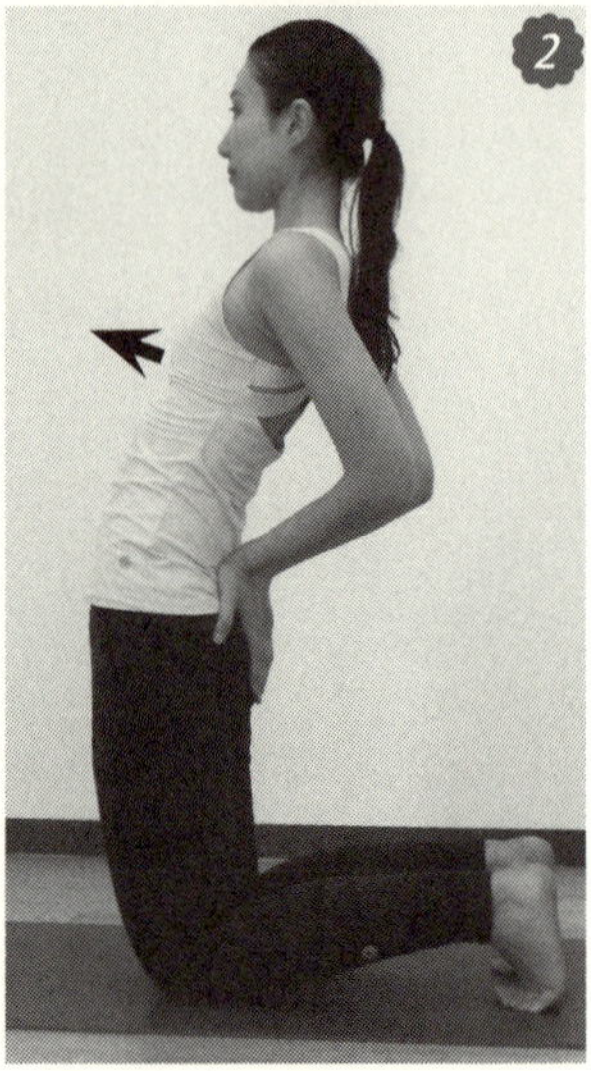

② 鳩尾を前に押し出すようにして胸を開く

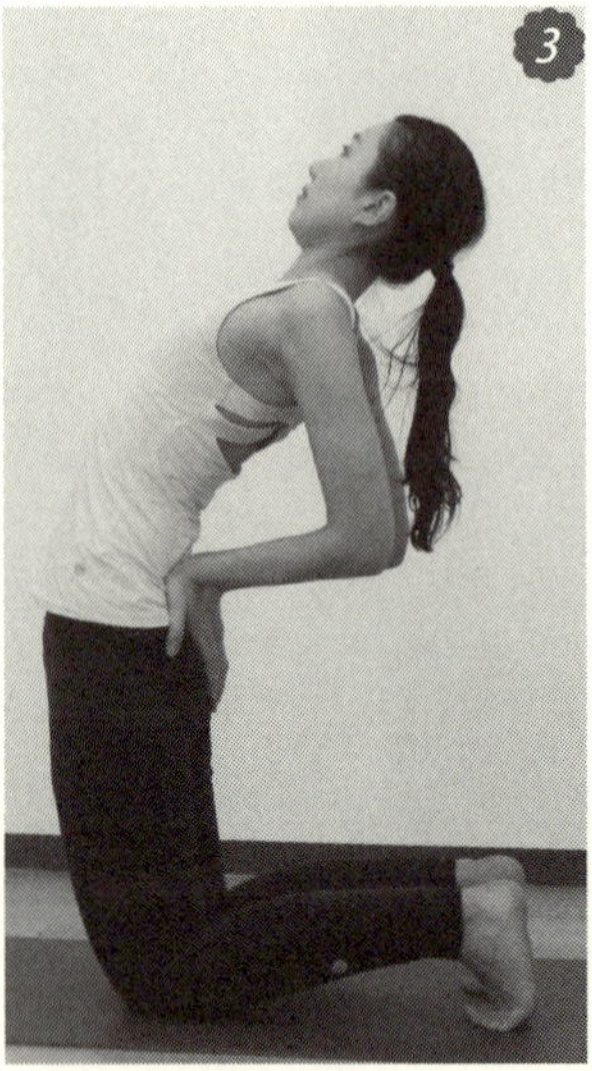

③ 同時に肩甲骨を寄せ、顎を軽く引きながら後ろに頭を移動させる。

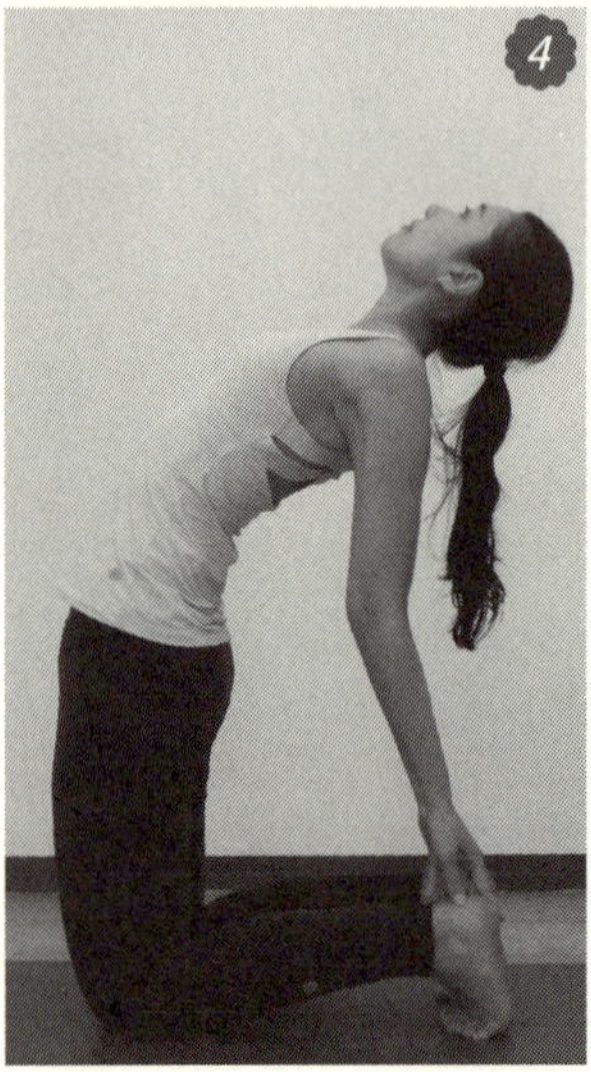

④ 最後に手を踵に乗せる。

② 鳩尾を前に押し出すようにして胸を開きます。
③ 同時に肩甲骨を寄せ、顎を軽く引きながら後ろに頭を移動させます。
④ 最後に手を踵に乗せましょう。

違いを感じられましたか。骨盤を安定させる筋肉は、腹横筋と内腹斜筋です、分かりやすい動きは下腹部を薄くする感覚です。若干骨盤が後傾方向に動きますが、この時に大臀筋は使いません。大臀筋は骨盤の後傾と同時に股関節を開く外転という動きが入ってしまいます。骨盤の安定化は股関節ですと締める方の内転ですので、大臀筋ではなく、腹部の筋を使います。
応用のアーサナをもう一つ行なってみましょう。

◉アンジャネーヤーサナ
まずは何も意識せずにこのアーサナを取ってみましょう。
そしてその後に、次の方法で行なって違いを感じてみて下さい。

① 前の足に手を置いて下腹部を薄くするように固くしながら恥骨を少し前に出すようにします。この時に臀部に力が入らないように注意しましょう。
② 手も使いながら鳩尾を前に押し出すようにして胸を開きます。
③ 肩甲骨を前に押し出すようにしながら手を上げていきます。

アンジャネーヤーサナ

① 前の足に手を置いて下腹部を薄くするように固くしながら恥骨を少し前に出すようにする。

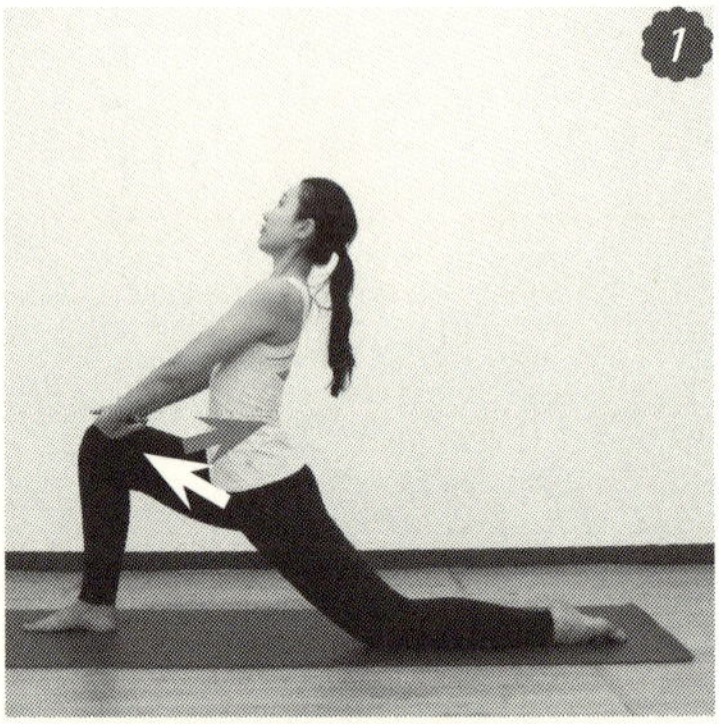

② 手も使いながら鳩尾を前に押し出すようにして胸を開く。

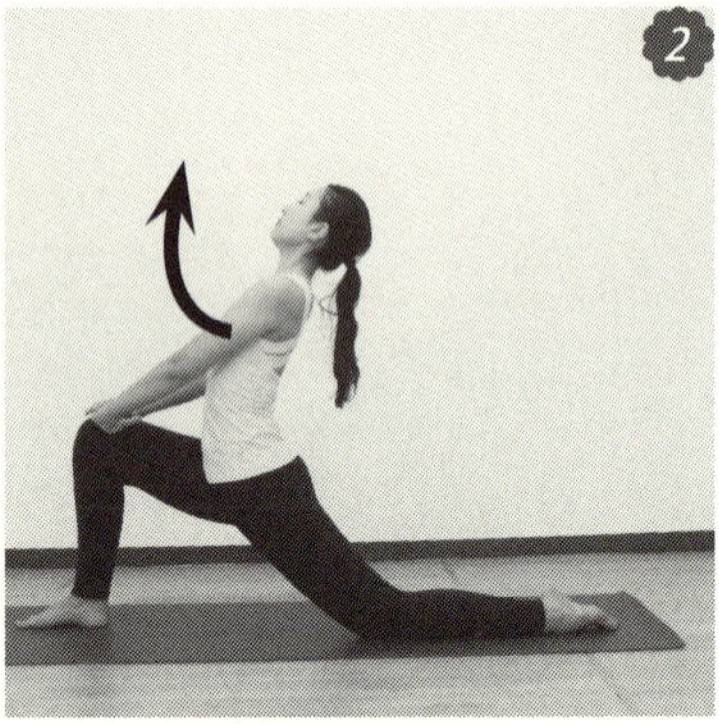

③ 肩甲骨を前に押し出すようにしながら手を上げていく。

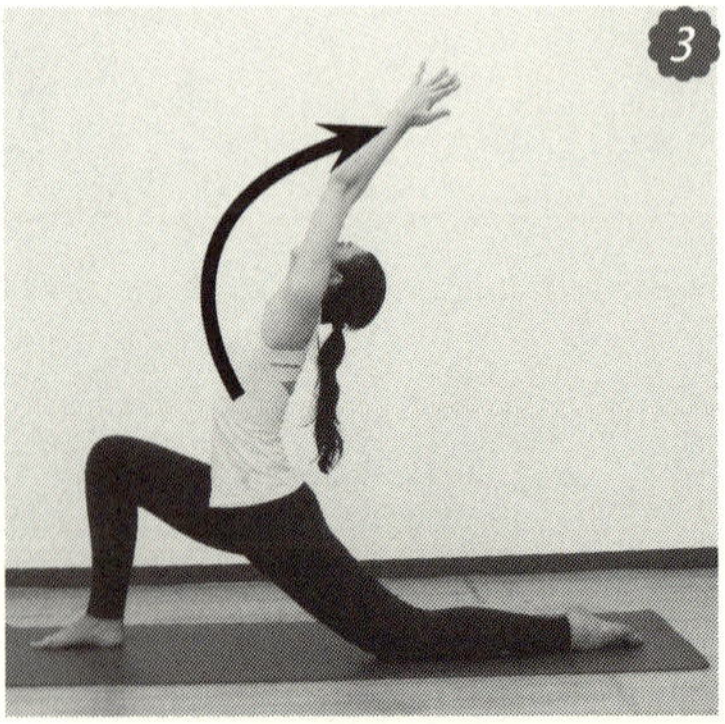

◎脊柱はグミで繋がった柱

脊柱は24個の椎骨が連なったものです。そしてそれぞれの間には椎間板というクッション材が存在します。この椎間板の中には「髄核」というグミのような柔らかいものがあります。イメージしてみて下さい、グミが挟まっている24個のクッキーのタワーを。凄く「グラグラ」していますね。そして「ふわふわ」ですね。実際の脊柱も本来はそのような状態で、「ゆらゆら」しています。「1／fのゆらぎ」というものを聞いたことがあると思いますが、体にも呼吸や心拍など多くのリズムとゆらぎが存在します。関節の摩擦係数はほぼゼロですので、グミの上に乗っている椎骨同士もツルツルの状態で揺らいでいるのが本来です。

ですので脊柱が固いという事は関節や椎間板のことではなく、筋肉のことなのです。ですから、不必要な体の力を抜けば脊柱は解放されます。寝てしまった子どもを抱き上げる時のグラグラ感をイメージしてもらえばいいと思います。本当に力の抜けた人は支えたり持ち上げるのも大変なくらいクラゲ状態です。

では実際に無駄な力が抜け、柔らかい、脊柱が整った状態を感じてみたいと思います。柔らかい状態では波が伝わって行きます。固ければ当然伝わりません。紐で蛇のように動かすことができますし、木でも間に隙間を作ることでそれこそ蛇のように動くおもちゃにもなりますね。ですから、脊柱に波のように伝わって行く連動した動きが感じられれば脊柱が整っている証拠です。

【実技】

椅子に座った状態か正座で行ないましょう。

脊柱を動かす１

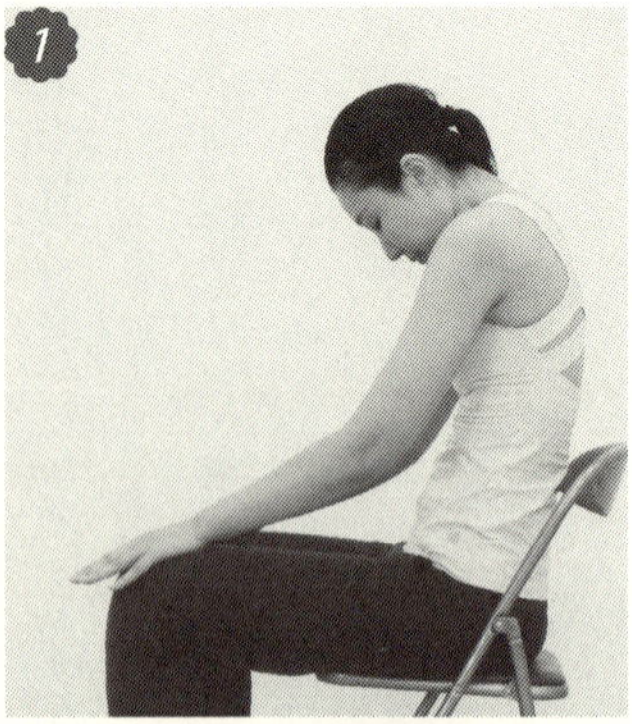

① 体をリラックスして、うな垂れるように体を丸くする。

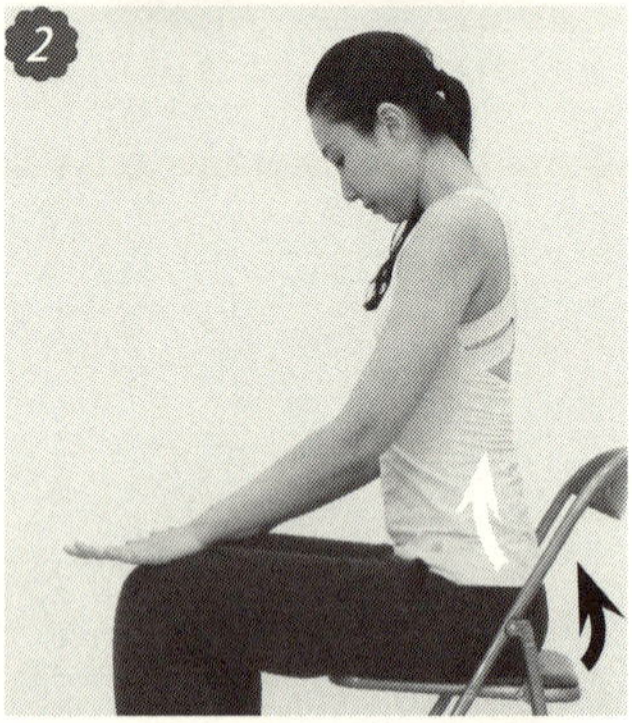

② 骨盤を起こしながら脊柱を下の方から伸ばしていく。

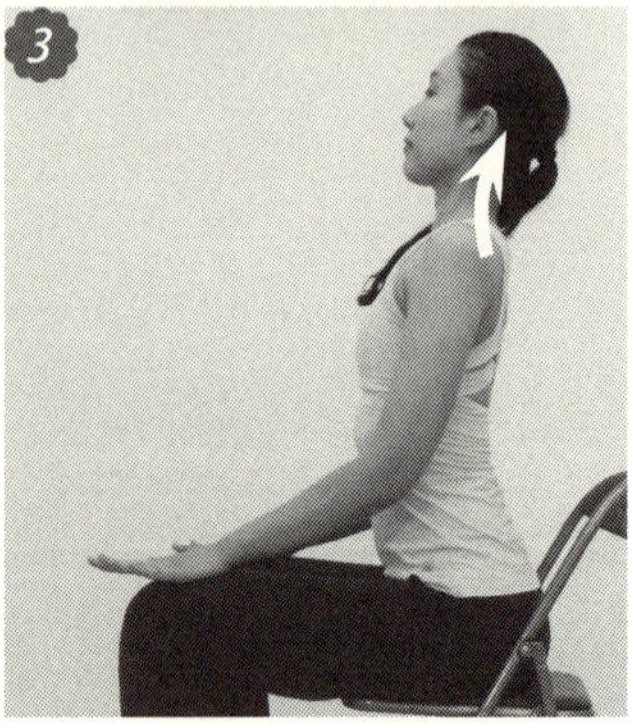

③ 最後に首を起こして上を見る。

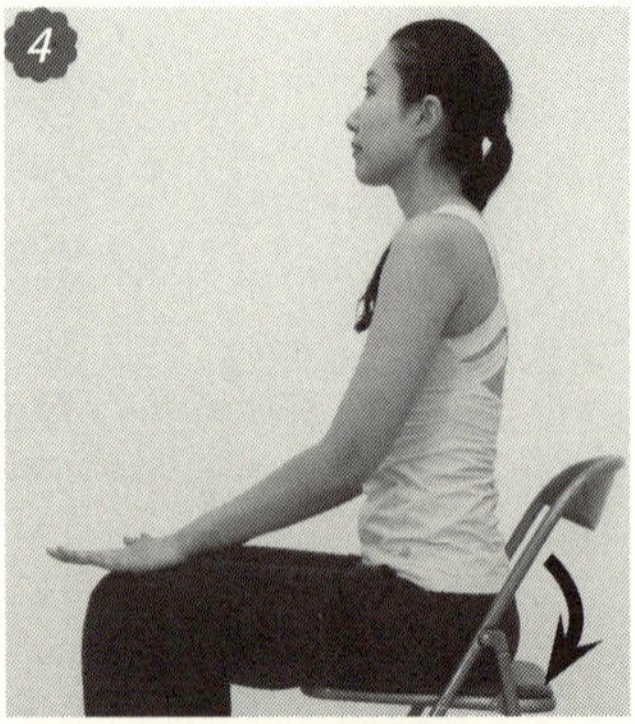

④ 逆に骨盤を後方に倒す。

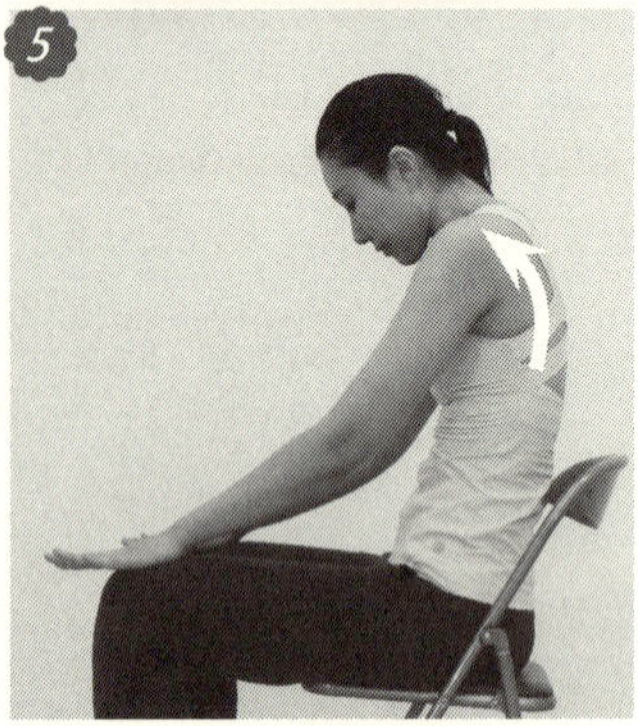

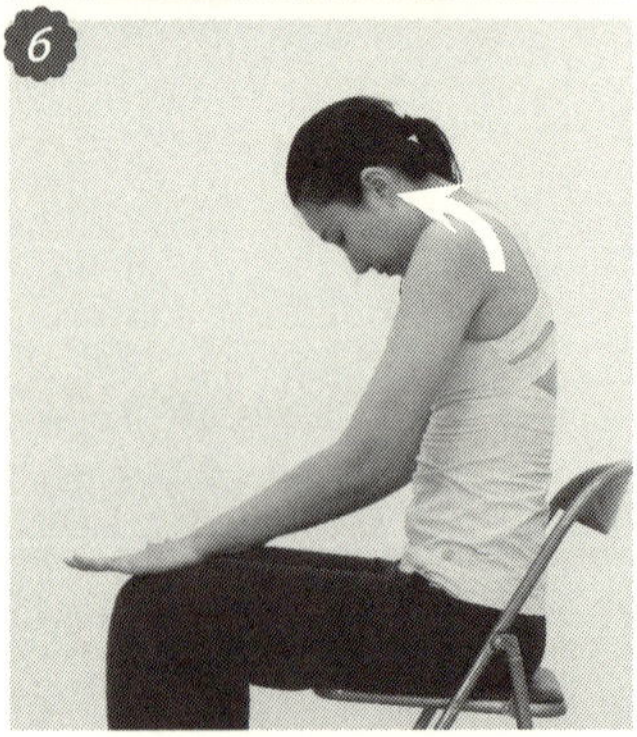

⑤〜⑥ 胸、最後に頭という順で丸くなっていく。

脊柱を動かす２

① 真っ直ぐに脊柱を伸ばして座る。

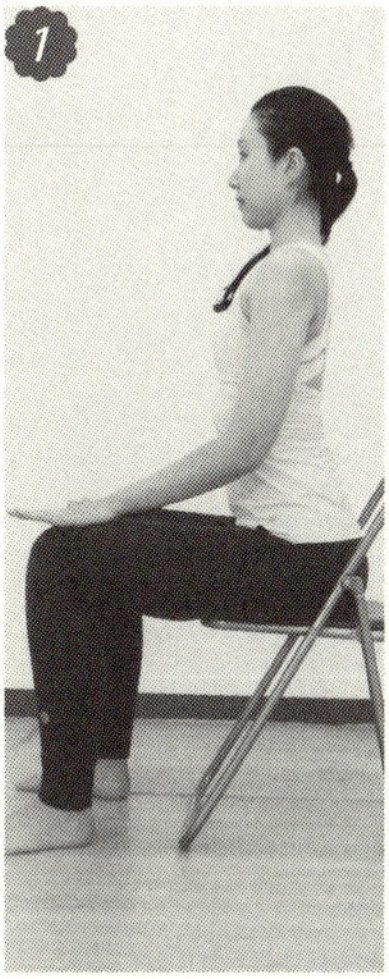

② 体を軽く丸くするように鳩尾をたくし込む。

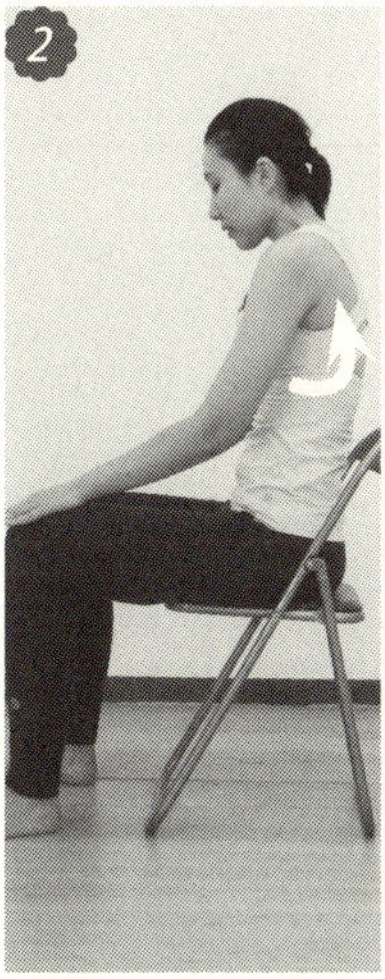

③ 頭が少し下がってきたと同時に鳩尾を前に押し上げて胸を開く。

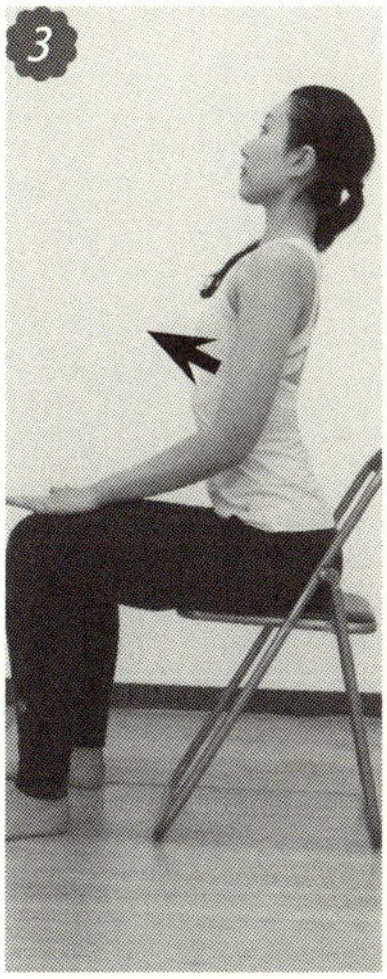

① 体をリラックスして、うな垂れるように体を丸くしましょう。

② 骨盤を起こしながら脊柱を下の方から伸ばしていきます。

③ 最後に首まで起こして上を見ます。

④ 次に逆に骨盤を後方に倒します。

⑤〜⑥ 次に、胸、最後に頭という順で丸くなっていきます。

　この一連の動きをゆっくり何度か繰り返しましょう。

　体がリラックスして連動して脊柱が動くのを感じたら、次は骨盤を安定させて胸から動かす方法を行なってみましょう。

① 真っ直ぐに脊柱を伸ばして座ります。

② 体を軽く丸くするように鳩尾をたくし込むようにします。

脊柱を動かす3

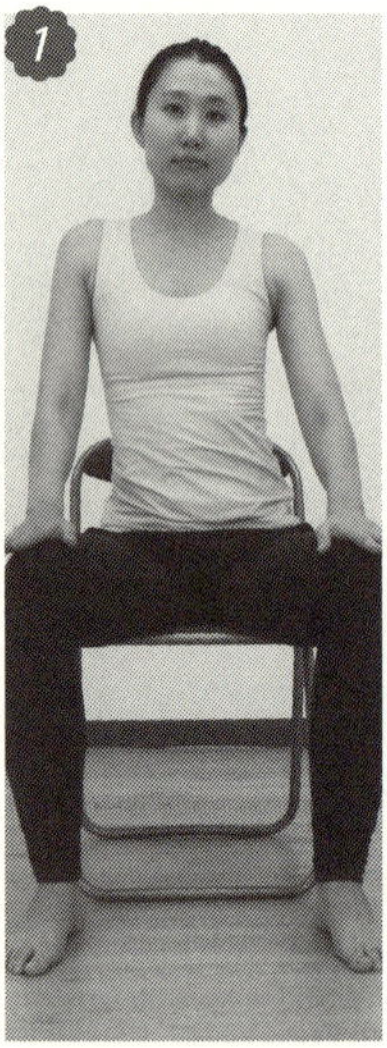

① 真っ直ぐに脊柱を伸ばして座る。

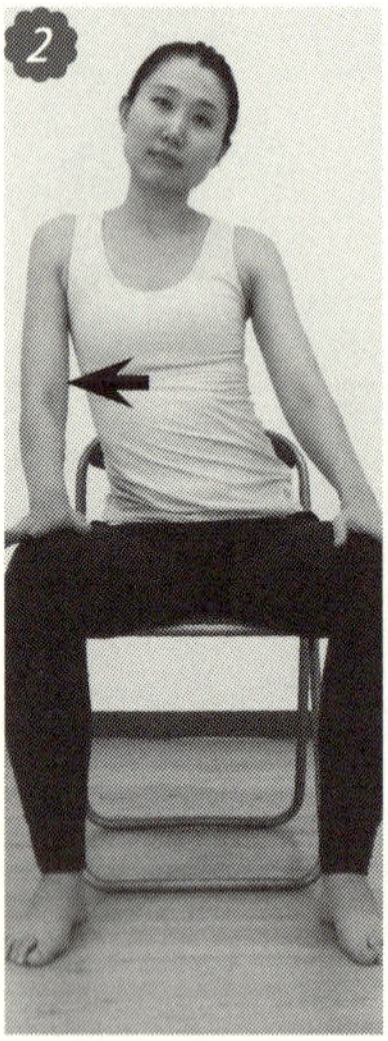

② 鳩尾から右に小さく胸を移動させる。

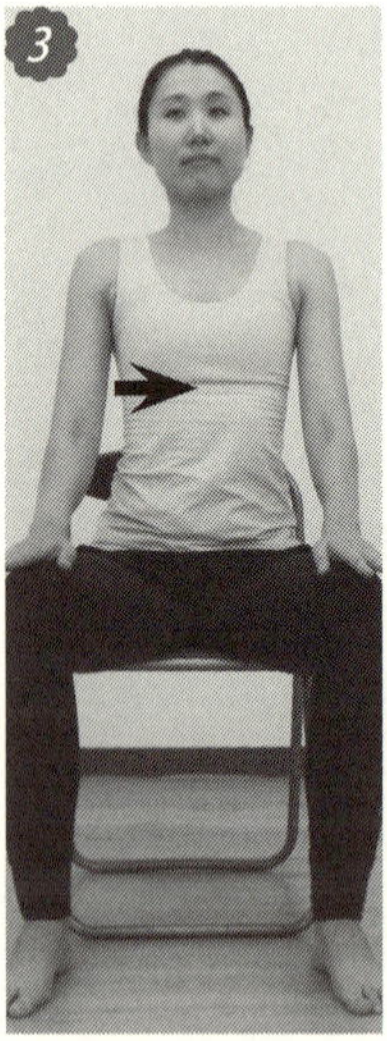

③ 頭が左に落ちてきたと同時に鳩尾を左に移動させる。

③ 頭が少し下がってきたと同時に鳩尾を前に押し上げて胸を開きます。

この一連の動きを少し素早く繰り返してみましょう。頭の動きを胸から誘導しているような感じになります。

横の動きでも同じように行なえます。

① 真っ直ぐに脊柱を伸ばして座ります。
② 鳩尾から右に小さく胸を移動させます。
③ 頭が左に落ちてきたと同時に鳩尾を左に移動させます。

この海藻のような一連の流れる動きを少し素早く繰り返してみましょう。頭の動きを胸から誘導しているような感じになります。

面白いことに頭から左右に振っても胸はあまり連動して動きません。試してみて下さい。胸から

脊柱を連動させて整える

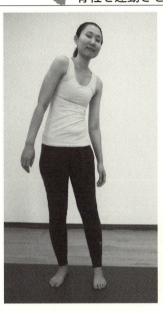

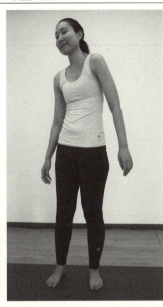

立った状態で体全体の「ゆらぎ」を感じるように前後左右に揺れる。

動かす動きはダンサーの方が上手な気がします。滑らかに動くコツを体得されているのだと思います。ダンスとヨガ、違うようでやはり身体を使うものですから共通項もあるのでしょう。私は柔軟性はあるのですがリズム感がなくてダンスはイマイチ格好つかないのですが……。

【実技】

立った状態で体全身の「ゆらぎ」を感じるように前後左右に揺れてみましょう。好きな心地よい音楽に体全体で乗っているような感じです。この時、脊柱は柔らかく連鎖して、無駄な力が抜け関節がちょうどよい位置に整うのです。

7 股関節の動きのコツ

股関節はアーサナではひたすら開くことが多いのが特徴です。日本人は着物文化で、特に女性は内股や割り座が多く、日常的に足を開くことはあまりありません。ですので、苦手意識の方が多いと思います。ここでは股関節の使い方ならびに、股関節の可動域に関係する骨格の特徴を解説します。

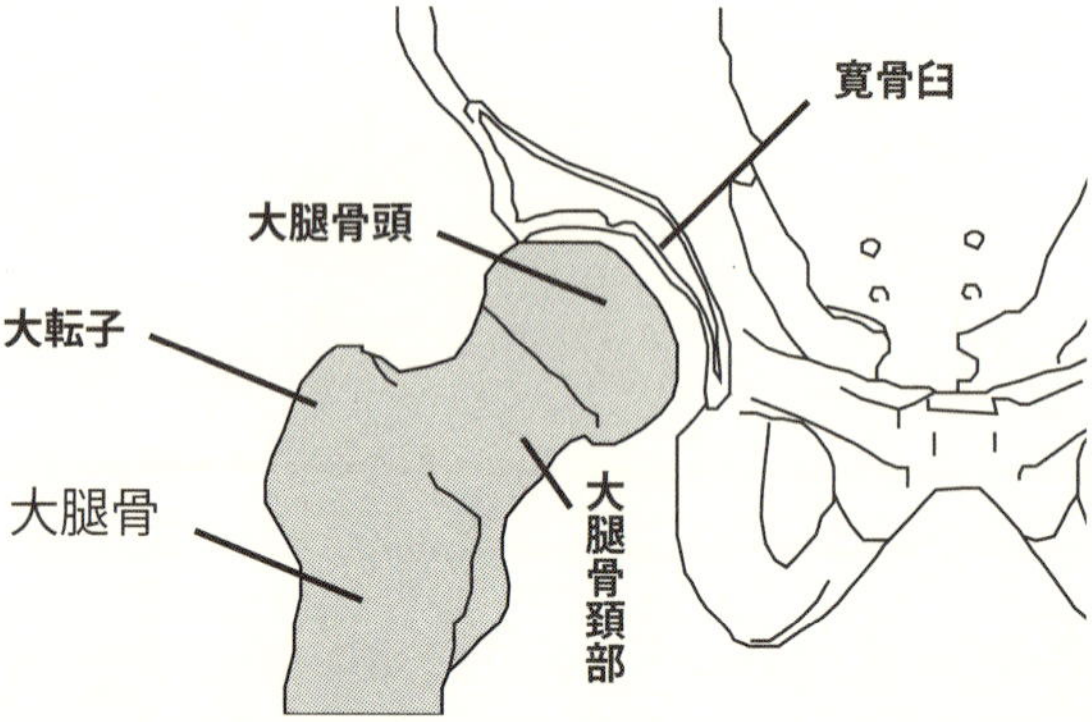

【解剖学】

股関節は大腿骨の大腿骨頭と骨盤の寛骨臼からなる関節で、肩関節と同じく大腿骨頭は丸い形状をしていますのでぐるぐる回る広い可動域を有します。ここも肩と同じように大腿骨の外側には大転子という隆起した部位が存在します。このような隆起は筋肉が付着するところです。この隆起は骨ですので可動域に影響を与えます。

大腿骨には「大腿骨頚部」という曲がっている部位が存在し、概ね120度の角度（頚体角）を持っています。また前に約20度捻じれており「前捻角」と言われています。

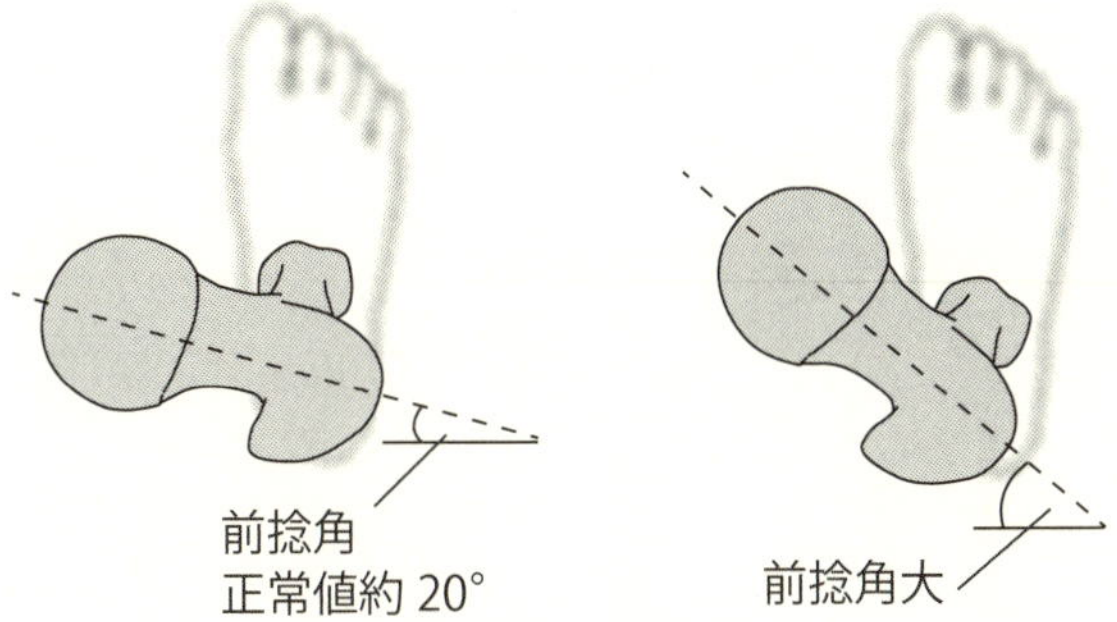

◎前捻角と可動域

前捻角はバラツキが大きいと報告されていますがなぜかは分かっていません。また左右差も多く認められますがその理由も分かっていません。ここは私の臨床経験からの推測ですがおそらく、幼少期の座り方やスポーツ特性などの股関節に対する捻じれストレスが起きく影響していると思っています。問診をしていくと座り方などの癖と一致することがほとんどです。

原因はどうにせよ正常は約20度と言われているのに倍の40度の方も、中には50度を超える方もいます。前捻角が強いということは何を示すのでしょうか。実はこの角度は相対的に内股を作ります。股関節の動きでは「内旋」という方向になります。つまり内旋位になってしまうのです。このような方は、割り座が得意で、胡座のように股関節を外に開く「外旋」が苦手になります。これは骨の衝突や靭帯の伸張によるものだと思われます。

アーサナではやはりパドマーサナが苦手になります。その他にも股関節を開くアーサナは数多くあります。注意して欲しいのは、これは筋肉などではなく骨格が原因なので治るとか改善するという類ではなく、個性というようなものになります。ですから、無理をすれば当然関節が壊れます。

前捻角が強いかどうかを確認してみましょう。本来はセラピストなどが他

前捻角の確認

②と③を比較して、③の方が大きい場合は前捻角が強い可能性がある。

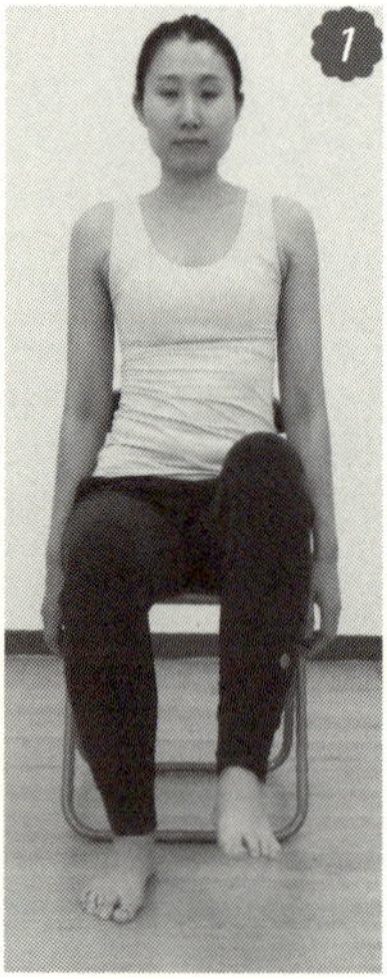

① 椅子に座って膝を90度に曲げる。

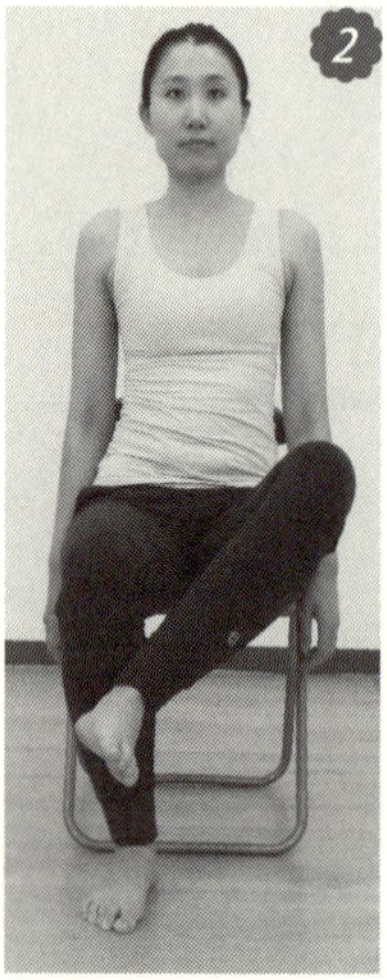

② 膝の位置を変えずに足を内側に回す。

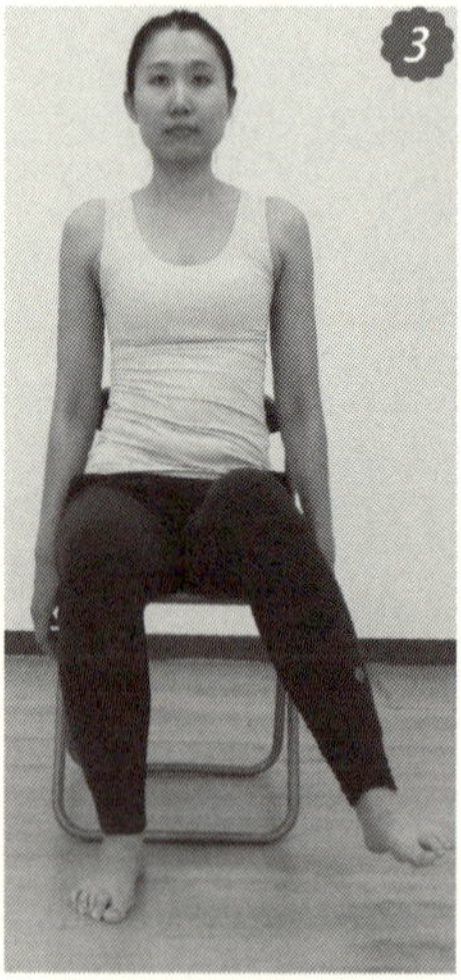

③ 同じように外側に回す。

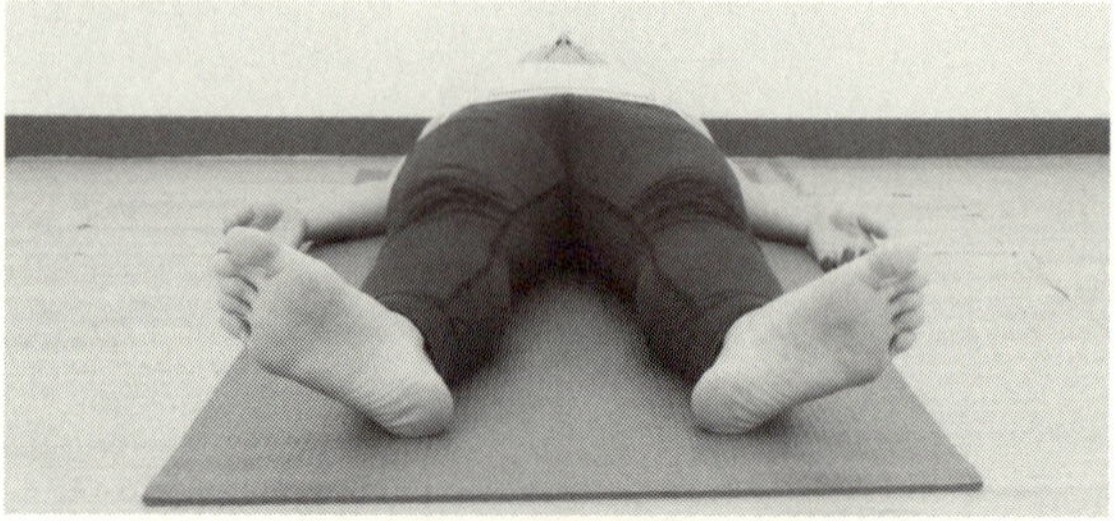

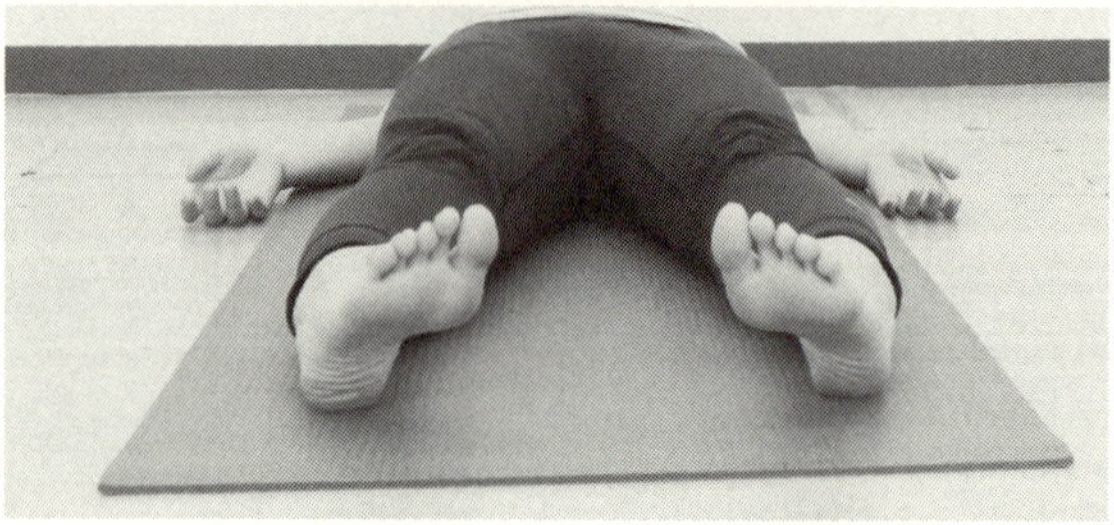

仰向けになってリラックスする。その時の足が、上写真のようにつま先が外を向いていれば正常。下写真のように内側を向いていたら、前捻角が強い可能性がある。

動的に検査するものですが、ここでは自分でできる方法をお伝えします。

【実技】

◉椅子で確認

① 椅子に座って膝を90度に曲げましょう。
② 膝の位置を変えずに足を内側に回します（外旋）。
③ 同じように足を外側に回します（内旋）。
④ ②と③の可動域を比べます。

②と③が概ね同じ可動域の場合は正常、②が③より大きい場合も概ね正常、③の方が②より大きい場合は前捻角が強い可能性があります。

◉寝て確認

① 仰向けになってリラックスしましょう。
② 足の傾きを確認してみましょう。

つま先が外側の場合は正常、つま先が内側の場合は前捻角が強い可能性があります。

アーサナで前捻角の確認

パドマーサナを手を使わずに取る。手を使わないと組めない場合、前捻角が強い可能性がある。

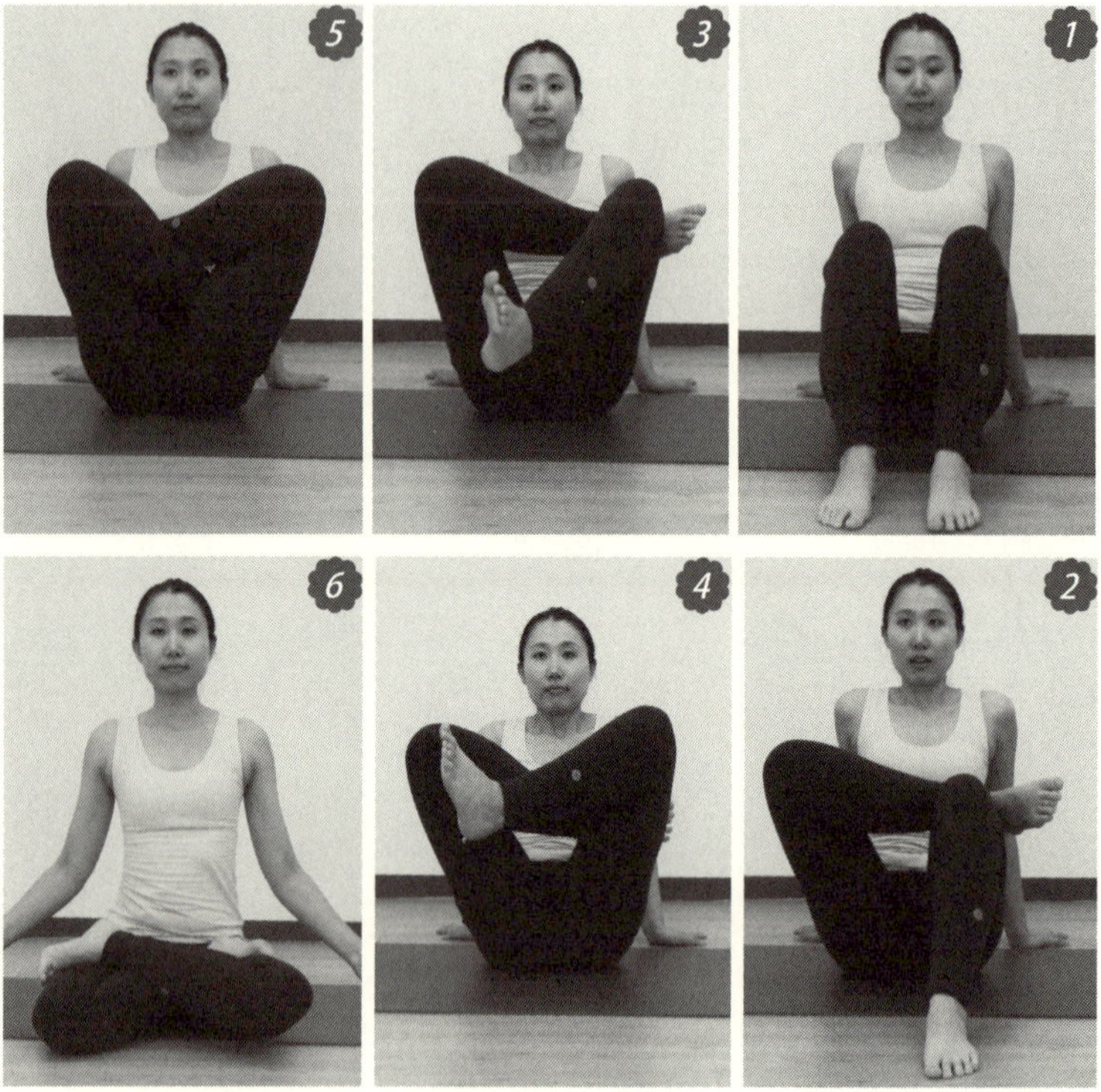

◉アーサナで確認

パドマーサナを手を使わないで取ってみましょう。

手を使わなくても組める場合は正常、手を使わないと組めない場合は前捻角が強い可能性があります。

生活様式として、女子でも胡座で床で食事を取るインドと、胡座はよろしくない、はしたないとして育てられる日本人とで骨格が違うのは当然と

FAI（femoro-acetabular impingement）

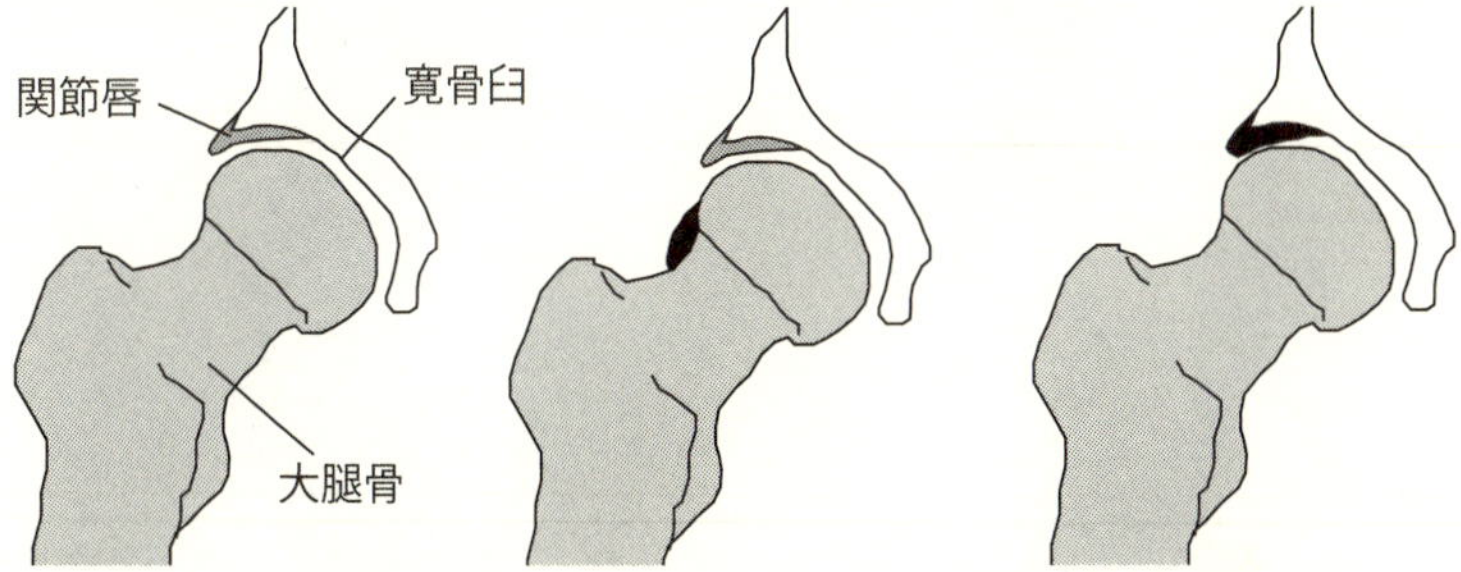

正常　カム型　ピンサー型

いえば当然です。そして、今まで内股で生活して来た人がヨガを始めて突然開脚を志すのですから無理もしようがないことでしょう。ヨガは肯定の概念を大切にしています。自分の個性を受け入れることも大切な心の制御の一つです。開脚ができてもさして人生に得はありませんし、ましてや日常生活にはあまり関係しません。自分の中の見栄や競争心などが受け入れることを邪魔します。本題とはずれますが、この個性を受け入れて快適にアーサナを行なっていくことの方ががむしゃらに競い合って、無理をして苦痛と悔しさの中でアーサナを行なうことよりもずっとヨガなはずです。インドの文化や習慣、さらには骨格からできている技法であることも冷静に受け入れて頂きたいと思っています。

骨格の特性でもう一つご紹介したいものがあります。ＦＡＩ(femoro-acetabular impingement）というインピンジメントです。肩のところでも出てきました。股関節では寛骨臼と大腿骨が衝突してしまいます。そして何を挟み込むかというと、腸腰筋という筋肉です。ＦＡＩは骨が膨隆する変形ですが、原因は分かっていません。いくつかタイプがあるのですが、痛みが出る特徴的な動きがありま

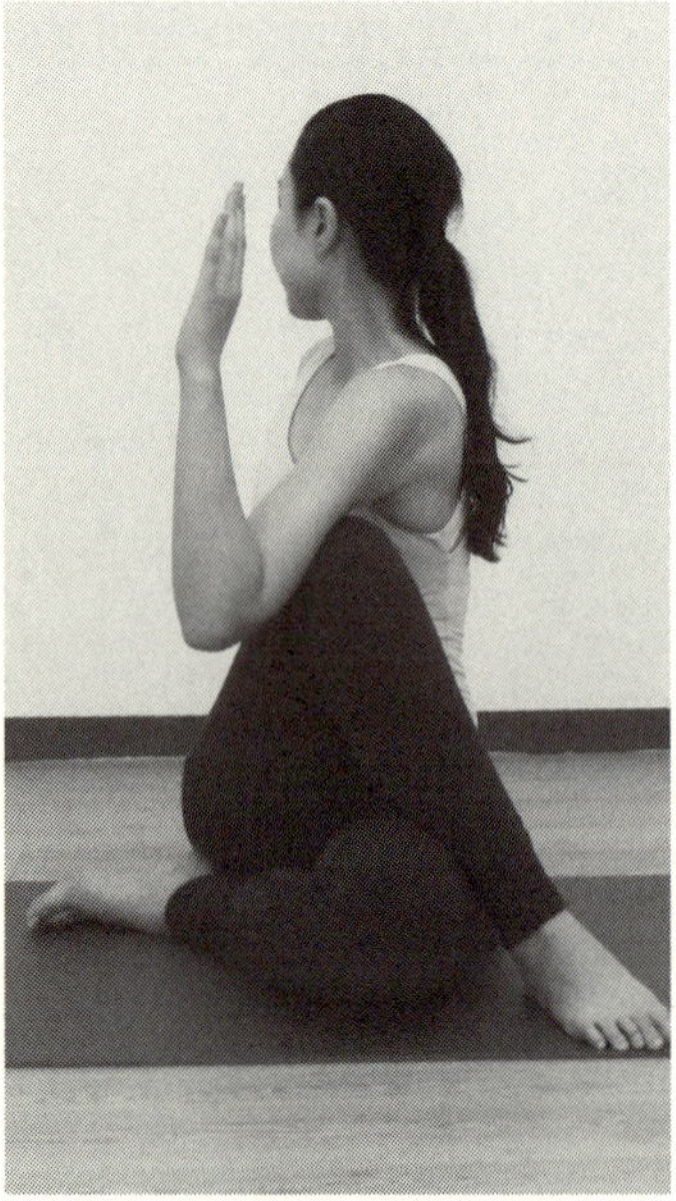

アルダマッツェーンドラーサナ

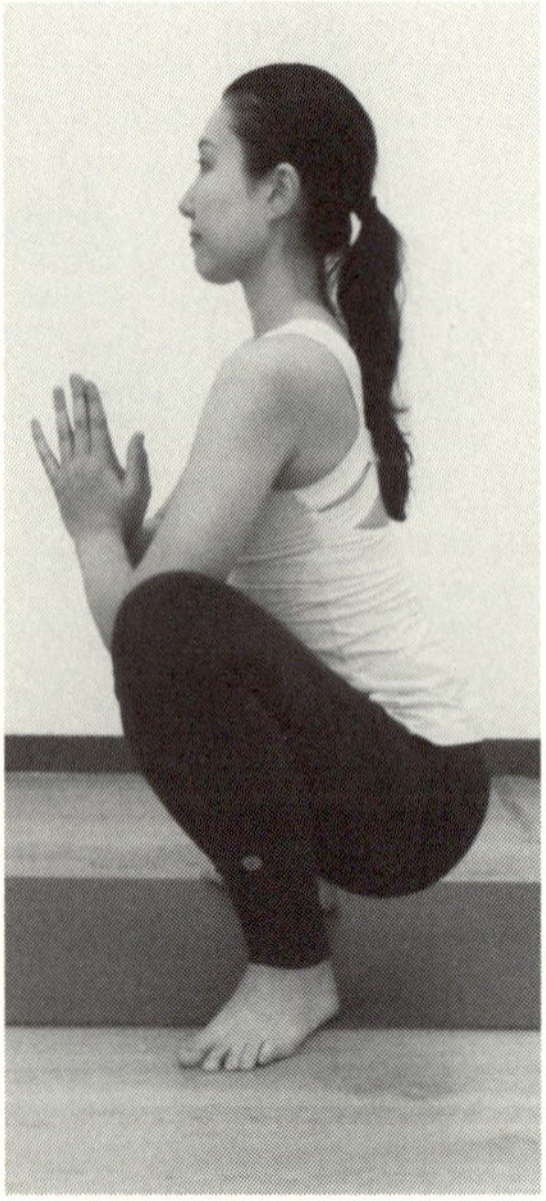

深いスクワット

す。

それはアーサナでも出てくる、股関節を曲げて内側に引っ張る動き（股関節の屈曲、内転、内旋）です。アルダマッツェーンドラーサナやマリーチャーサナなどでよく取る動きですね。

骨の膨隆している部位や程度によっては、スクワット動作のようなものや深く股関節を曲げるだけで起こることもあります。

この場合は肩のように逃げる方法もありますが、変形の部位が人によって違うので逃げる方向は自身で探すしかありません。逃げても衝突が起こってしまう場合は、骨格の問題なので受け入れてその動きを取らないという選択しかありません。

◎可動域の制限

股関節に焦点を絞ったアーサナは多々あります。特に外旋のアーサナは豊富です。首に

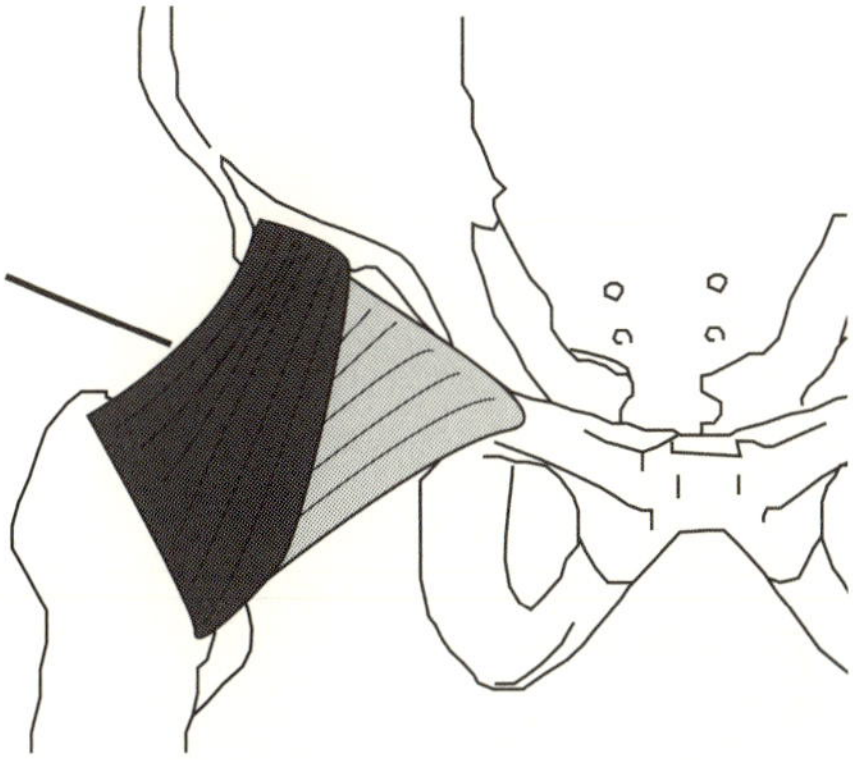

足をかけるような一見奇怪な動きもあります。この動きはそもそも安全なのでしょうか。

実は股関節は体の中でも特に靭帯が多いところです。体の中で一番大きな靭帯も股関節に存在します。腸骨大腿靭帯と言いますが、この靭帯の働きは股関節の伸展方向の動きを制限することです。そして、面白いのが股関節の屈曲方向の動きを制限する靭帯はありません。つまり、足を頭に引っ掛けるポーズそのものは制限がないので筋肉さえ緩めばできる姿勢です。

ただ、注意が必要で、体の後ろに足を持って行く場合は股関節の屈曲だけでなく外旋が必要になります。そしてこの外旋は前捻角と関係があると前に解説しました。ですので、前捻角が強い方がこのような姿勢を頑張ると関節が壊れるかルーズになってしまいます。関節がルーズになるのはズレやすくなるということですからいいこととは思えませんので注意して下さい。

足を首に持って行くときには、頭を足に近づけるのではなく、足を頭に近づけましょう。

頭に足をかけるポーズ

股関節には屈曲方向への、靭帯による制限がない。誰にでも原理的にはできるものだが、外旋を伴うゆえに、前捻角の強い方は注意が必要。

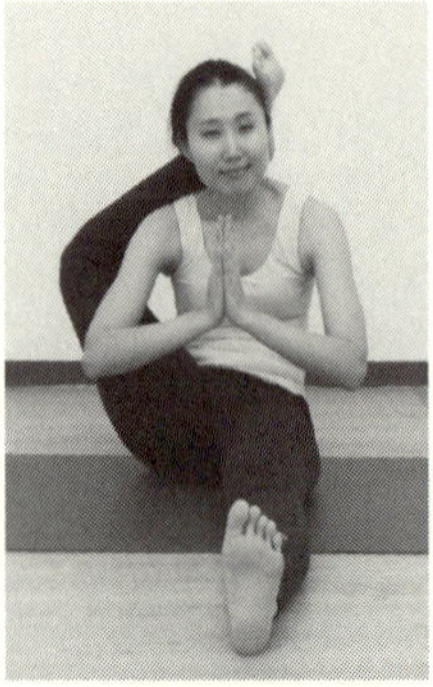

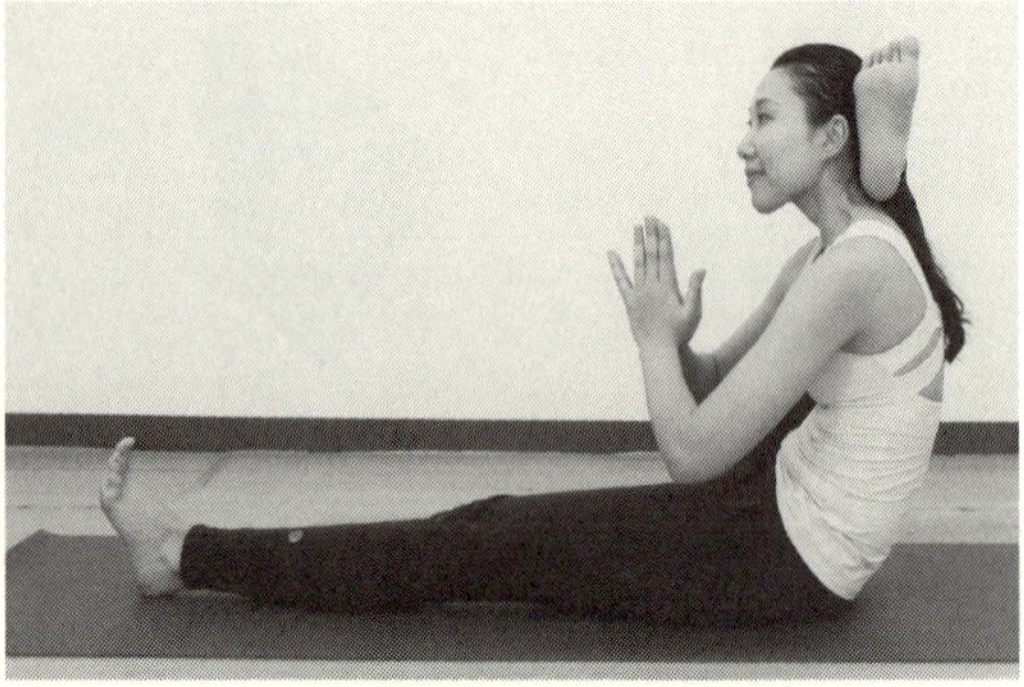

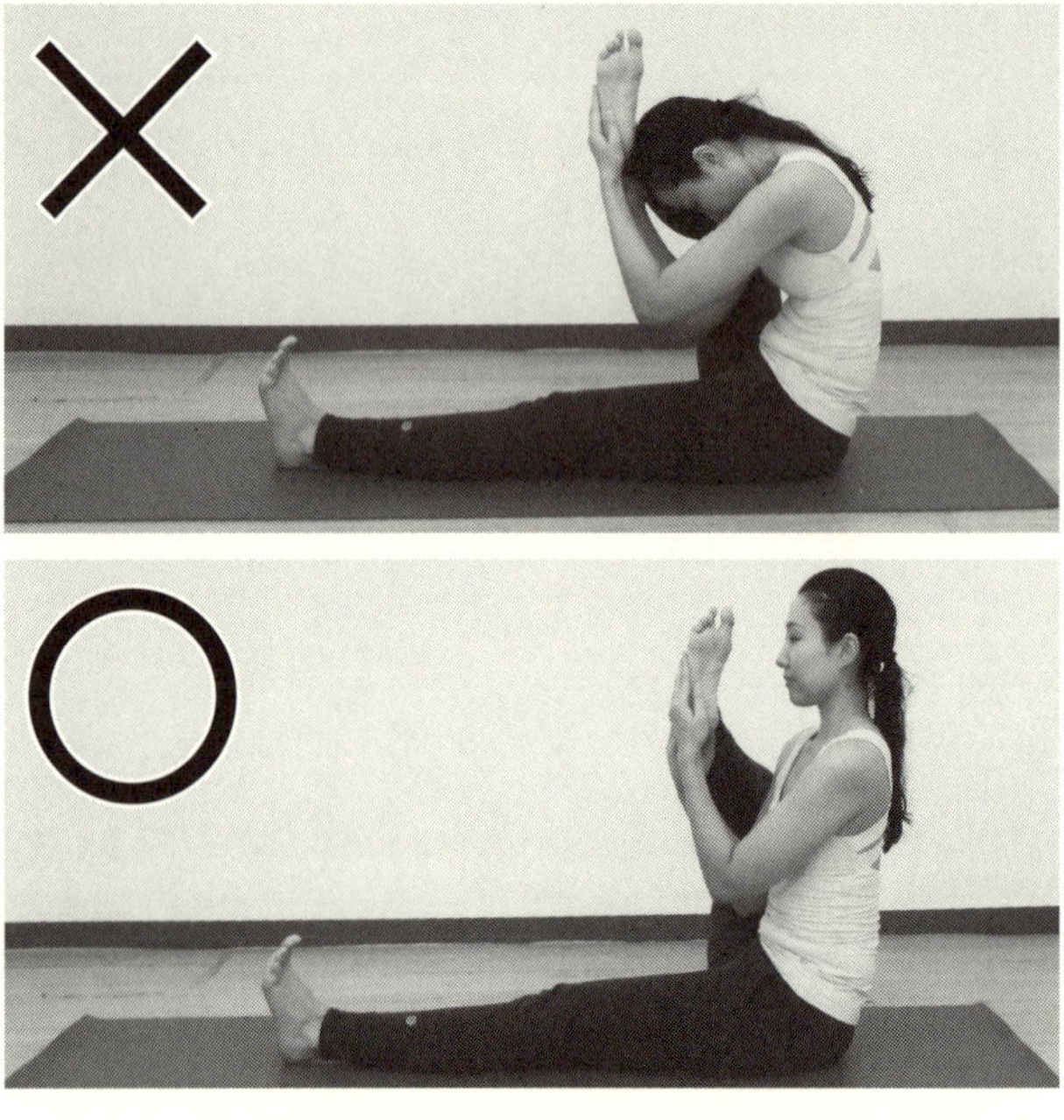

頭を足に持っていくのでなく、足を頭に持っていく方法が正しい。

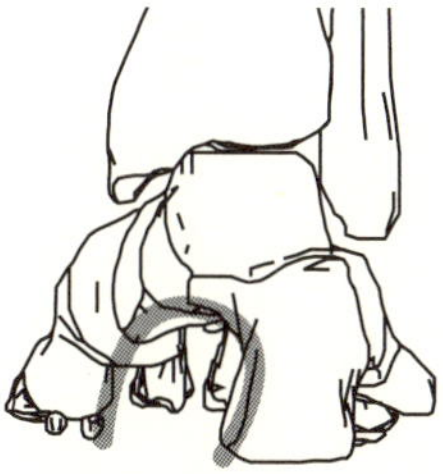

（右足を踵側から見たところ）

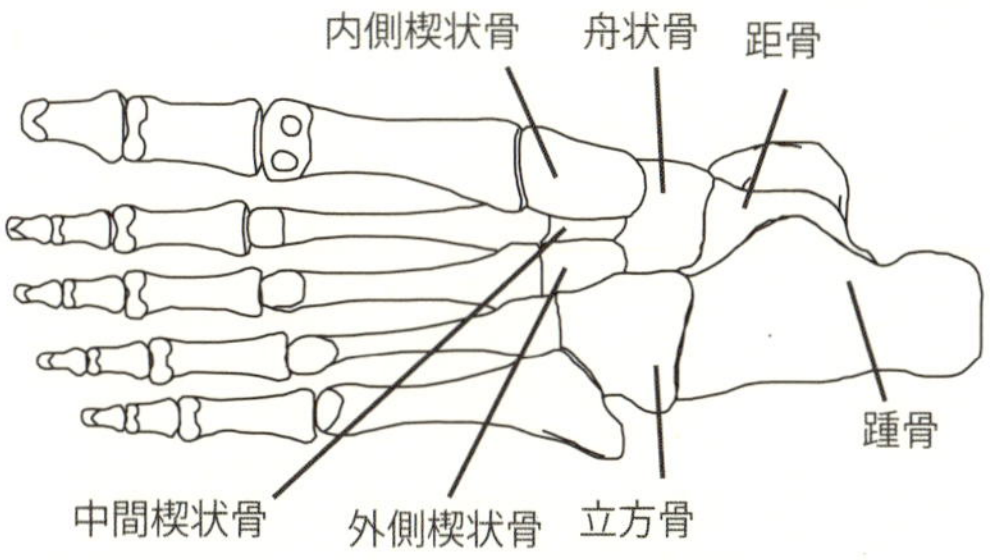

（右足を足裏側から見たところ）

8 ◆足の安定性を高めるコツ

足は日常的に唯一床に触れている体の部位で、安定性の土台をなしています。扁平足や外反母趾など足にまつわる障害は多く、その障害によって全身に影響が出てきます。アーサナでは立位バランス系での安定性で重要です。また立位のアーサナ全般で土台として重要です。足は足だけでなく、膝や股関節などその上の部位の影響が如実に現れるのも特徴です。

アーサナの中での足の使い方を学んで行きましょう。

【解剖学】

足には踵の骨である踵骨、体重が乗る距骨、そして手のように付け根に足根骨（舟状骨、立方骨、内側楔状骨、中間楔状骨、外側楔状骨）があります。また指の数だけ中足骨、指節骨が存在します。

足のポイントですが、後ろから見ると面白いことに内側に空間があります。そうですこれが土踏まずです。土踏まずは骨の構造からも浮いているのです。ということはここに体重がかかれば内側は崩れて潰れることが分かります。ですから、この空間を保持しているのは筋肉ということになります。とても重要です。

◎**土踏まずを作る**

土踏まずが潰れた状態を扁平足と言いますが、なぜ起こるのか明確に断言はされていません。靴をやめて裸足で歩かせるようにすると扁平足が改善されるという小学生を対象とした報告は多々ありますので、靴と足の筋力低下が影響していることは間違いないでしょう。その他にも遺伝的な要素も当然あります。

もう一つ私の個人的な臨床経験からの仮説があります。それは足の向きと大腿骨の向き（前捻角）の不一致から起こっているのではないかということです。ヨガの実践や多くの生徒さんの相談を受けると多くはこの不一致に行き着きます。そして面白いことに、前捻角が強い方に関してはつま先を内側に向けると親指に力が入り土踏まずが上がってくるのです。

機序はこうです。前捻角が強いために大腿骨は内旋位を取ろうとする。しかし、つま先が外を向いていると不一致が起こり、膝で捻じれ（下腿の外旋）が生じる。そして力は膝が内側に落ちているので足部の内側にかかり土踏まずが落ちる。そこでつま先を合わせるとこの不一致が解消されるので土踏まずを潰す力が減少し、指が強くなり持ち上がるのだと思います。ぜひ自分の太腿が内側に捻じれ、膝下が外に捻じれているような扁平足の方は試してみて下さい。

ここまでみて行くと、つま先の向きは人によって違うということが分かります。つまり、よくアーサナの指導で、つま先正面とか、内側とか指定することがありますが、本来個人の骨格によって適切な位置は

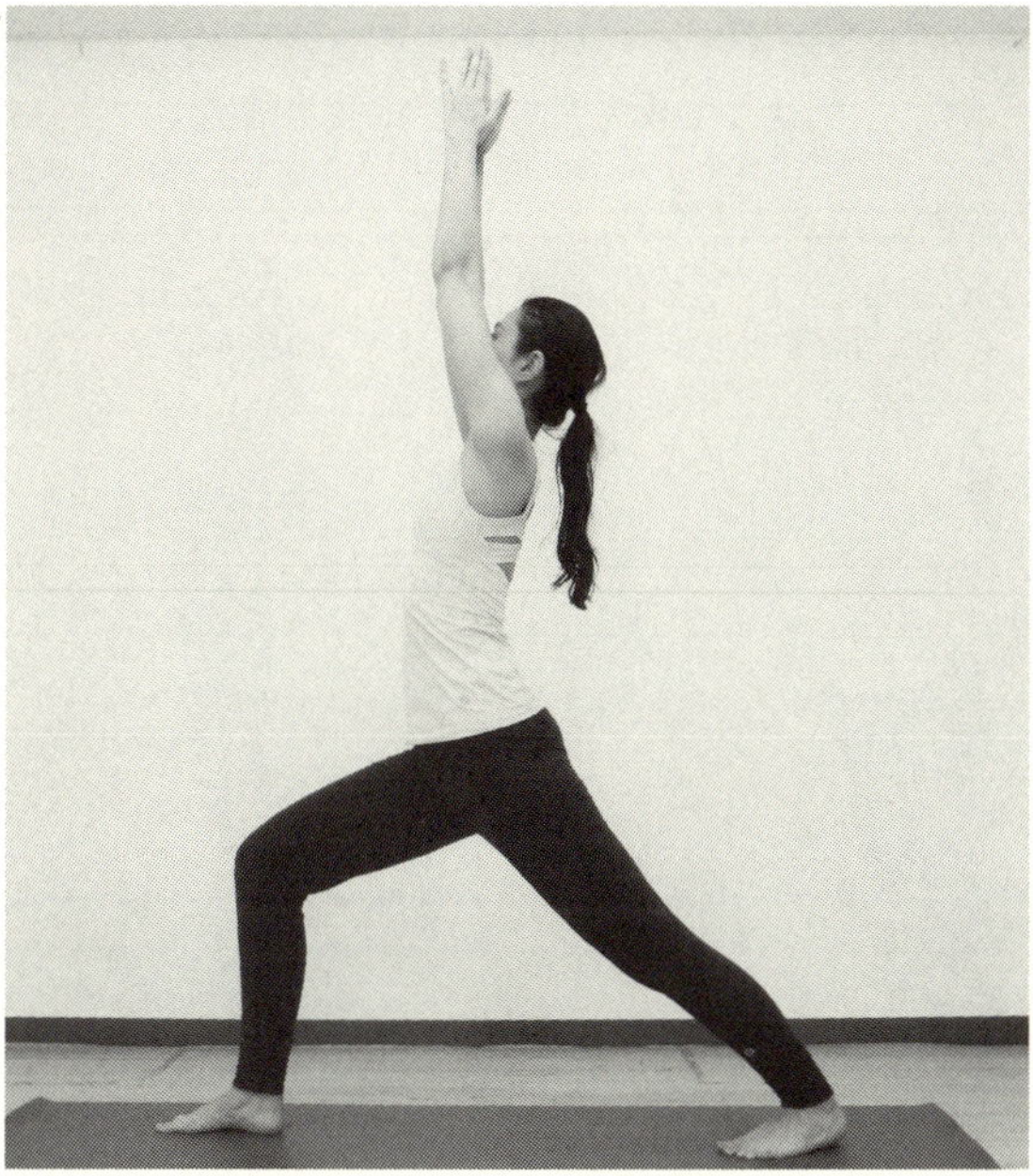

ヴィーラバッドラーサナー

異なるのです。実際にアーサナで試してみましょう。

【実技】

◉ヴィーラバッドラーサナー

このアーサナでは骨盤を正面にすることが重要です。骨盤が片方引けたような状態ですと、体を起こして反った時に偏ったストレスが腰部にかかってしまいます。

この骨盤の向きに注意して次の方法を試してみて下さい。

A：つま先の向きを45度に限定

① 前の足の踵と後ろ足の踵が同じラインになるように前後に開脚をして後ろ足のつま先を90度外に向けましょう。

② 後ろのつま先を約45度内側に向けます。

③ 前足の膝を曲げて足首の上に膝がくるよ

ヴィーラバッドラーサナ

A：つま先の向きを 45 度に限定

① 前の足の踵と後ろ足の踵が同じラインになるように前後に開脚をして後ろ足のつま先を90度外に向ける。

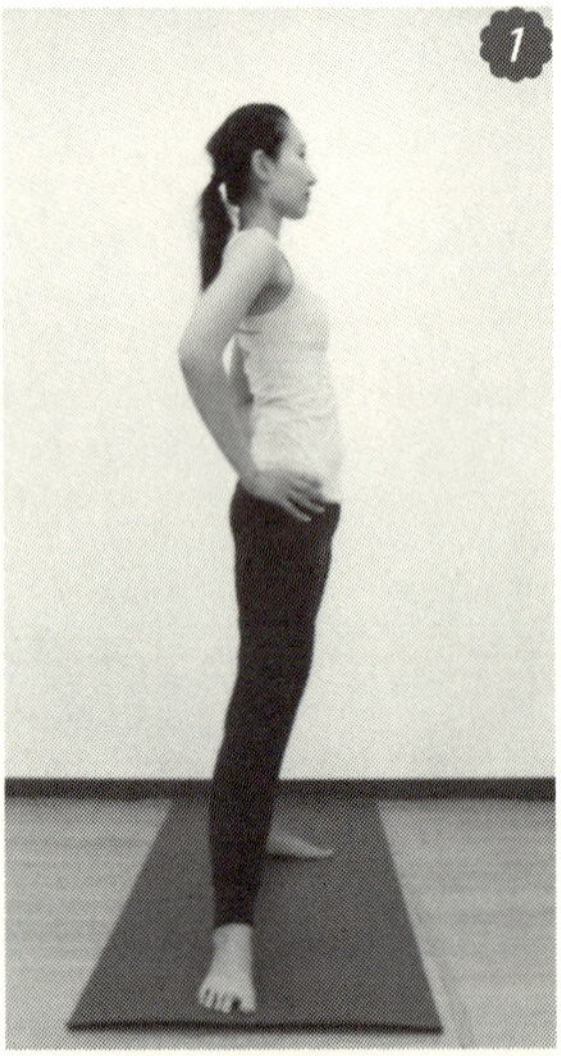

② 後ろのつま先を約45度内側に向ける。

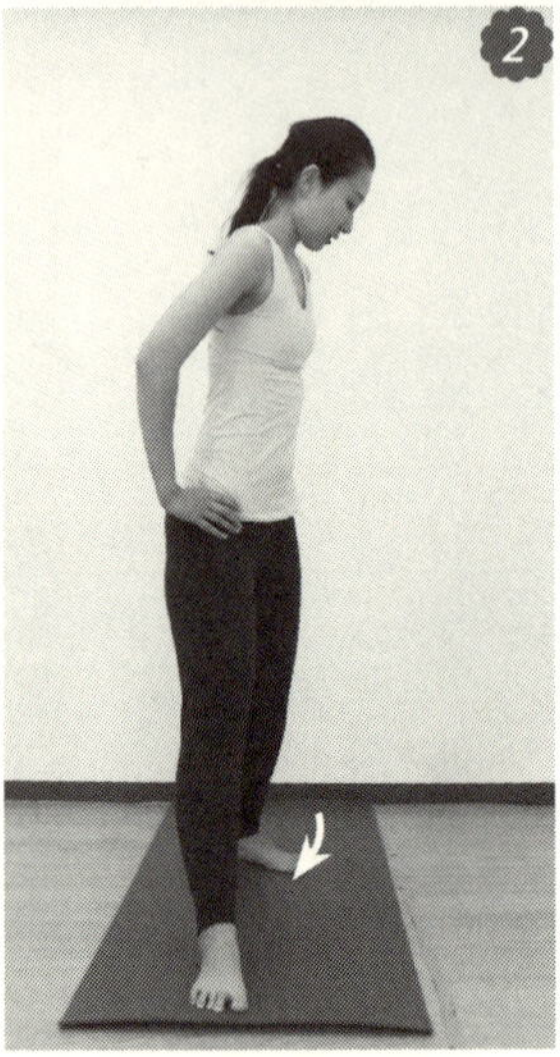

③ 前足の膝を曲げて足首の上に膝がくるように前に踏み込む。ここで骨盤を正面に向ける。

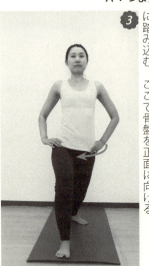

④ 体を起こして手を天井に上げる。

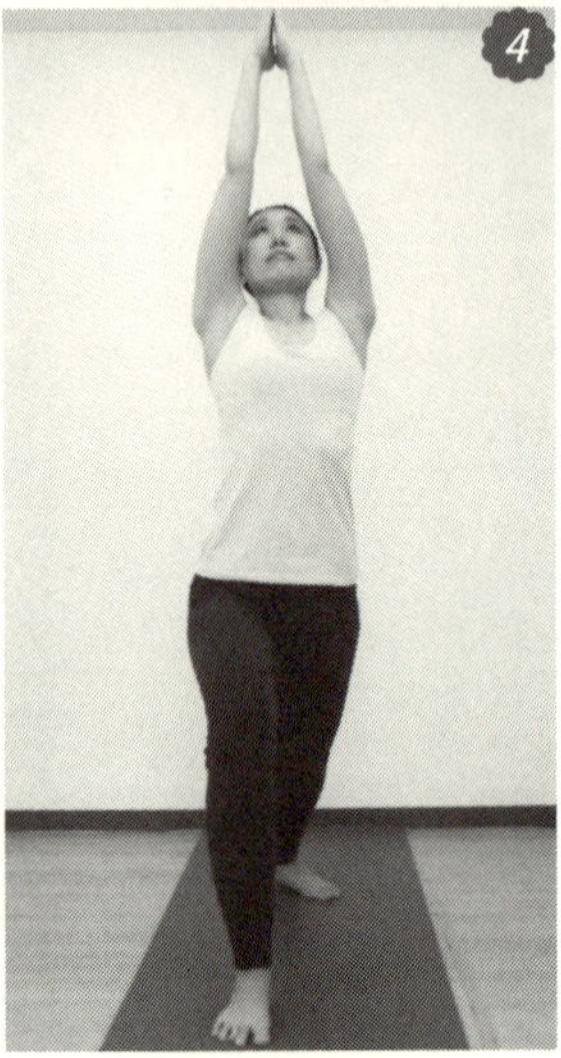

ヴィーラバッドラーサナ

B：つま先の向きを自由に変える

① 前の足の踵と後ろ足の踵が同じラインになるように前後に開脚をして後ろ足のつま先を90度外に向ける。

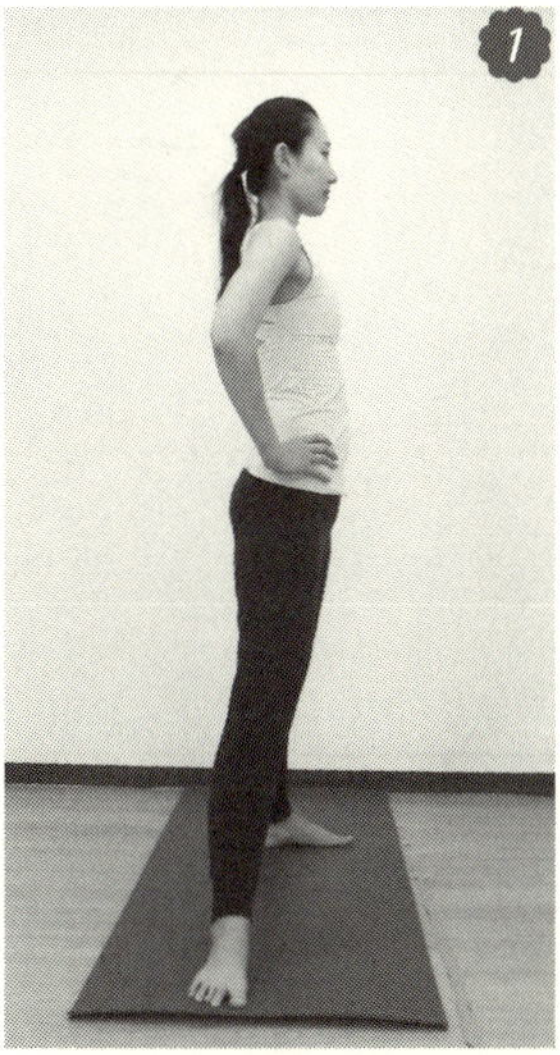

② 後ろのつま先を骨盤が正面になるところまで前に向ける。

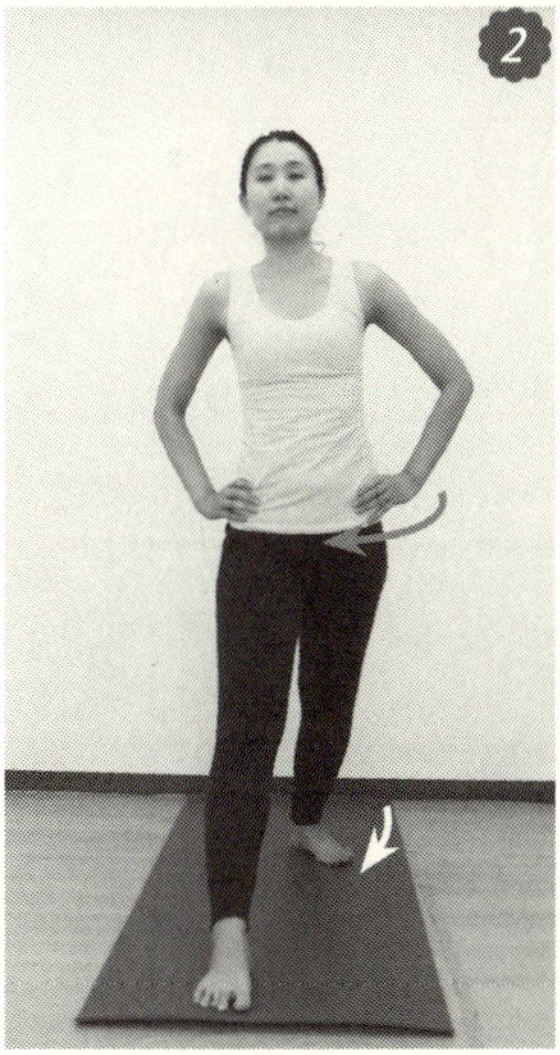

③ 前足の膝を曲げて足首の上に膝がくるように前に踏み込む。ここで後ろ足の土踏まずが引き上がっていることを確認。

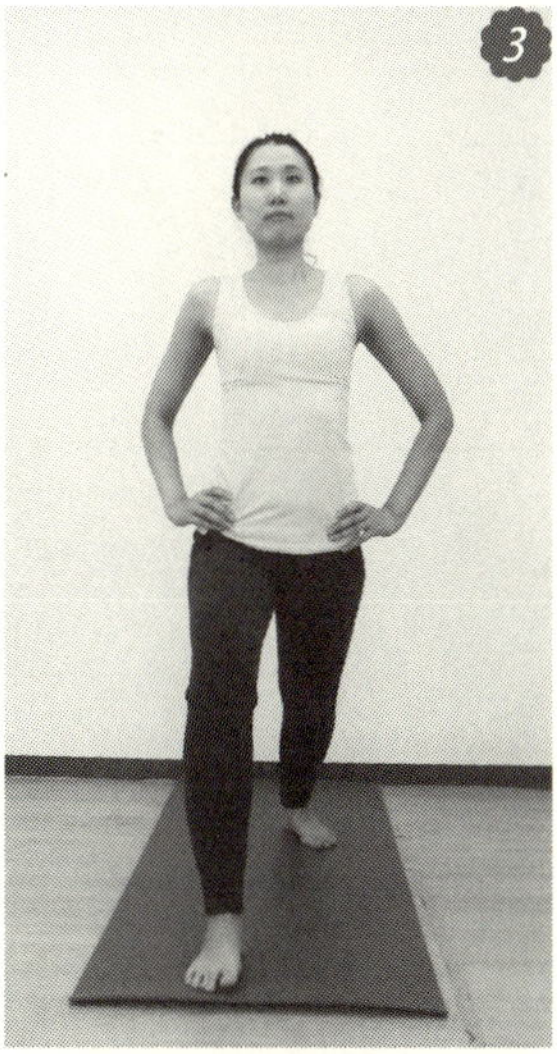

④ 体を起こして手を天井に上げる。

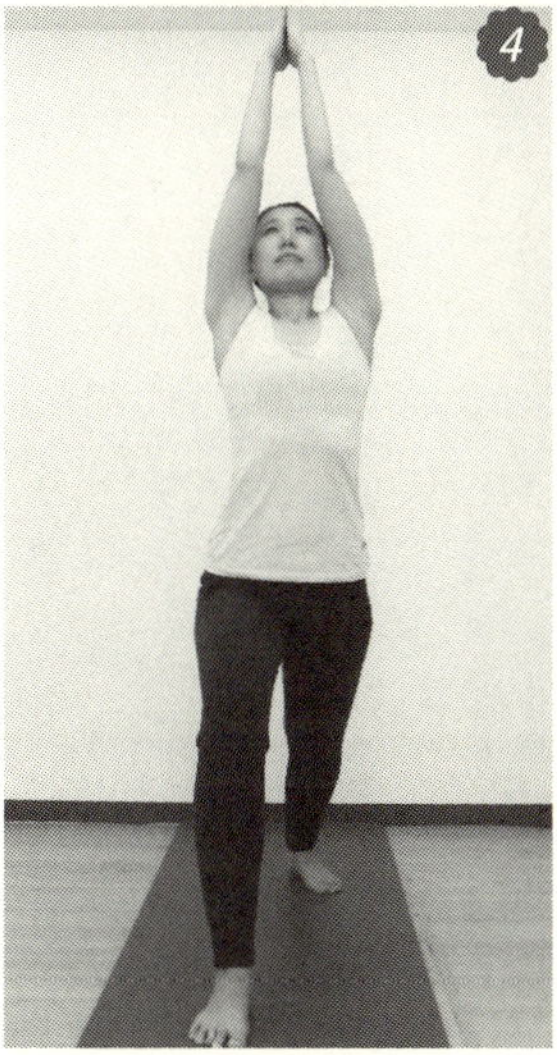

うに前に踏み込みましょう。ここで骨盤を正面に向けます。

④ 体を起こして手を天井に上げましょう。

B：つま先の向きを自由に変える

① 前の足の踵と後ろ足の踵が同じラインになるように前後に開脚をして後ろ足のつま先を90度外に向けましょう。

② 後ろのつま先を骨盤が正面になるところまで前に向けます。

③ 前足の膝を曲げて足首の上に膝がくるように前に踏み込みましょう。

④ ここで後ろの足の土踏まずが引き上がっていることを確認しましょう。。

⑤ 体を起こして手を天井に上げましょう。

どうでしょうか。足を規定された場合と自由に骨盤が正面を向ける位置に修正した場合、どちらが安定して力強いアーサナになったでしょうか。前捻角が強い方は、股関節の外旋に制限がありますので、伸展にも制限が出ます。ですから股関節を内旋方向に修正しないと可動域が出ないのです。

足を固定してしまいそこに股関節がついてこれないと以下の代償が生じます。

・土踏まずが潰れる。
・膝が伸びないで曲がる。
・骨盤が正面を向けず腰が捻じれる。

回外

回内

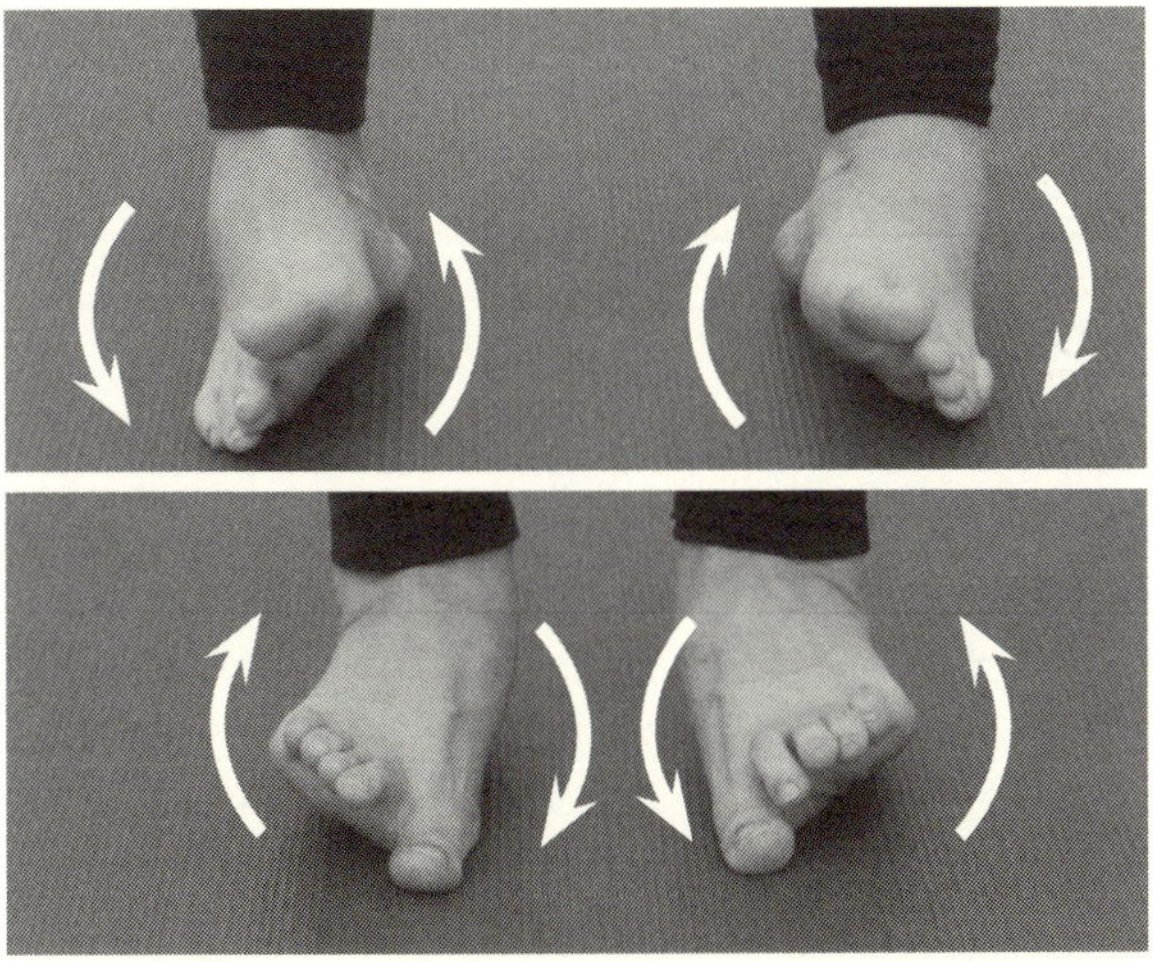

土踏まずは足の安定性には欠かせないものです。土踏まずを形成する筋肉は主に4つあります。前脛骨筋、後脛骨筋、長母指屈筋、長腓骨筋です。この中ではじめの3つは足裏の内側を持ち上げる動きである回外筋で、最後の一つが反対の回内筋です。回外が3つというのは骨の形状からも、潰れる構造ですから支えるために多いのは頷けます。回内筋はバランサーといったところでしょう。そして、この中で足の指まで行っているのが長母指屈筋です。親指をしっかりと床に押し付ける筋肉です。特にこの筋肉は「裁距突起」という踵骨の内側の下を通り、直接的に土踏まずが落ちないように支えています。

アーサナを行なう時に土踏まずを引き上げるためにはこれらの筋を使って足部を回外させる必要があります。イメージとしては親指をしっかり床に押しつけながらも小指側に足を捻じる感覚です。

実際に行なってみましょう。

【実技】

◉ヴィーラバッドラーサナⅡ

① 手を横に開いて手首の下まで足を大きく開いて立ちます。

② 右足先を90度外に開き、膝を足首の上に来るまで曲げます。

多くの方は骨盤が右脚に引っ張られて後ろの左膝が内側に入って来ると思います。すると後ろの土踏まずが潰れて来ると思います。

③ ここで後ろ足のつま先を股関節が楽なところまで内側に入れます。

④ 土踏まずが上がるところまで足を回外しましょう。

どうでしたか。土踏まずを上げる感覚が理解できたでしょうか。立って行うアーサナではこの土踏まずを上げる回外の感覚が重要です。もちろん前捻角の強い方は太腿の向きとつま先の向きを合わせることは言うまでもありません。

以下のアーサナで足に注目して、土踏まずが上がっているか確認してみましょう。

◉パールシュヴァコーナーサナ

◉アドームカシュヴァーナーサナ

◉パールシュヴォーッターナーサナ

ヴィーラバッドラーサナⅡ

① 手を横に開いて手首の下まで足を大きく開く。

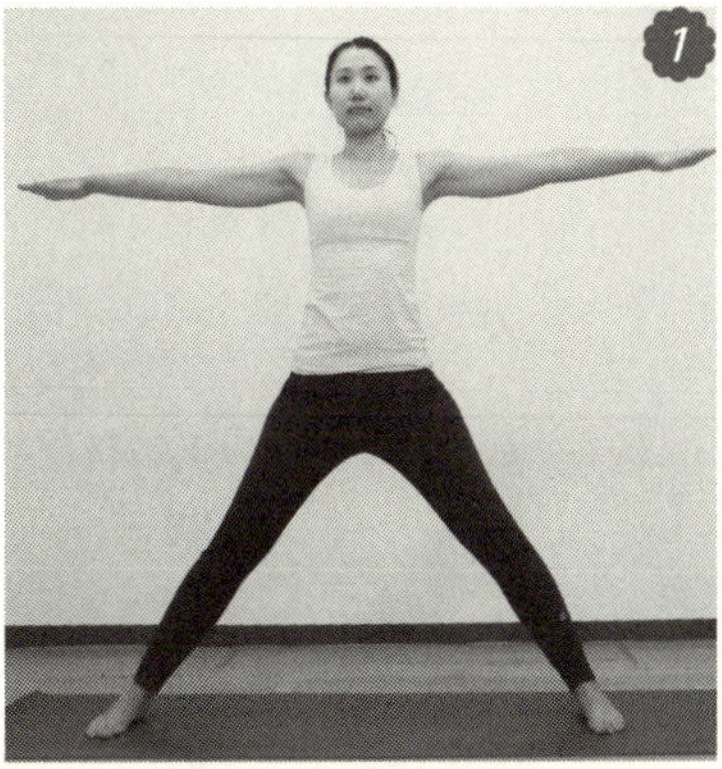

② 右足先を 90 度外に開き、膝を足首の上に来るまで曲げる。

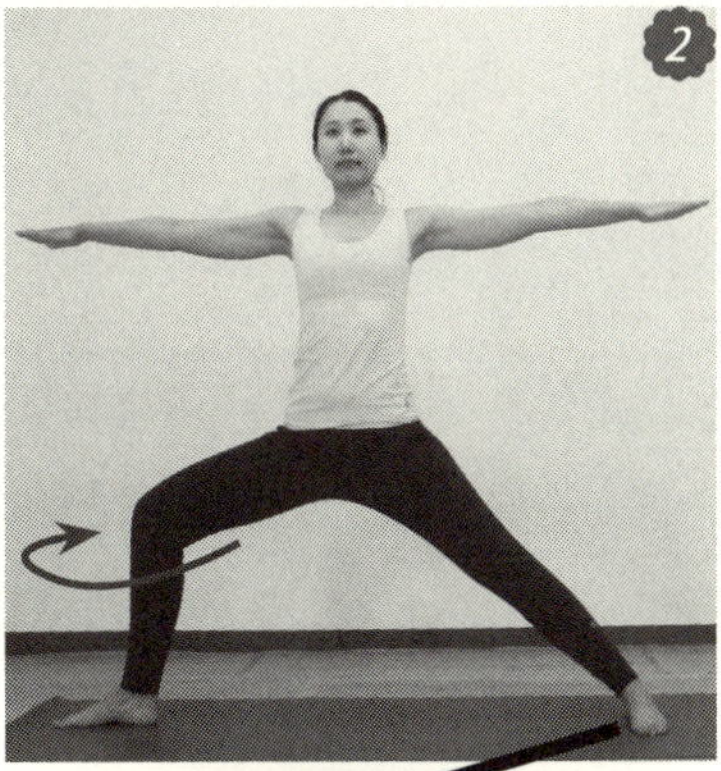

③ 後ろ足のつま先を股関節が楽なところまで内側に入れる。

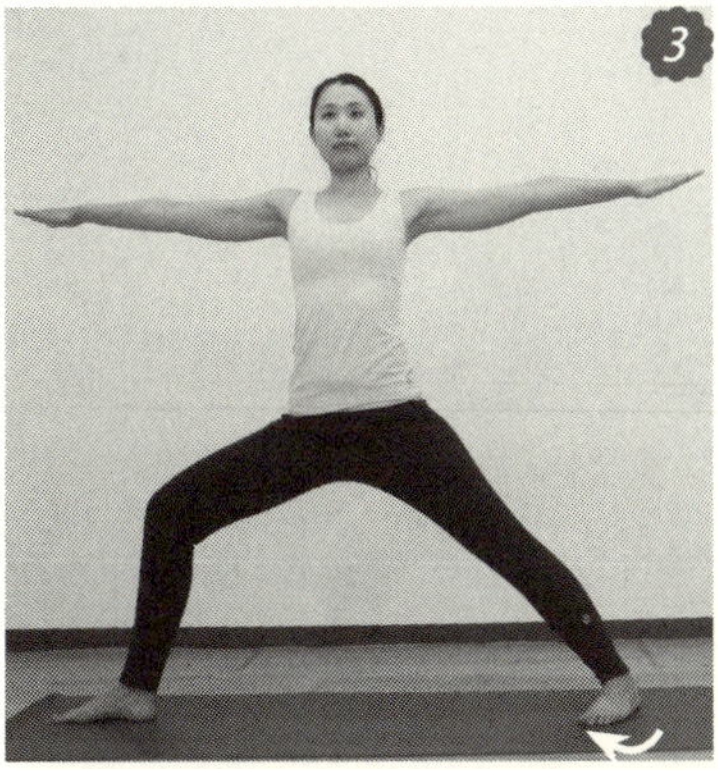

④ 土踏まずが上がるところまで足を回外する。

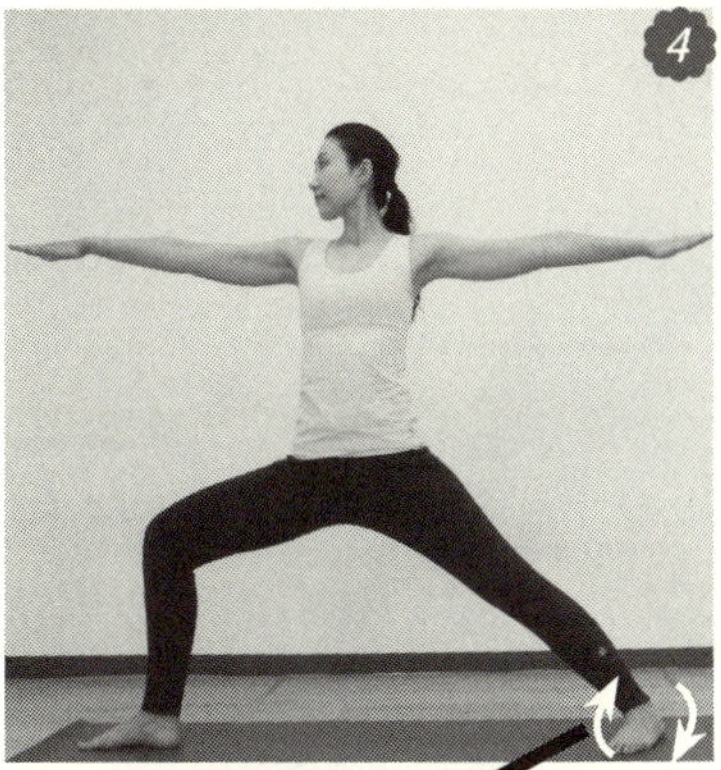

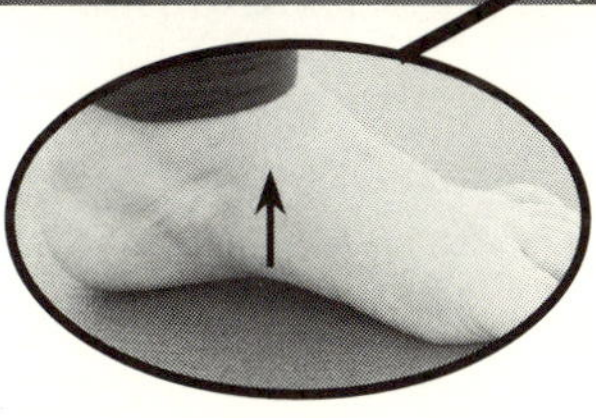

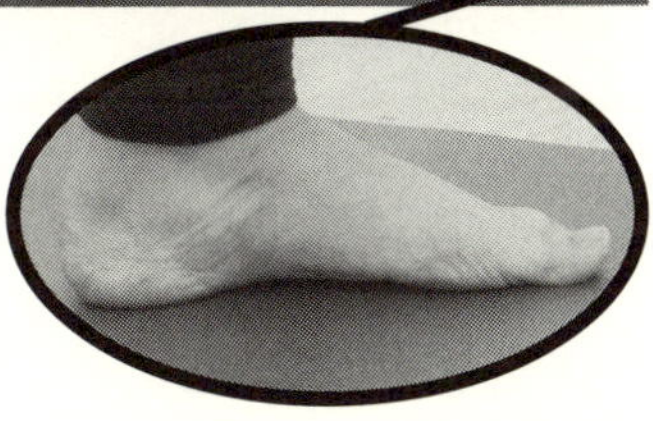

土踏まずが潰れてくる

パールシュヴァコーナーサナ

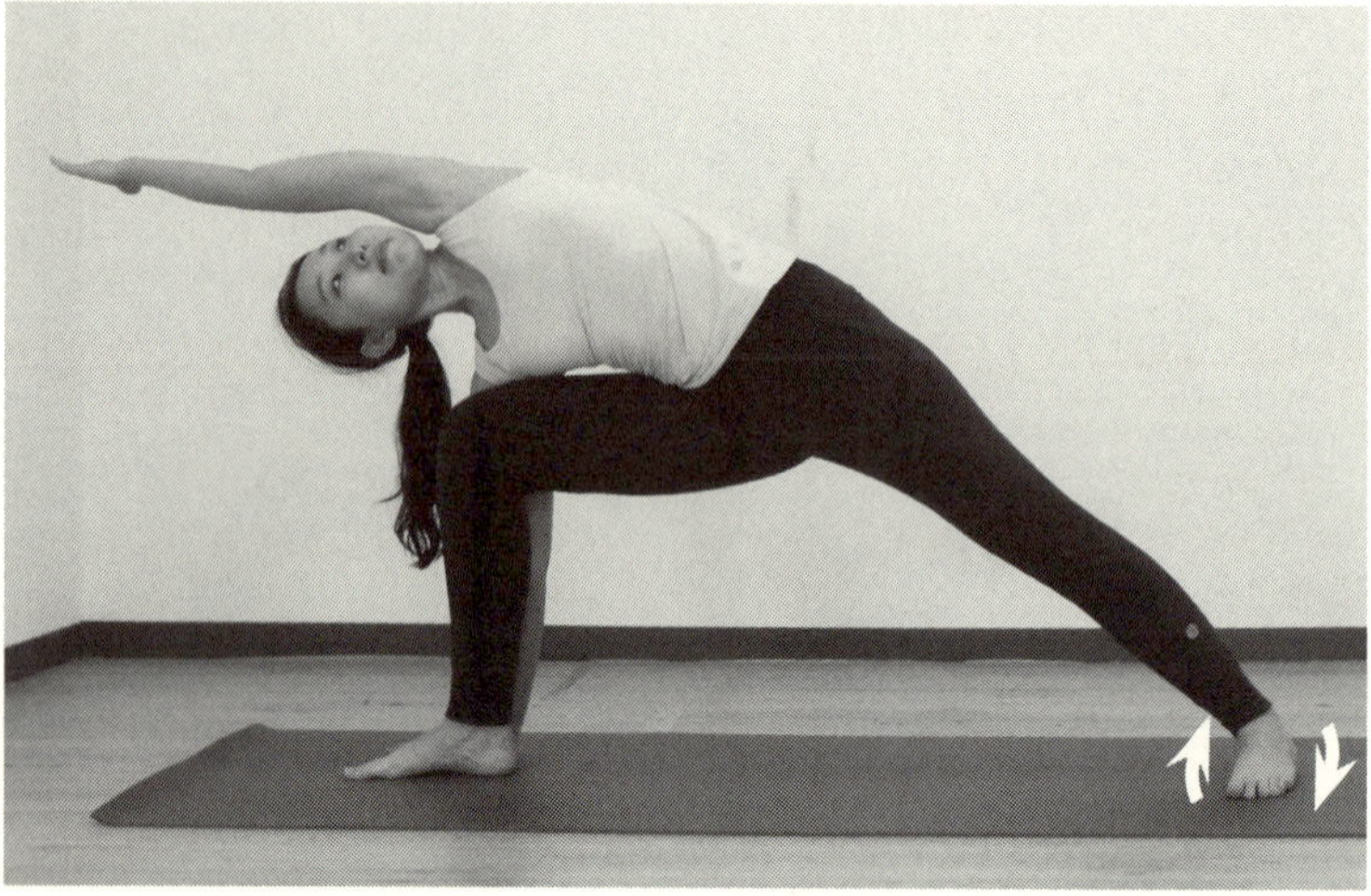

アドームカシュヴァーナーサナ

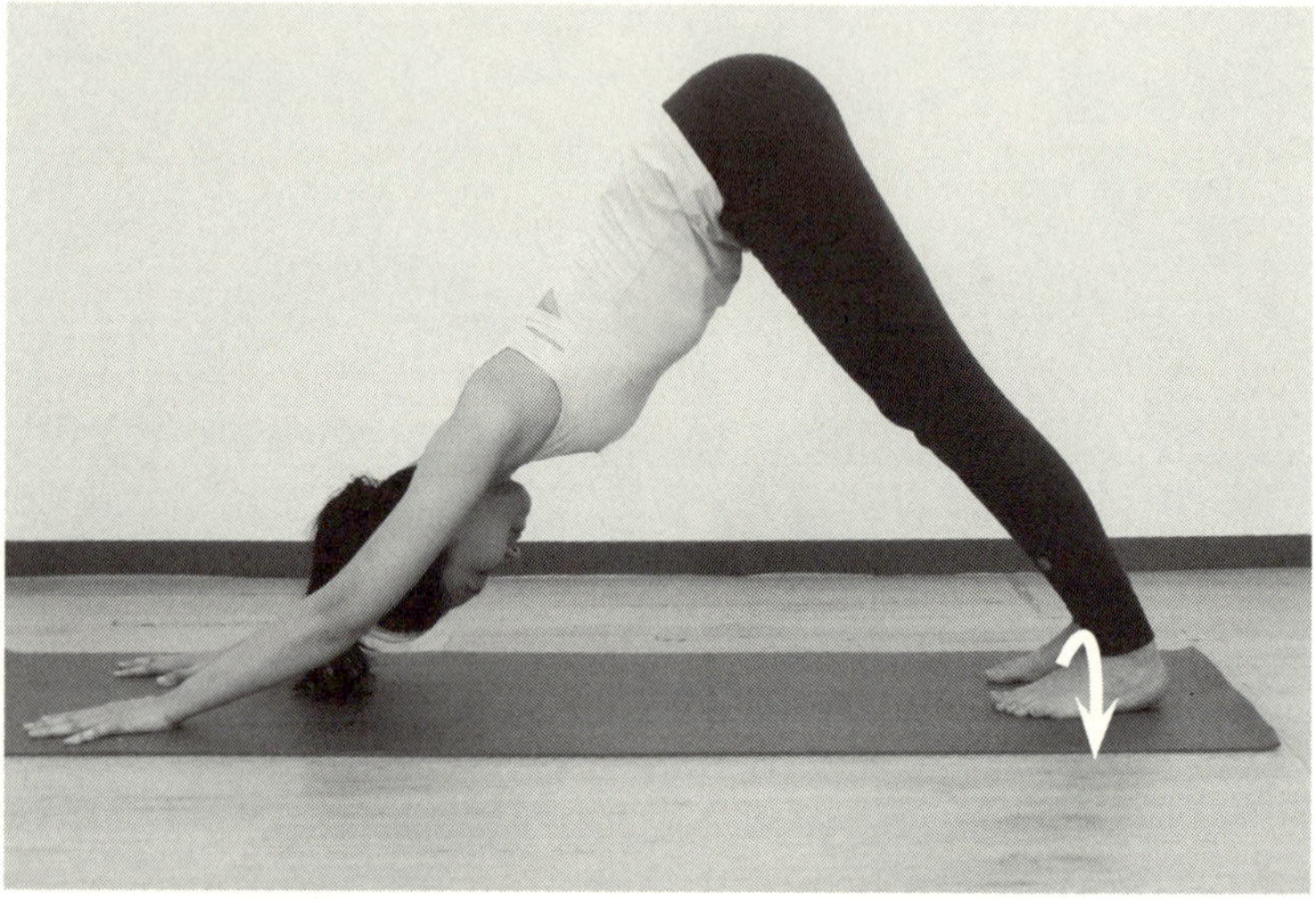

パールシュヴォーッターナーサナ

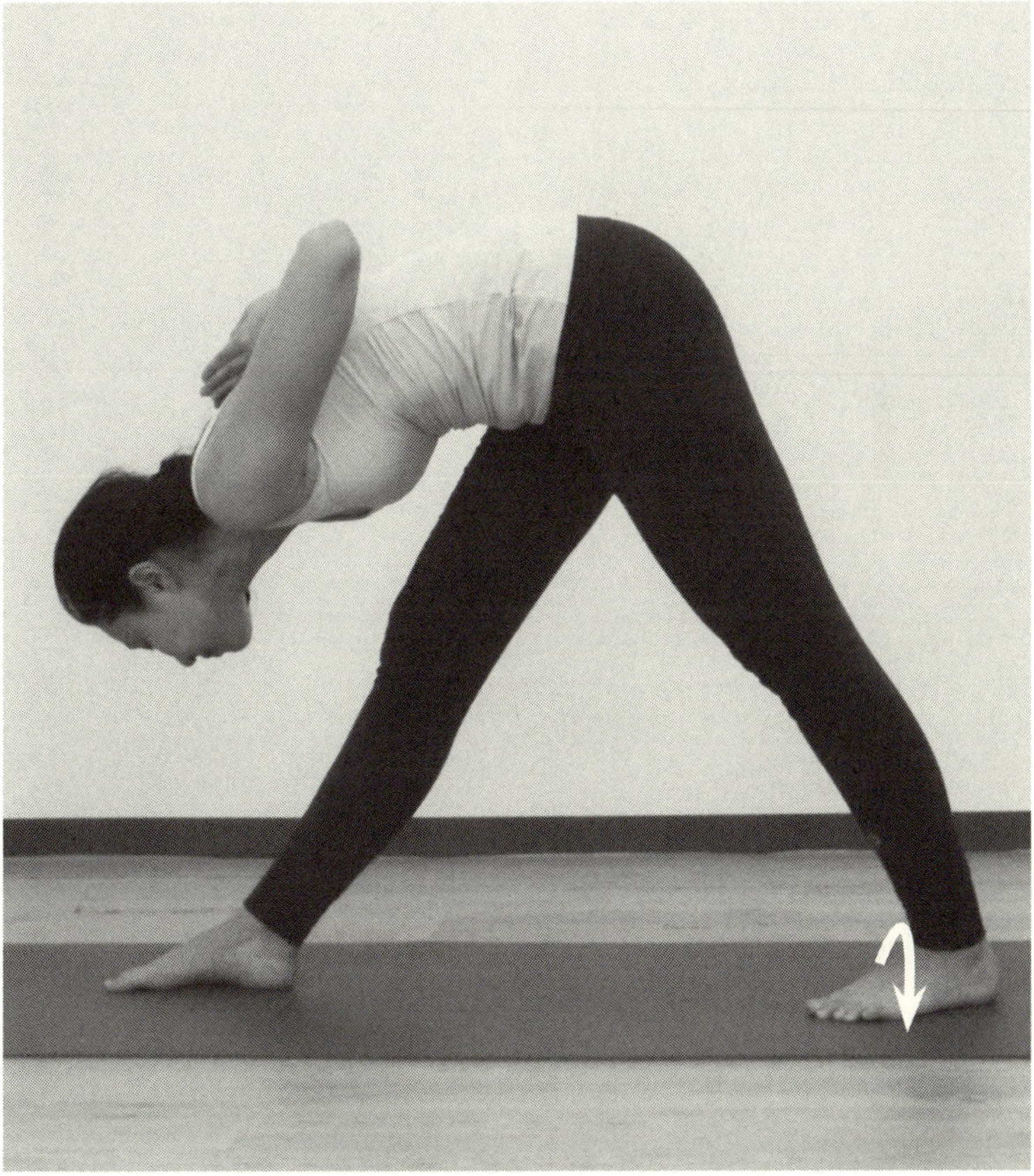

9 ✦ナウリのコツ

経典によるとクリアには以下の6つがあると言われています。

1 ダウティ：胃腸の洗浄です。
2 バスティ：いわゆる浣腸で直腸の洗浄です。
3 ネイティ：鼻の洗浄です。
4 トラタク：眼の洗浄と深層心理の解放（カタルシス）を行ないます。
5 ナウリ：内臓のマッサージです。
6 カパラバーティ：額を輝かせるという意味ですが、生殖器を刺激して神経的に活性化させることと、腹筋の制御ならびに内臓のマッサージです。

それぞれ塩水を使ったり、筒状の道具や布を使ったりして体の内部を洗浄することを目的としています。昨今では腸内フローラに注目が集まっていますが、昔のインドでは経験的に既に内臓が心身に影響を及ぼしていることに気づいていたのでしょう。

さて今回はこの中でナウリというものに焦点を当てて、運動学的にコツをお伝えしたいと思います。ナウリは、お腹を持ち上げて自分で手を使わずにマッサージする少し曲芸のような方法です。できない方が

ウディヤーナバンダ

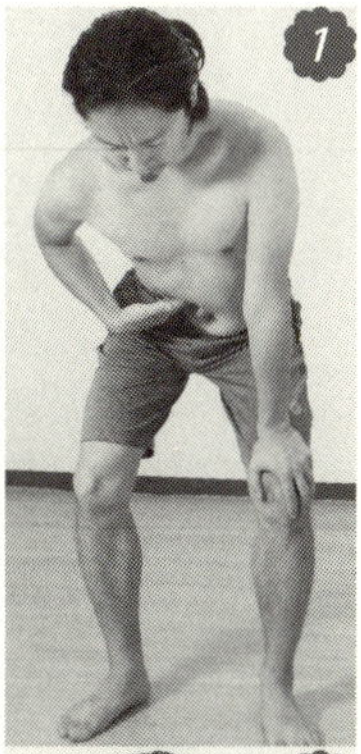

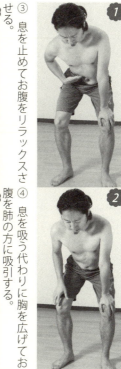

① 立った状態から前屈みになり、膝に手を置く。

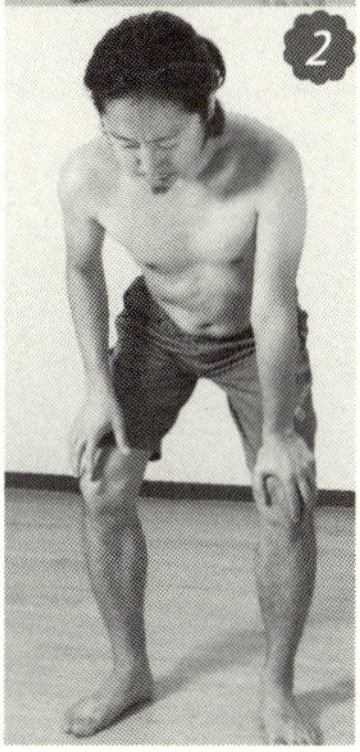

② 息を吐き切る。

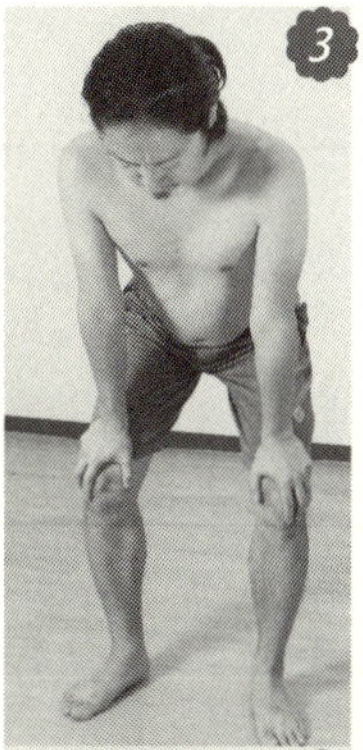

③ 息を止めてお腹をリラックスさせる。

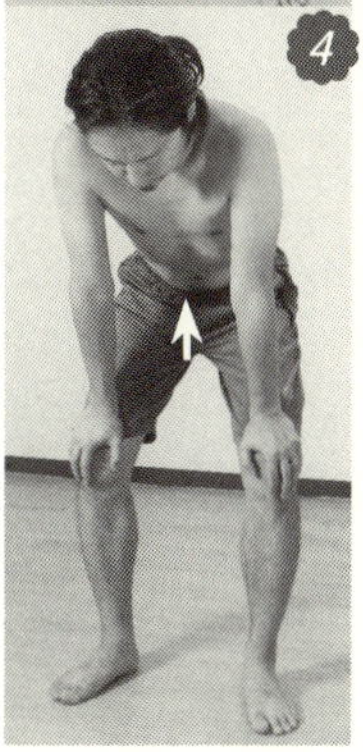

④ 息を吸う代わりに胸を広げてお腹を肺の方に吸引する。

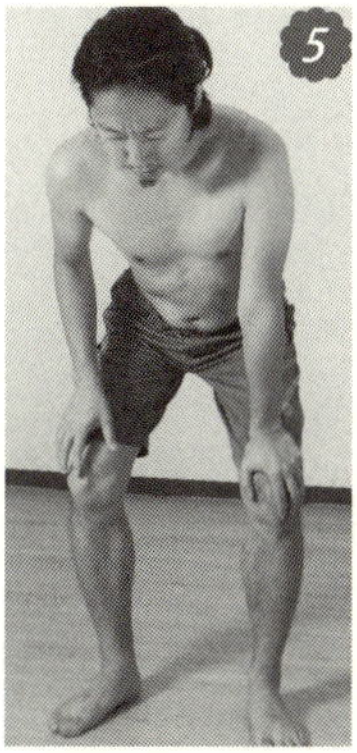

⑤ 苦しくなる前にお腹を出して鼻からゆっくり息を吸い、自然呼吸に戻す。

多いと思いますが、ここでまずしっかりと理屈を学んでもらえるとコツが掴みやすいかなと思います。

ナウリの前にまずできなくてはいけないのが「ウディヤーナバンダ」というものです。これはマッサージの前のお腹の引き上げのみを指す言葉です。手順を追いながら理屈を説明しましょう。

① 立った状態から前屈みになり膝に手を置きます。

これによってお腹を完全にリラックスします。お腹がリラックスできているかどうかお腹を押したり触った

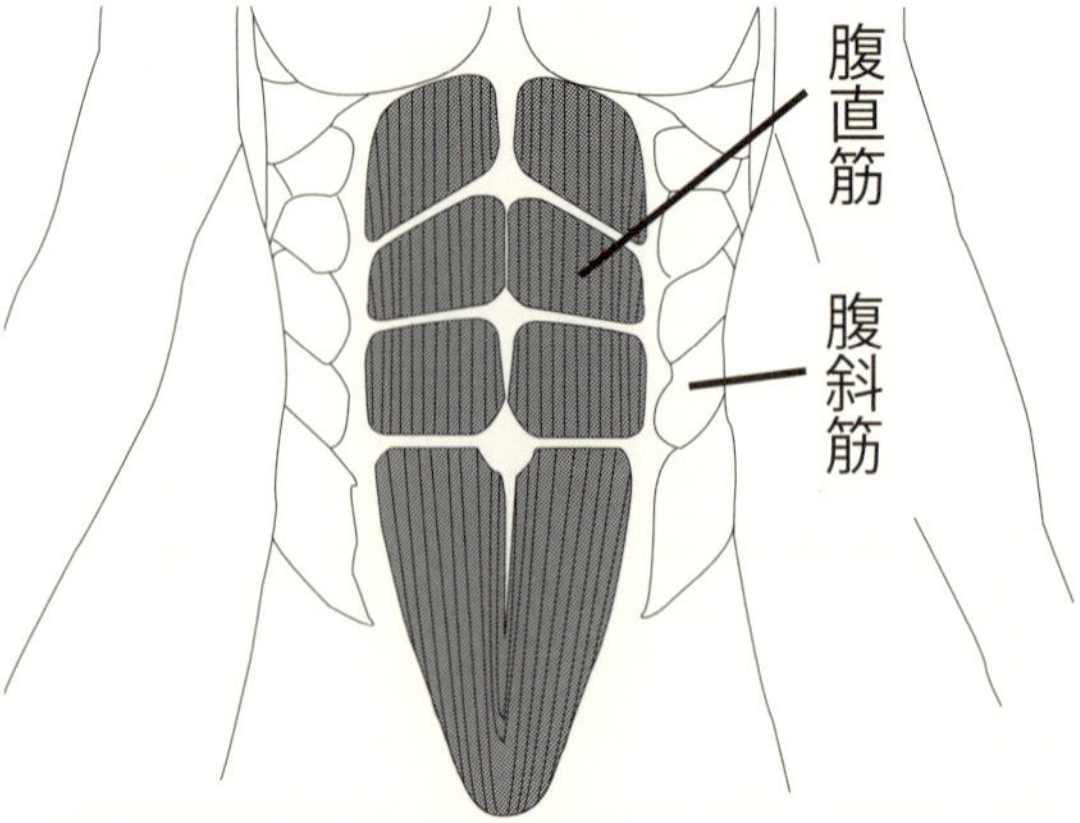

りしてみましょう。

② 次に息を吐き切ります。

ここが重要です。肺を空にすることによって陰圧を作り出します。ここでは腹筋を使って努力性に吐き切ります。

③ 息を止めてお腹をリラックスさせます。

吐き切った時に使った腹筋をオフにします。ここが少し難しいところです。息は止まっていますがリラックスしましょう。はじめはここまででも結構です。苦しくなったら吸いましょう。できる方は次へ。

④ ここで息を吸う代わりに胸を広げてお腹を肺の方に吸引します。

お腹が引き上がりますが、お腹は完全に脱力していることが重要です。あくまで吸引であってお腹で引き上げているわけではありません。

⑤ 苦しくなる前にお腹を出して鼻からゆっくりと吸い自然呼吸に戻します。

急に吸うと肺に急激に空気が入り気胸の恐れがあるので、必ずお腹を出してからゆっくりと吸いましょう。

ナウリ

① ウディヤーナバンダの状態で手を軽く押して、恥骨を少しだけ出すようにすると、腹直筋だけが飛び出てくる。

② 右手のみ押して、右だけの腹直筋を飛び出させる。

③ 再度両手で押して、両方の腹直筋を出す。

④ 左手を押して左の腹直筋を出す。
この一連の動きを滑らかに連続して行なうと、まるで内臓が波打つようにマッサージされる。

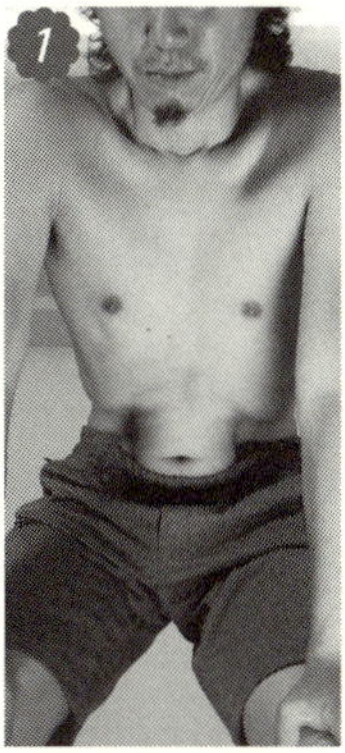

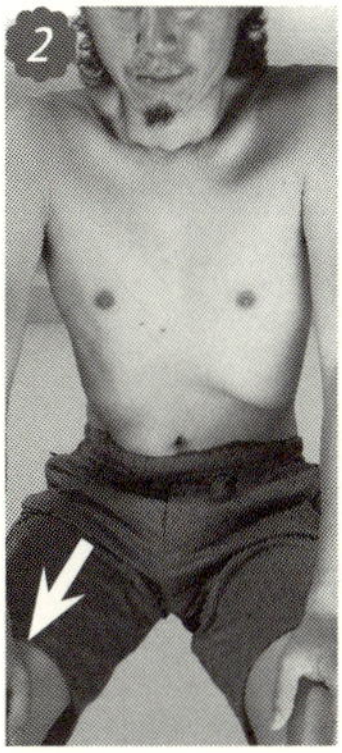

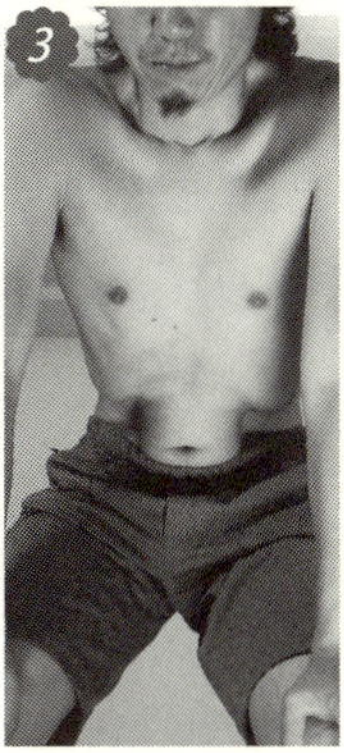

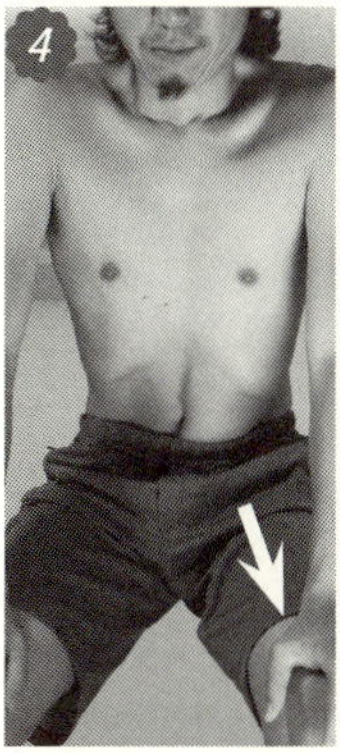

どうでしたか。息を止めてもリラックスというのが少し難しかったのではないでしょうか。このウディヤーナバンダがしっかりできるようになったら、いよいよナウリに挑戦していきます。

ウディヤーナバンダの状態で手を使いながら腹部の筋肉を分けて使うことが重要です。腹部には腹直筋、内外腹斜筋、腹横筋という4つの筋肉があります。その中で特にここでは腹直筋を使います。

① ウディヤーナバンダの状態で手を軽く押して、恥骨を前に少しだけ出すようにすると腹直

"胸を使った引き上げ"練習法

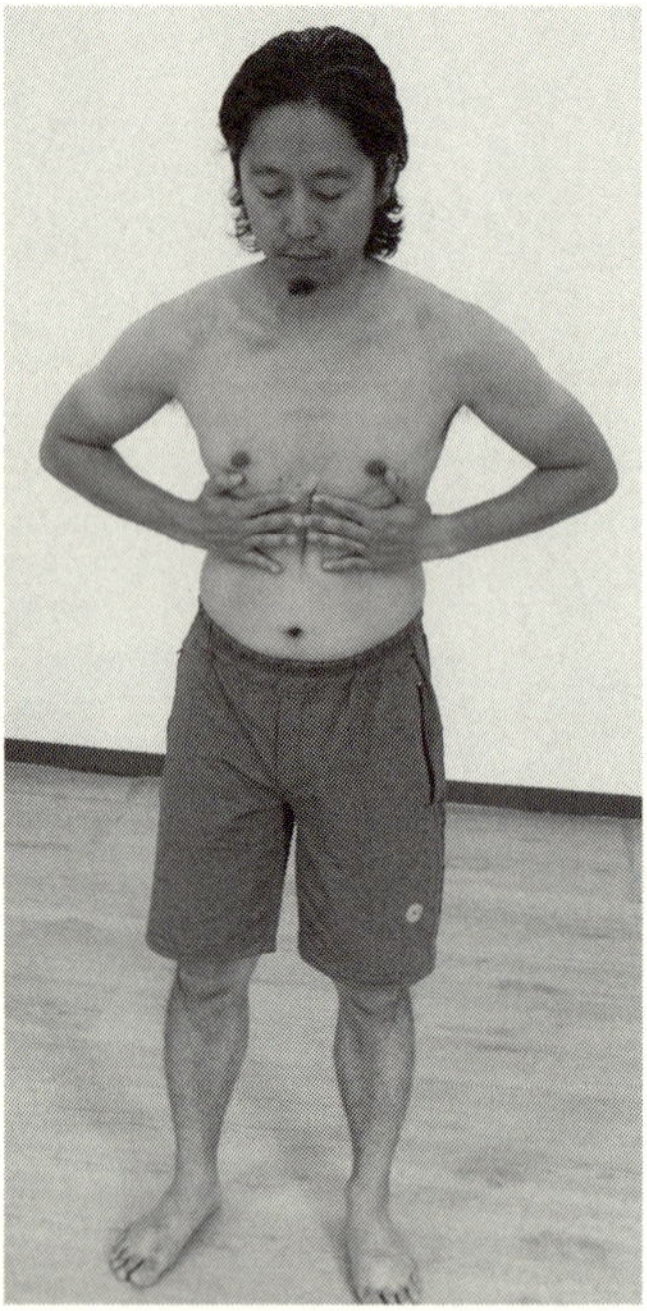

① 何度か胸式呼吸を行ない、吐ききって息を止める。

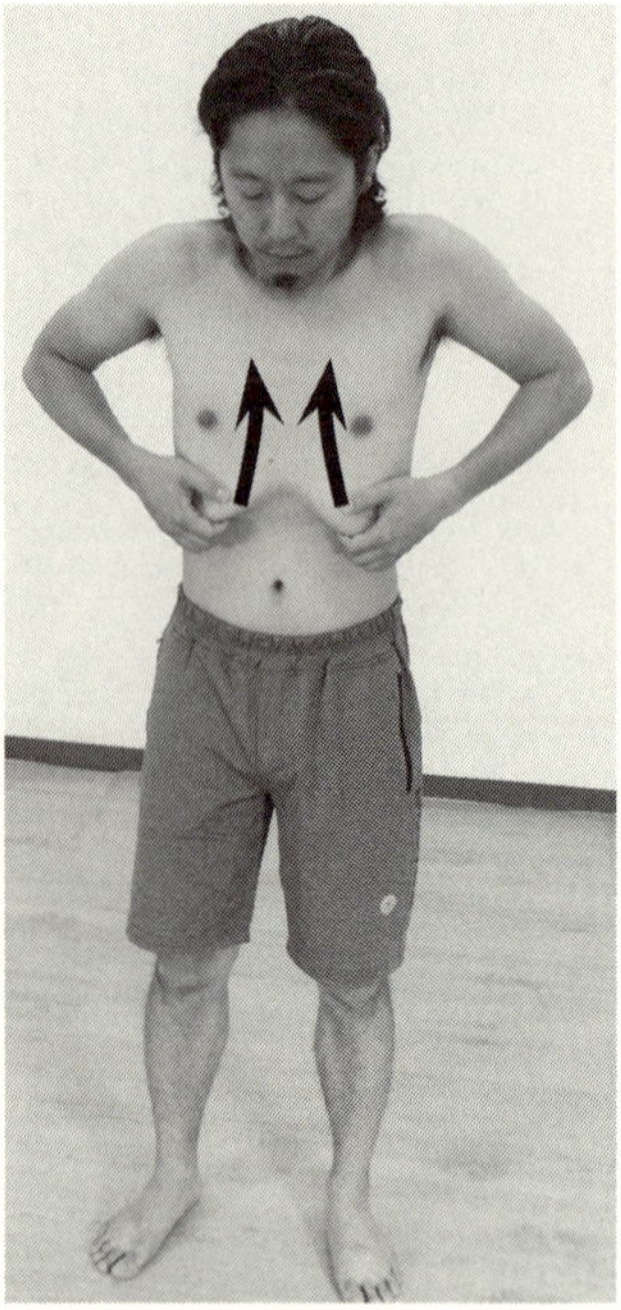

② 息を止めたままお腹をリラックスして、胸式呼吸と同じく胸を持ち上げ内臓を吸引する。

筋のみが飛び出てきます。この時に腹斜筋はリラックスしたままです。

② 次に右手のみ押して、右だけの腹直筋を飛び出させます。

③ 再度両手で押して両方の腹直筋を出します。

④ 今度は左の手を押して左の腹直筋だけを出します。

この動きを滑らかに連続して行なうと、まるで内臓が波を打つようにしてマッサージが行なわれます。当然反対方向も行ないましょう。一方向3セットを繰り返し、苦しくなる前にウディヤーナバンダと同じようにお腹を出してから息を吸って戻ります。これがナウリです。

いかがでしたか。手を使う感覚が重要ですが、はじめは力んで全部の腹筋が働いてしまいますが、徐々に力みが抜けると自然と分離して動かせるようになります。ポイントはリラックスです。そして、お腹を引き上げているのは胸であって、お腹ではないということです。

胸を使った引き上げを感じるために、立って行なえる、単純な呼吸を使った練習をしてみましょう。

① 立った状態でまず何度か胸式呼吸を行ないます。胸を広げて息を吸う方法です。
② 次にお腹をリラックスしたまま胸式呼吸の感じで息を止め胸を持ち上げてみましょう。

どうでしょう、お腹が勝手に薄くなったのを感じませんでしたか。この感覚が胸を使った腹部の吸引です。肺の方に吸引させる感じが大切です。

ナウリは当然食後は控えたほうがいいものです。朝起きた時がオススメです。クリアは朝行なうことが勧められています。因みにアーサナは体が柔らかくなる夕方に奨励されています。

ナウリは奇妙な曲芸のように捉えられることもありますが、できるようになると癖になる、とても快適な内臓マッサージです。ぜひ日常に取り入れてみて下さい。

10 ✦ジャーランダラバンダのコツ

プラーナヤーマにはハタヨガの経典であるハタプラディーピカでは8種類あると言われています。実際にはヒマラヤの修行僧などは百や千を超える種類があるとも言われています。今回はこの中で特に「クンバカ」という息留めについて解説したいと思います。プラーナヤーマの効果は二酸化炭素を体に溜めることによって得られます。酸素をたくさん体に取り込んで深呼吸するのが呼吸法と思っている方も多いでしょう。実は二酸化炭素が少なくなると過換気症候群のように、痺れや頭痛、窒息感、そして全身の過緊張に冷感が起こります。二酸化炭素も当然溜め過ぎれば有害ですが、徐々に安全に溜めていくと、血流が増え、体が温かくなり、頭が冴え、そして全身がリラックスしてきます。

二酸化炭素を安全に溜めていく練習法としてクンバカがあるのです。実際にはジャーランダラバンダという方法で行なって行きます。

まずはこの方法を解説します。

① 鼻から大きく息を吸って胸を広げます。

② 胸がパンパンになったら息を止めて顎を引いて胸骨に付けます。苦しくなる前まで息を止めて、吸う前に顎のロックを外します。

ジャーランダラバンダ

① 鼻から大きく息を吸って胸を広げる。

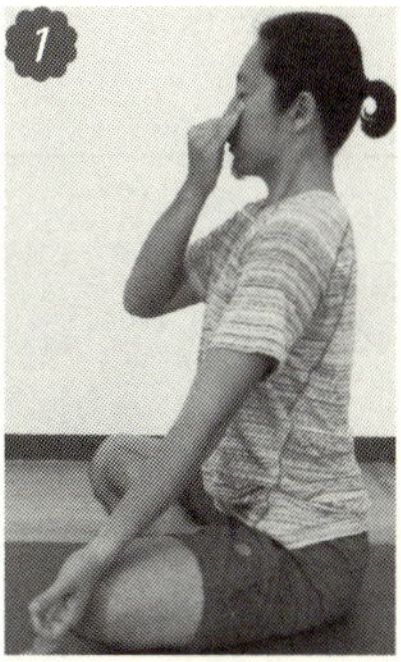

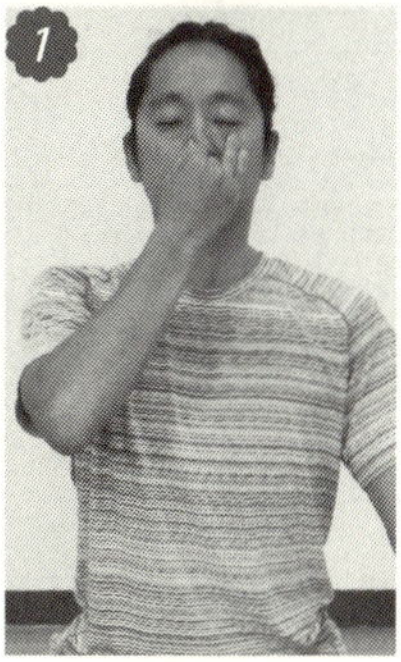

② 胸がパンパンになったら息を止めて顎を引いて胸骨に付ける。苦しくなる前まで息を止めて、吸う前に顎のロックを外す。

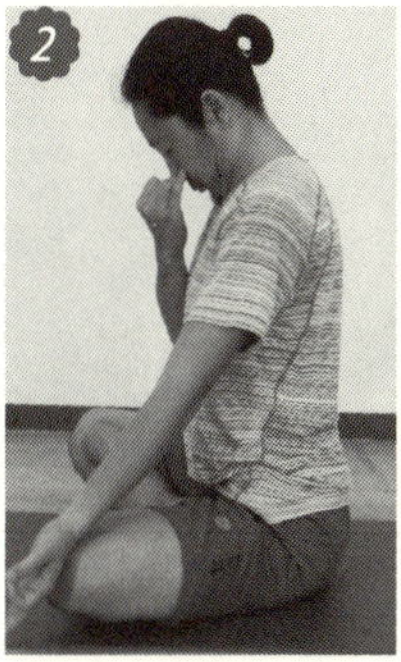

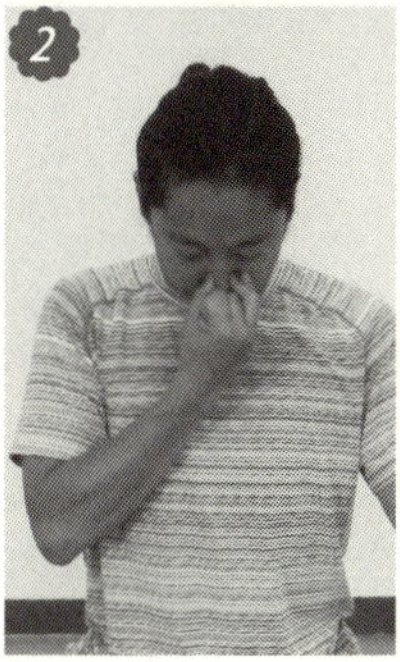

③ ゆっくりと鼻から息を吸い入れる。

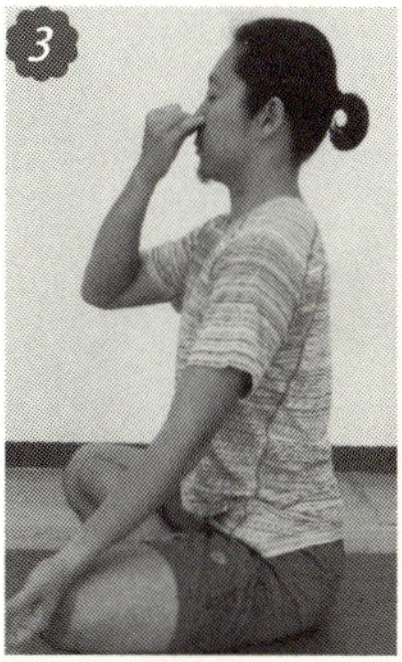

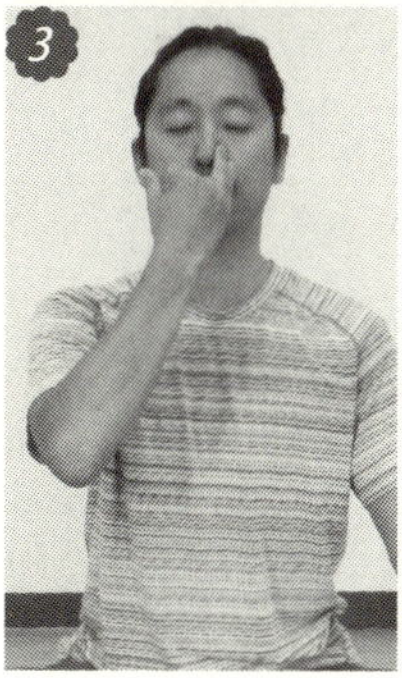

③ ゆっくりと鼻から息を吸い入れます。

さてこの方法の難しいところはどこかというと、顎を胸骨につけるところです。このためには頸部の柔軟性と胸郭の拡張が必要です。特に頸部に関しては首の前の筋力です。前述した斜角筋、胸鎖乳突筋です。これらの筋肉は頭や頸椎から鎖骨、肋骨に付きます。そして普段は頭を動かすことに使われますが、ジャーランダラバンダでは、胸郭を持ち上げるのにも用いられます。

また、この筋群が強いと反対の背面の筋群がゆるんでくれるので首を曲げやすくなります。

ウシュトラーサナの姿勢で頸筋強化と胸郭拡張

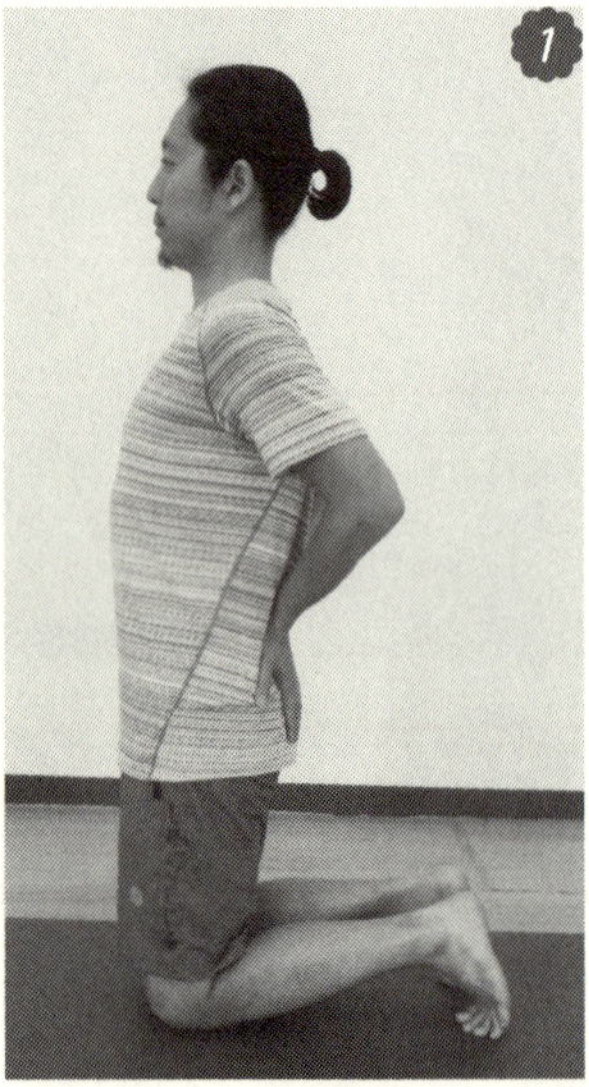

① 膝立ちまたは椅子座位で手を仙骨に回して支える。

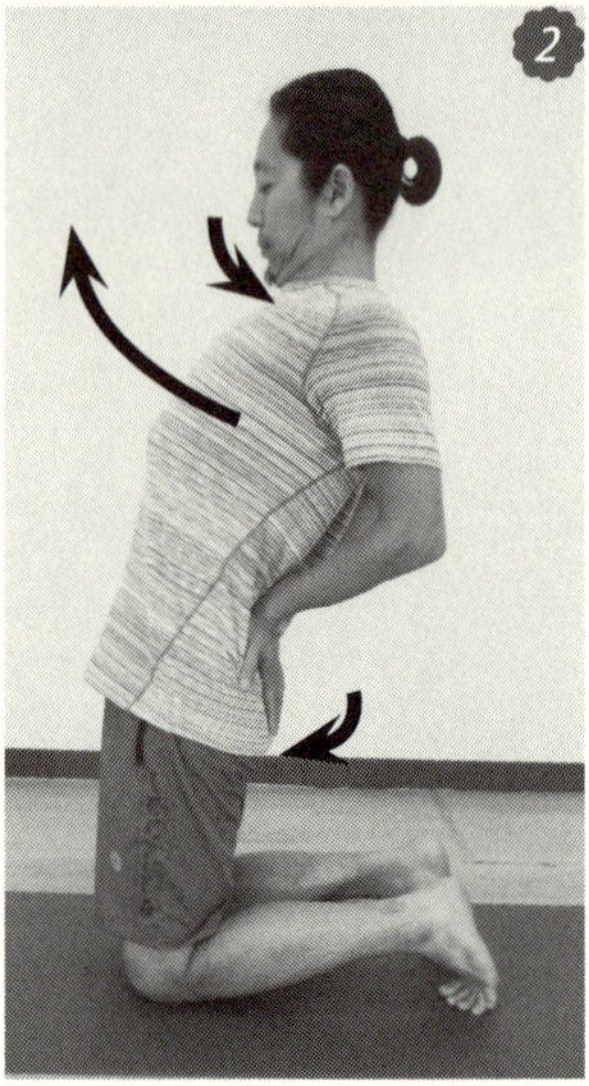

② 骨盤を後傾方向に手で押しながら顎を引いて胸を開く。

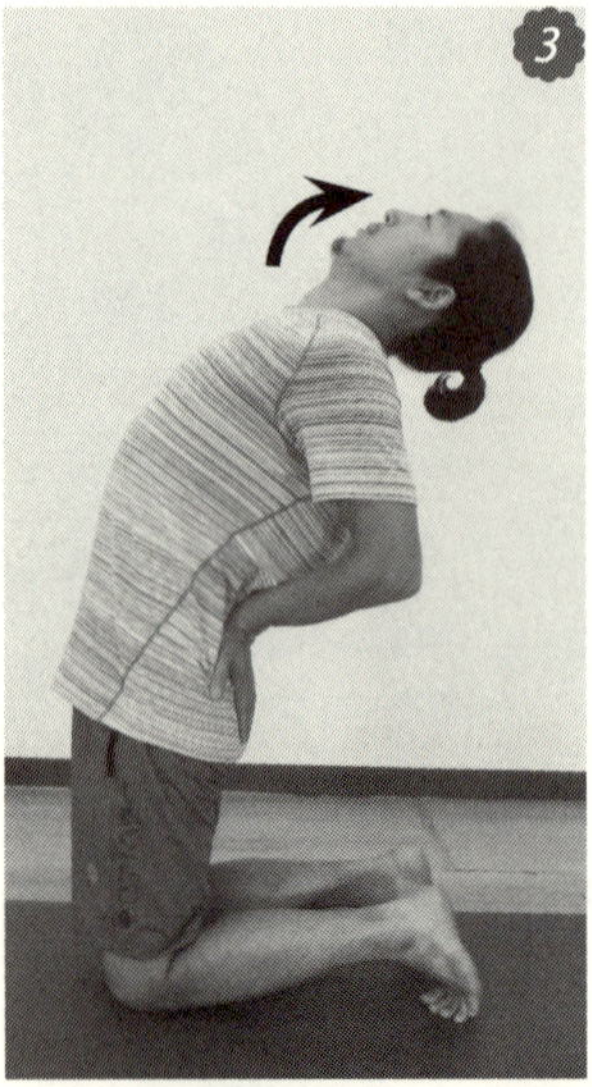

③ 首の前を伸ばすようにして後ろに頭を倒して行く。

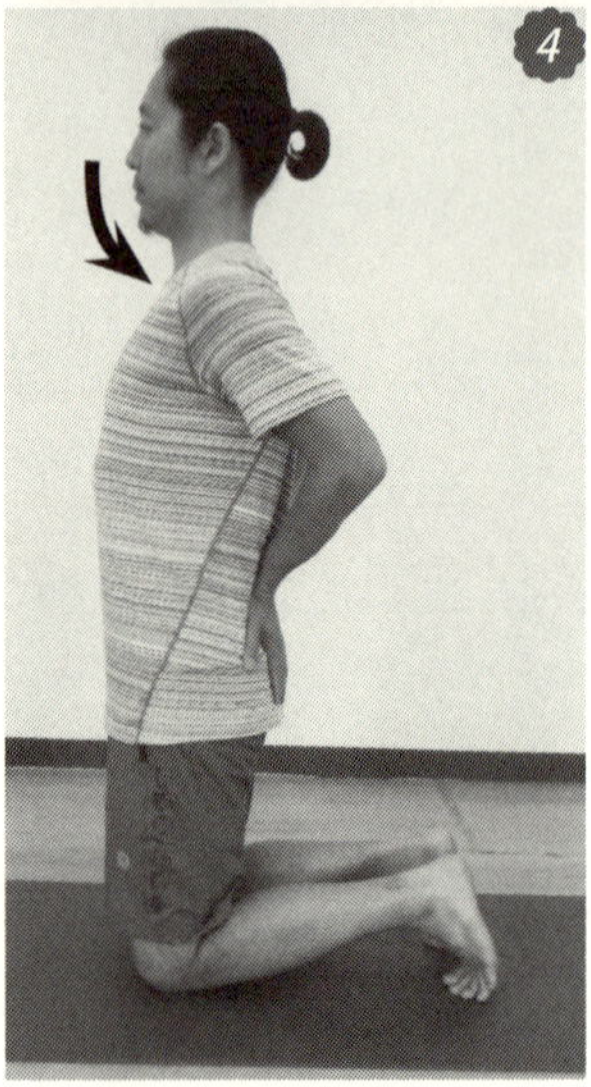

④ 顎を引いて戻す。

これらの筋群が強いかどうかアーサナの中で確認してみましょう。

【実技】

◉ウシュトラーサナの姿勢で頭を後ろに倒しては戻すを繰り返してみましょう。

①膝立ちまたは椅子座位で手を仙骨に回して支えます。
②骨盤を後傾方向に手で押しながら顎を引いて胸を開きます。
③首の前を伸ばすようにして後ろに頭を倒して行きます。
④顎を引いて戻します。
②―③の動きを繰り返しましょう。

◉床に寝て行なうパヴァナムクターサナも行なってみましょう。

①仰向けに寝ます。
②両足を抱え込んで太腿とお腹を近づけます。
③頭を浮かします。
④浮かした状態のままゆっくり左右を振り向くようにして動かします。
④の動きを左右5回ほど繰り返しましょう。

パヴァナムクターサナの姿勢で頸筋強化

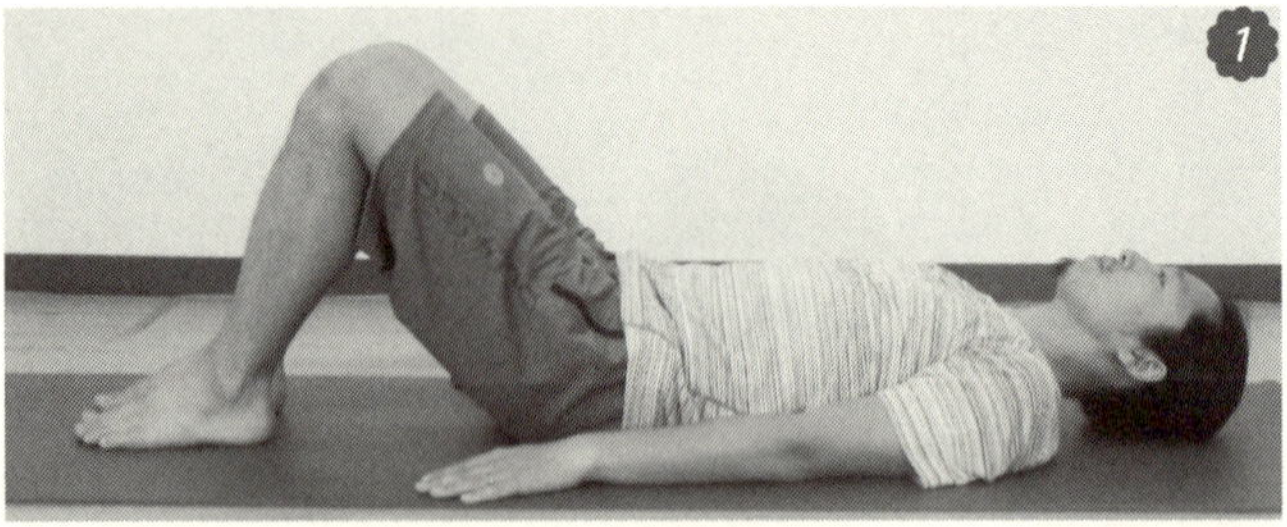

① 仰向けに寝る。

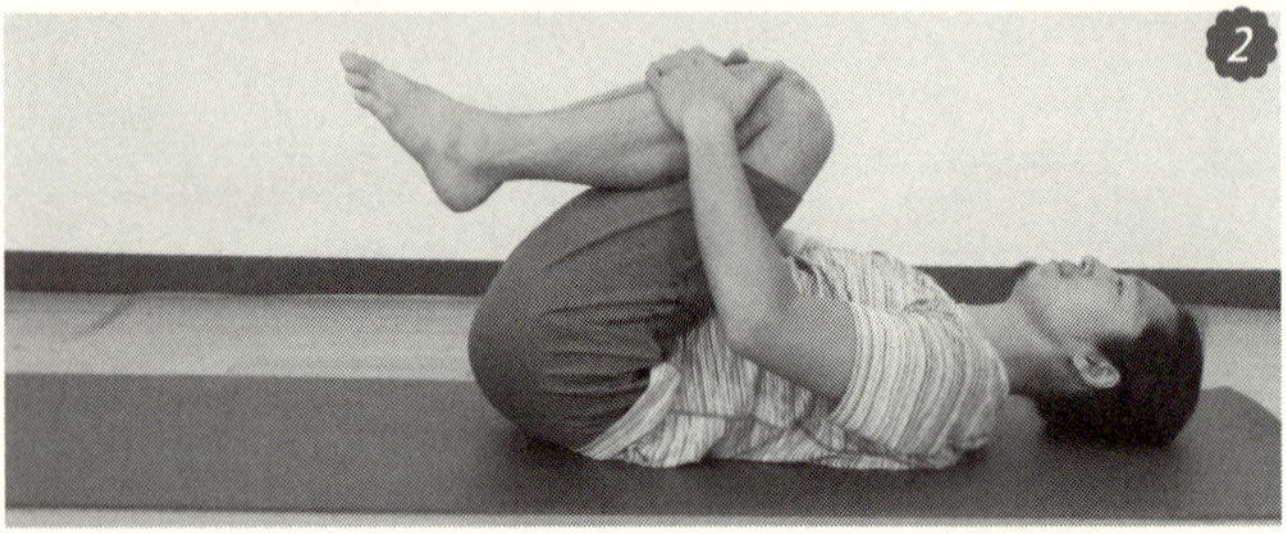

② 両足を抱え込んで太腿とお腹を近づける。

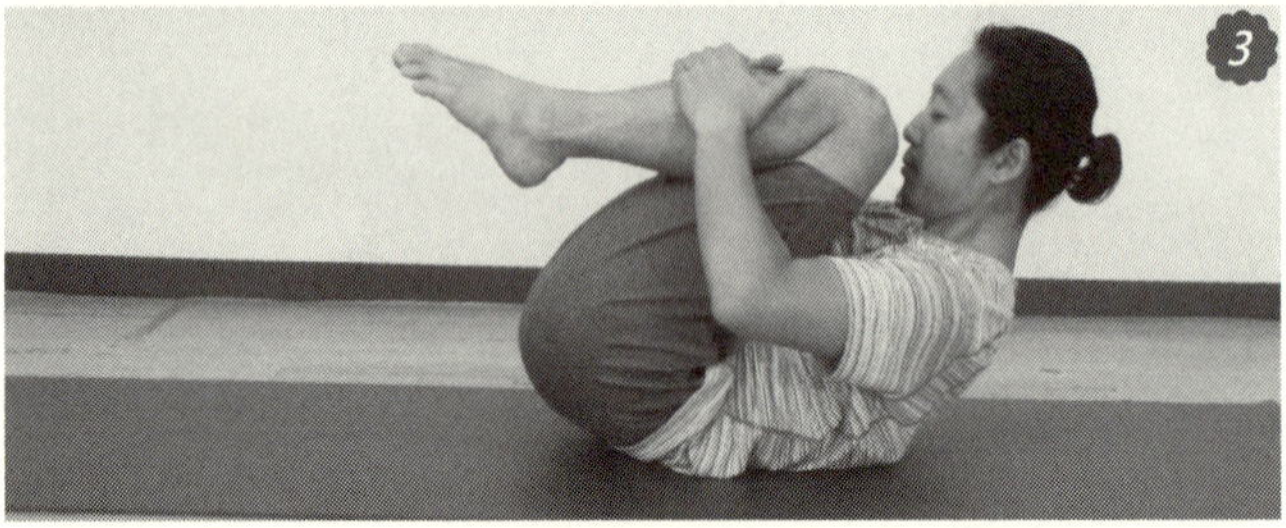

③ 頭を浮かせる。

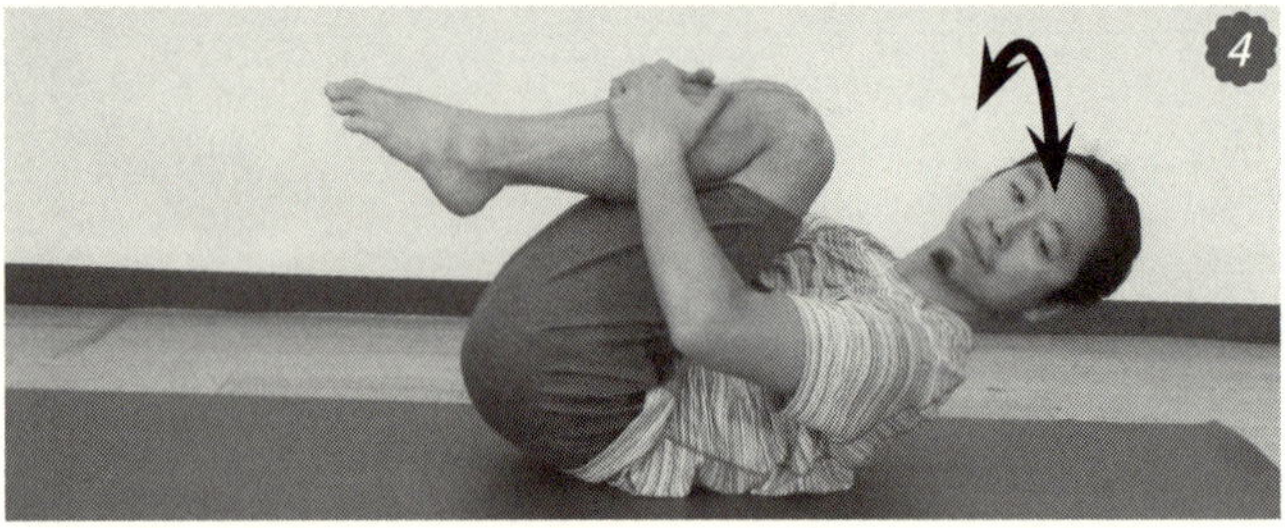

④ 浮かした状態のままゆっくり左右を振り向くようにして動かす。

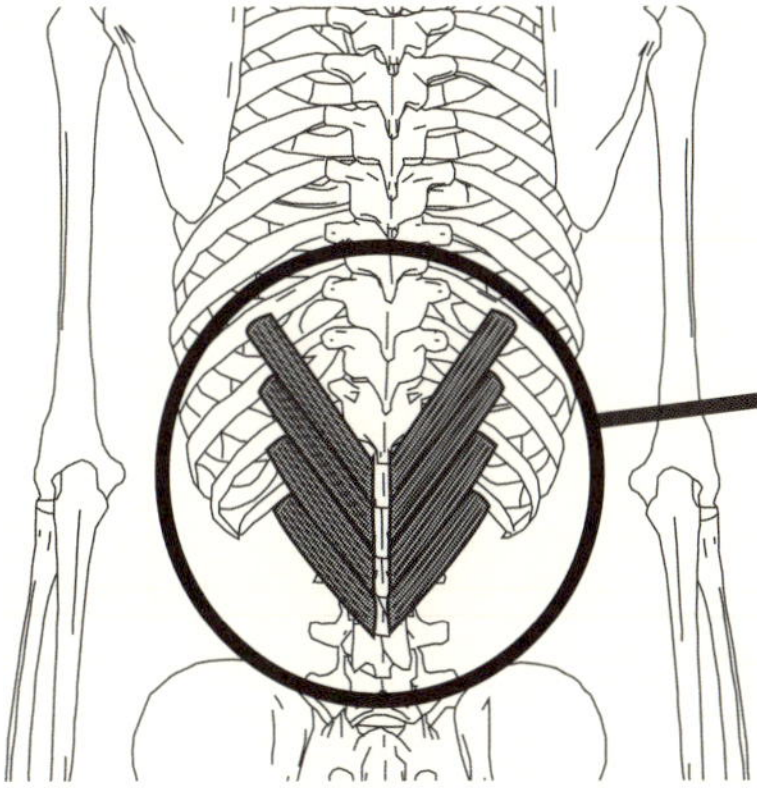

どうでしたか。結構辛いですよね。普段は垂直の状態で使っていることがほとんどですから、ここまで頭の重さを支えることは稀ですね。しかし、ご自分の頭の重さですから、普通の筋力といえば普通です。できなかった方はぜひ練習して鍛えてみて下さい。

◎胸を開く下後鋸筋

胸を開く方法として肩甲骨と胸椎の連動を前項で解説しました。もう一つ大切な筋肉による方法もお伝えします。名前はあまりメジャーではないのですが、「下後鋸筋」という筋肉です。

この筋肉は肋骨を下に引き下げる働きを持っており、片側だけが働くと捻じる動きにも関与します。重要な点は、肩甲骨についていないので純粋に胸郭に働きかけることができます。ジャーランダラバンダ含めプラーナヤーマの時には肩甲骨は動かしませんのでこの筋肉を使って胸を開きます。この筋肉に気付くには捻じりを使った方が分かりやすいのでここでは捻じりのアーサナで感じてみましょう。

パリヴルッタトリコーナーサナの準備で下後鋸筋を感じる

① 骨盤を前に保持したまま左足を大きく後ろに引き、前後に開脚する。

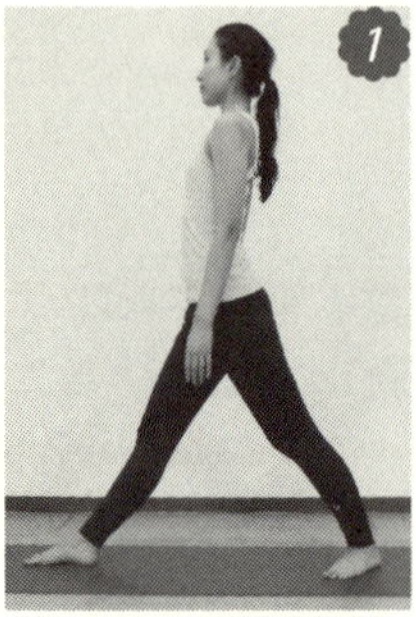

② 手を肩の高さに外から持ち上げる。

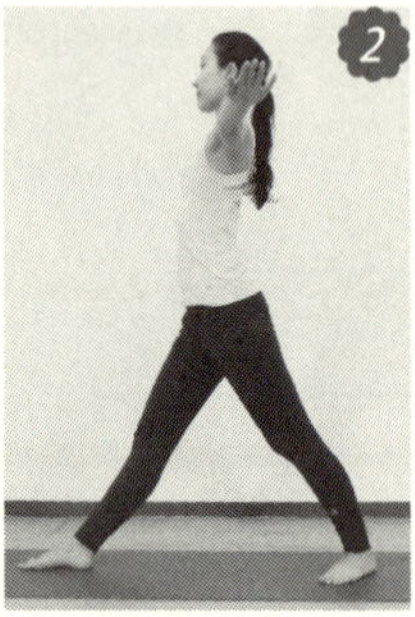

③ 手を両方から引っ張られるようにして右側に体を捻じる。

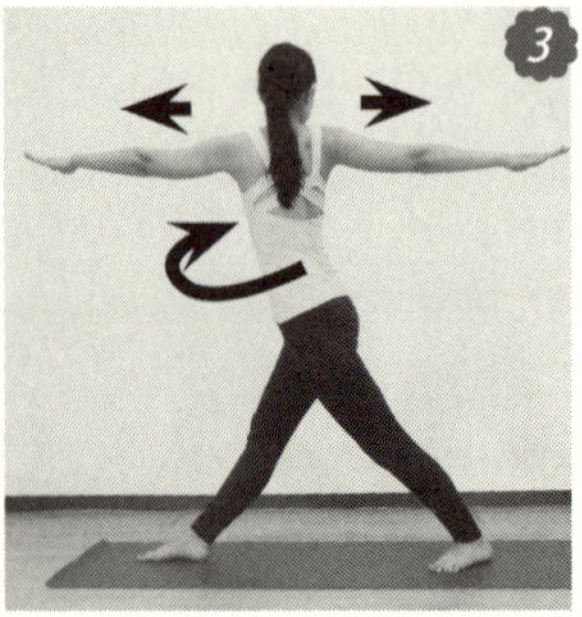

④ 捻じった状態でできるだけ右手（後ろ側）を遠くに引っ張る。この時肩甲骨の下あたりに下後鋸筋を感じる。

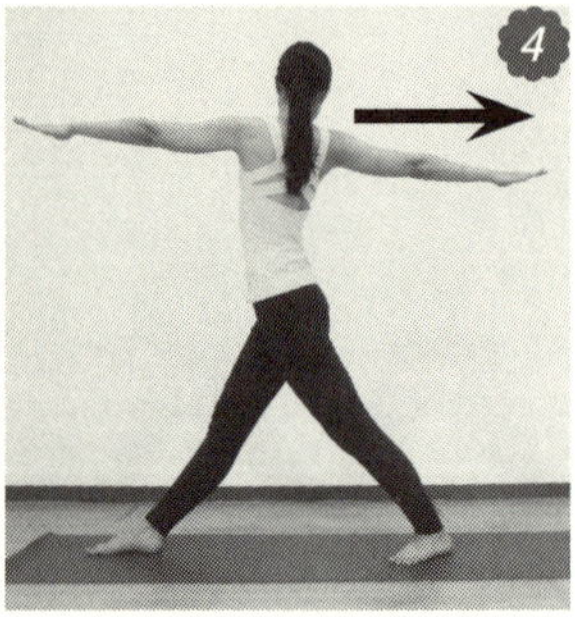

⑤ 最後に股関節から前屈してアーサナに入る。

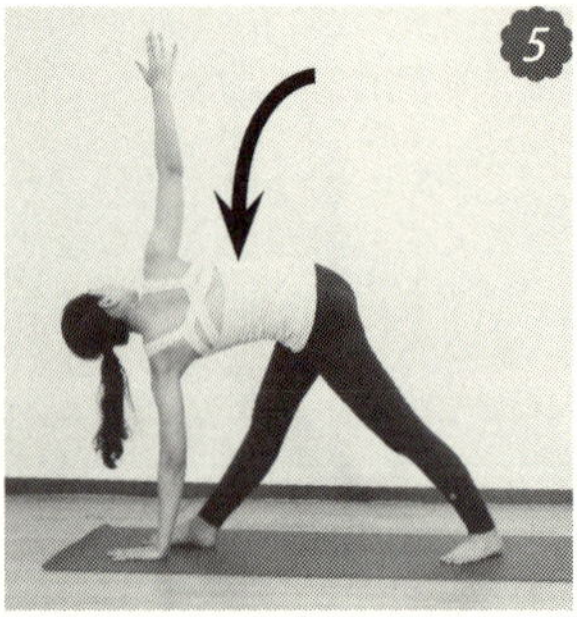

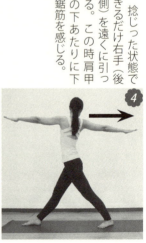

【実技】

◉パリヴルッタトリコーナーサナの準備で感じてみましょう。

① 骨盤を前に保持したまま左足を大きく後ろに引き、前後に開脚します。
② 手を肩の高さに外から持ち上げます。
③ 手を両方から引っ張られるようにして右側に体を捻じります。
④ 捻じった状態でできるだけ右手（後ろ側）を遠くに引っ張ります。この時肩甲骨の下あたりに下後鋸筋を感じましょう。
⑤ 最後に股関節から前屈してアーサナに入ります。

この肩甲骨の下辺りの感覚を両方使うと胸が開きます。次は両方を使うアーサナで感じてみましょう。

◉マンドゥーカーサナという古典に出てくるアーサナで感じてみましょう。

① 正座になり膝を肩幅に開きます。
② 手を前から真上に上げます。
③ 右手を左肩に、左手を右肩に当てます。
④ 頭で腕を押しながら上を見るように体を軽く反りましょう。ここで両方の下後鋸筋を感じましょう。

この他にもジャーランダラバンダの練習としてオススメのアーサナがありますのでいくつか完成形のみ

マンドゥーカーサナで下後鋸筋を感じる

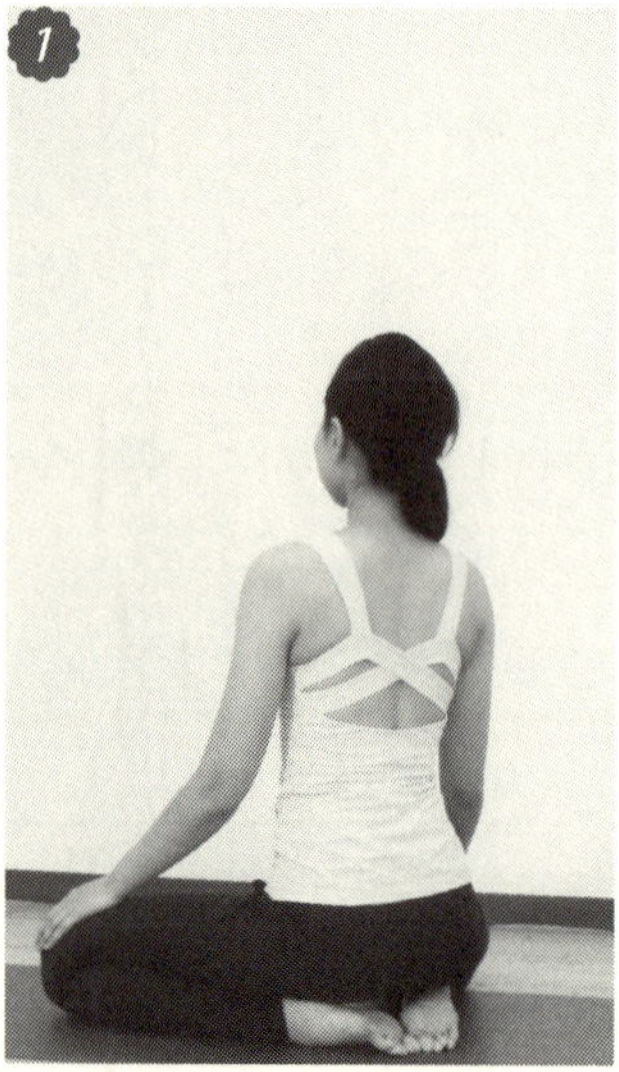

① 正座になり膝を肩幅に開く。

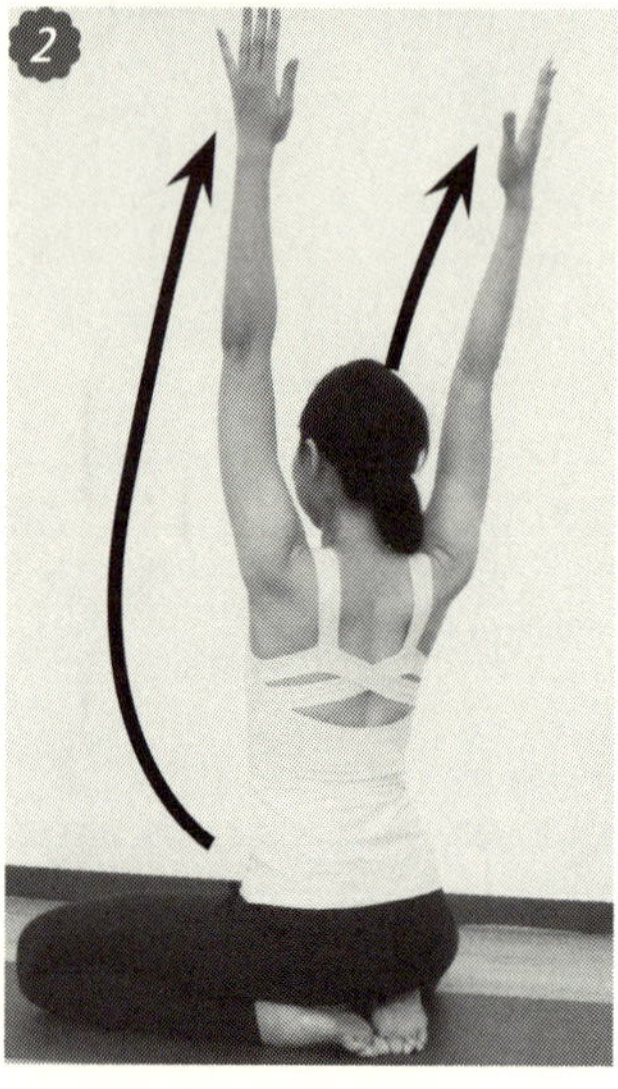

② 手を前から真上に上げる。

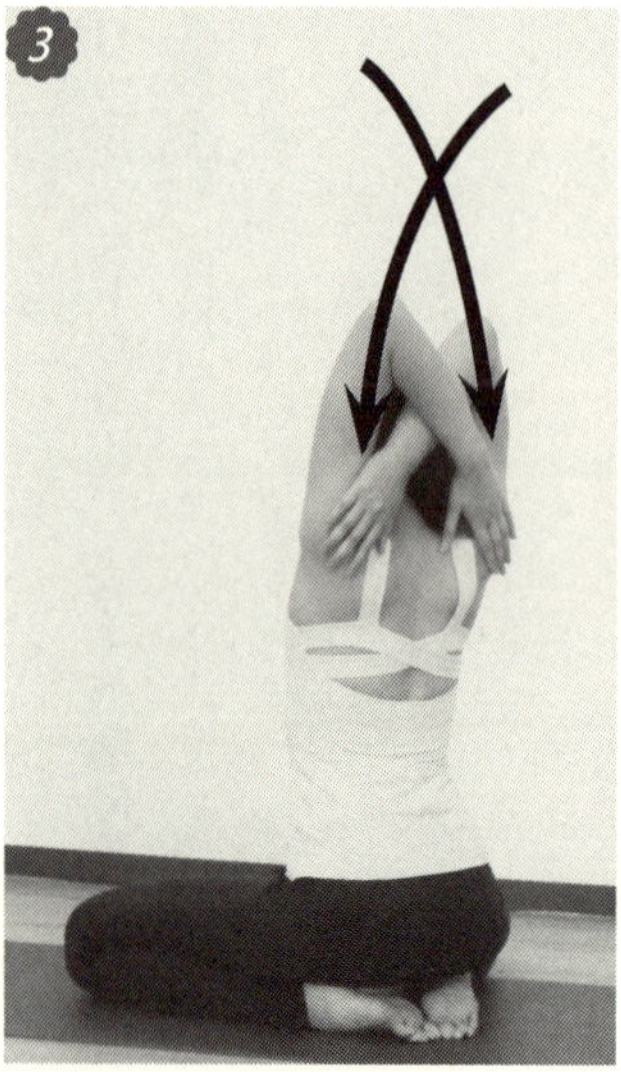

③ 右手を左肩に、左手を右肩に当てる。

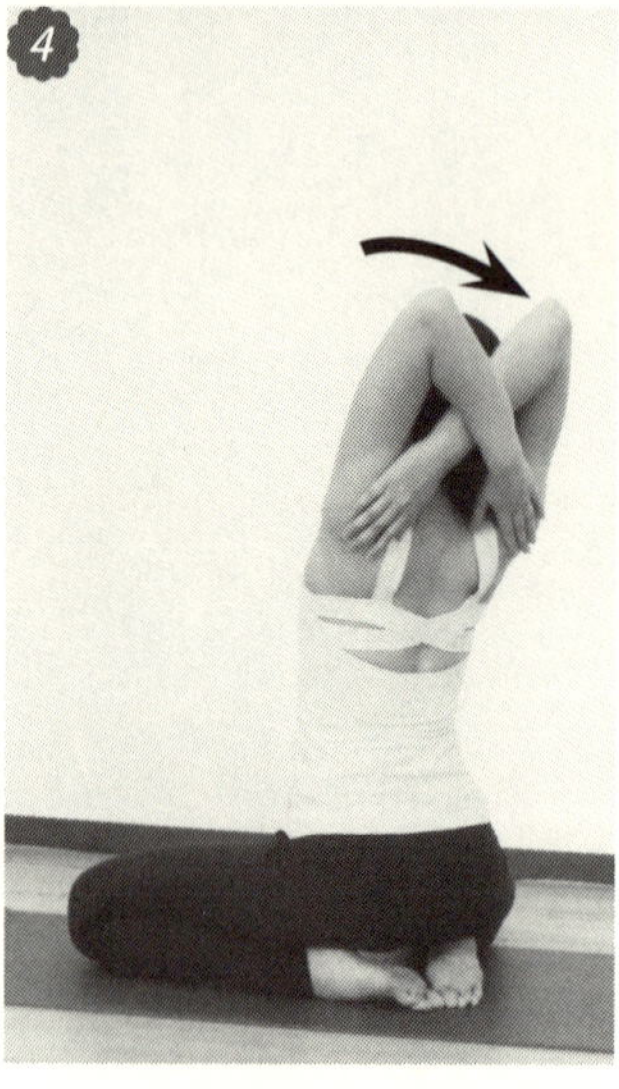

④ 頭で腕を押しながら上を見るように体を軽く反る。ここで両方の下後鋸筋を感じる。

セツバンダーサナ

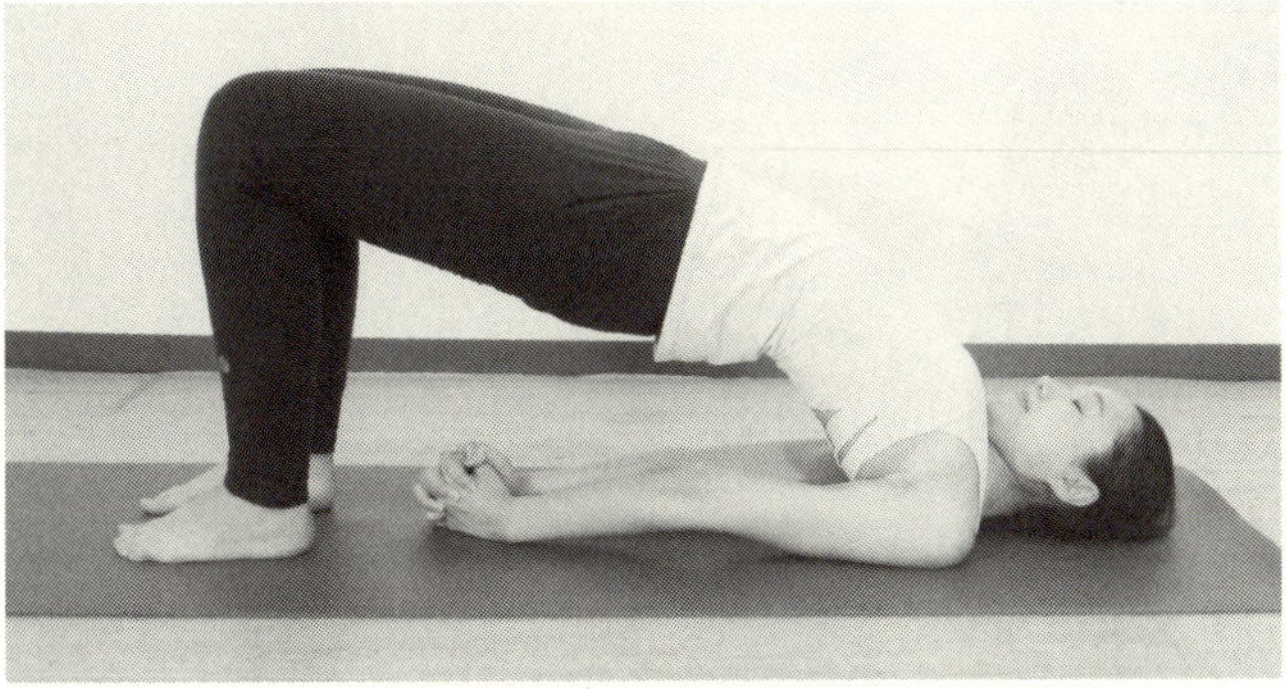

ご紹介します。

◉セツバンダーサナ

肩甲骨を使って胸を開いて、顎を胸に近づけます。

◉ウールドゥヴァムカシュヴァーナーサナ

胸を開く練習に最適です。ここではあえて首を伸ばさずにジャーランダラバンダのように引く方法をお見せしています。

◉プールヴォーッターナーサナ

背筋が鍛えられるアーサナですが、同時に首に負荷がかかるのでいいトレーニングになります。

◉サルヴァンガーサナ

重力を使って顎と胸を近づける少し強度の高いアーサナです。

ウールドゥヴァムカシュヴァーナーサナ

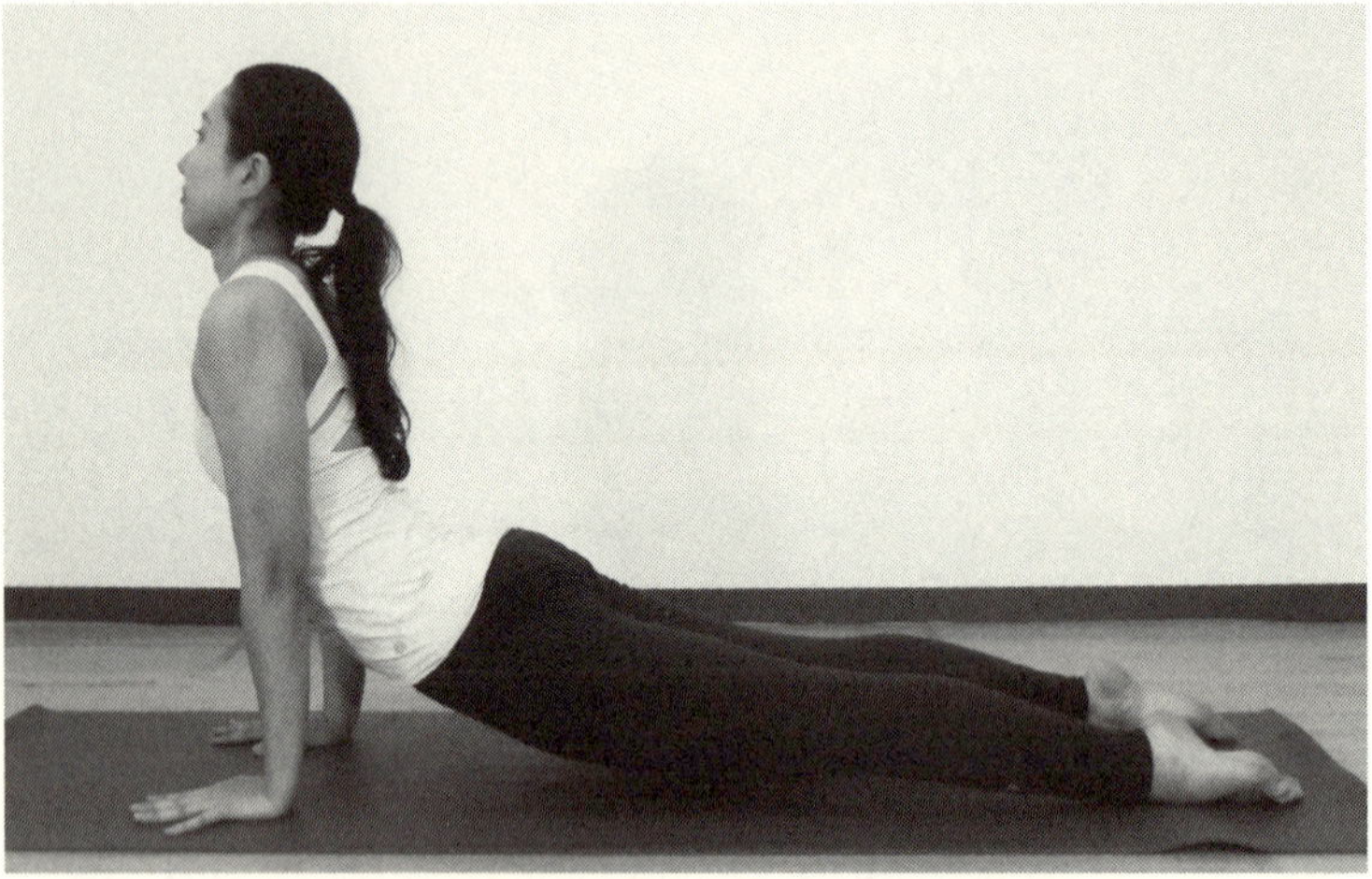

プールヴォーッターナーサナ

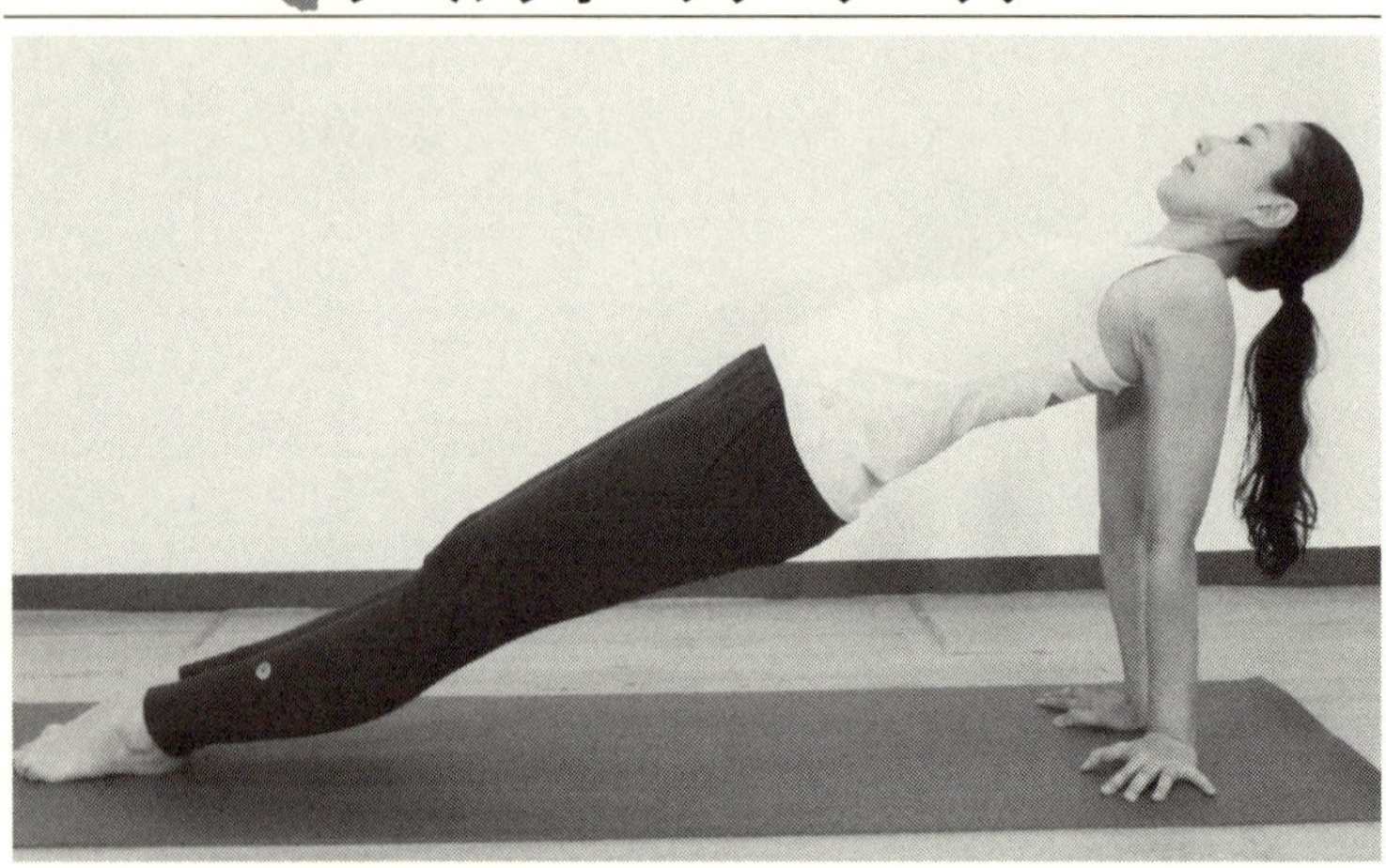

サルヴァンガーサナ

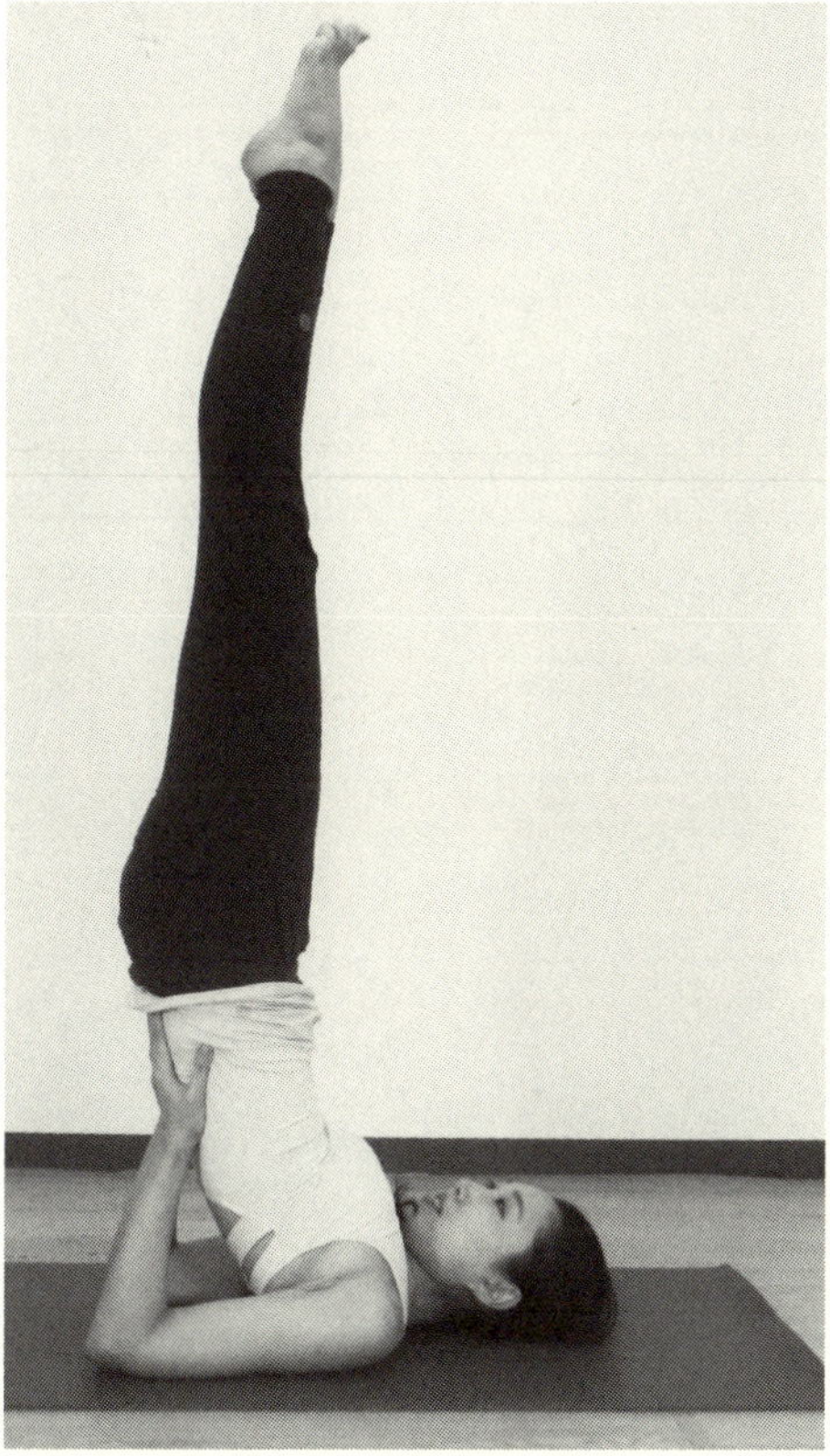

Part 3

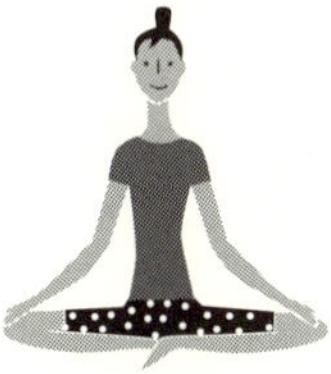

よくある質問にお答えします

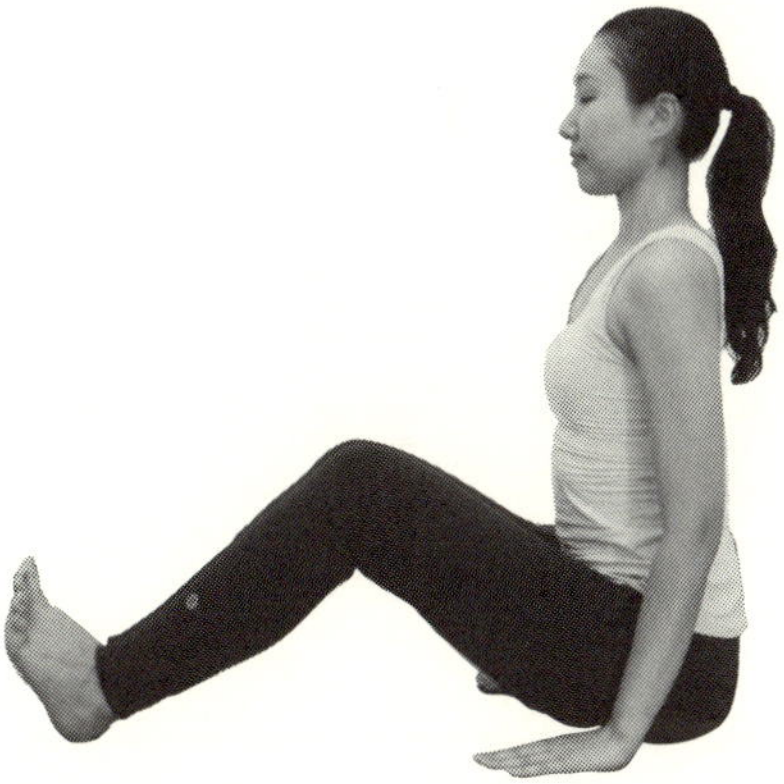

ハヌマーナーサナ

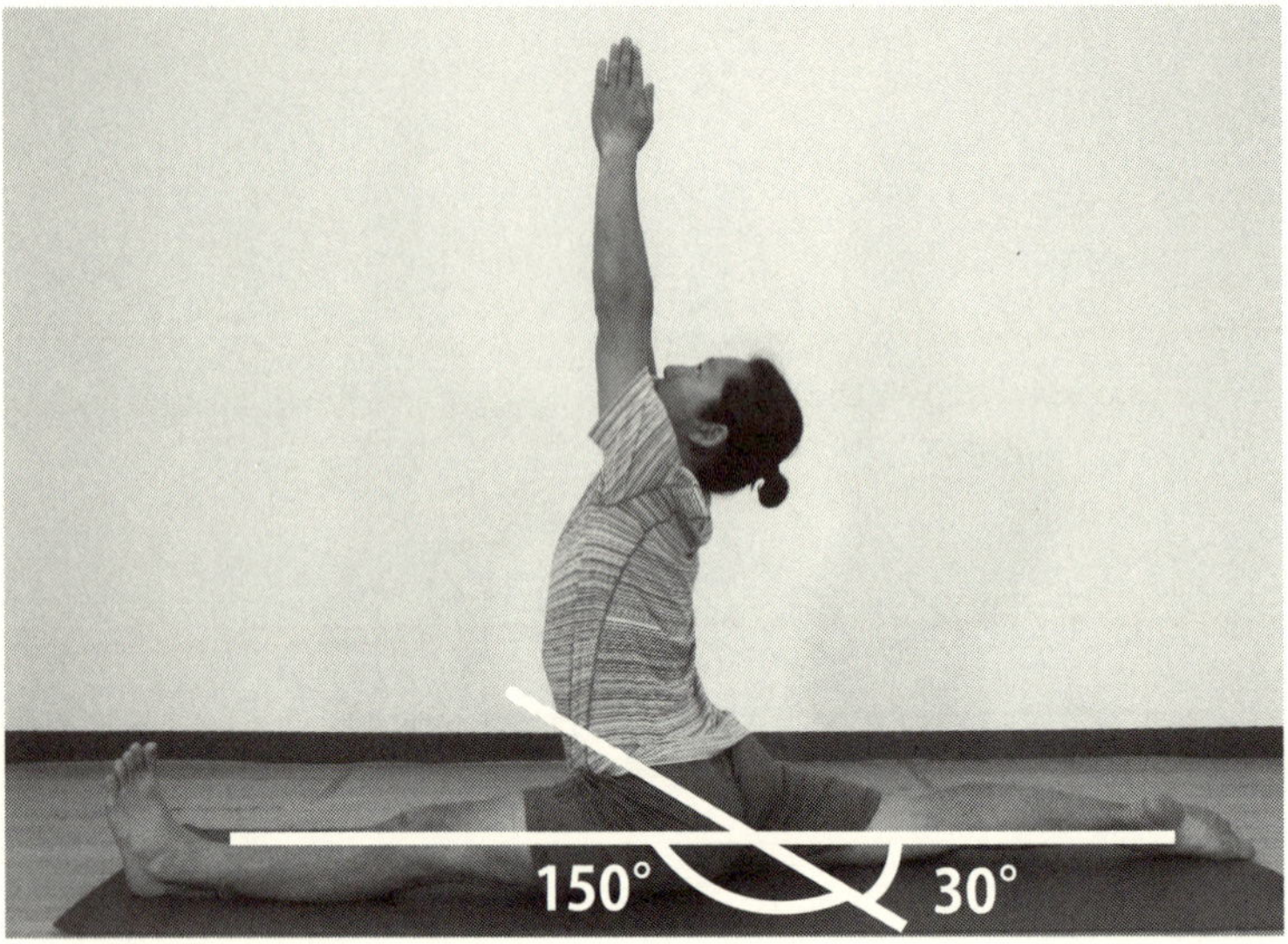

Q1：ハヌマーナーサナ（前後開脚）は前と後ろのどちらの足を中心に練習したらいいでしょうか？

A：前後開脚は角度では180度です。動きとしては前脚は股関節の屈曲で、後脚は伸展になります。股関節は屈曲の方が伸展よりも可動域が大きく、特に伸展は靭帯によって約20度で強く制限を受けます。ですので180度の内訳としては、前の屈曲が150度で、後ろの伸展は頑張っていっても30度というのが妥当だと思われます。ですので、ハヌマーナーサナを目指すには前脚の屈曲可動域を伸ばすことが得策です。また、股関節の屈曲に関しては靭帯性の制限はありませんので、筋の制御ができれば、構造的な特性がなければ基本的には誰でもいくことができるはずです。

参考：日本整形外科学会、日本リハビリテーション学会　関節可動域

Q2：経典にある「背骨を真っ直ぐにして座る」っていうのは一本の棒のような弯曲のない脊柱という意味でしょうか？

A：これは解釈が少し難しいところです。本来脊柱には生理的な弯曲が存在します。進化の中で選ばれたわけですから一番効率的な構造という判断でいいでしょう。一般的に背筋《せすじ》を伸ばしましょうといってこの弯曲をなくす人はいないでしょう。つまり骨盤を後傾させて、胸を意図的に開いて、顎を引くことは自然ではありません。しかし、ヨガの場合、自然な状態を真っ直ぐと表現したのか、意図的に弯曲をなくしたのかははっきりしません。なぜかというと、意図的というものに意味を持たせることもできるからです。例えば、ターダーサナでも弯曲をなくして脊柱を棒のように伸ばす方法を指導する流派もあります。これは正常な姿勢ではありませんが、本書でも解説しているようにバックベンドをするときにはとても有効な姿勢です。骨盤を安定させて、胸を持ち上げ、顎を引くことで首の筋肉を使って胸の開きを助けます。つまり経典で背骨を真っ直ぐにという表現にも、意図するという行為で得られる何か効果を求めている可能性もあります。ここに関しては修行を深めた達人しか分からない範囲かもしれませんね。

ナウリ

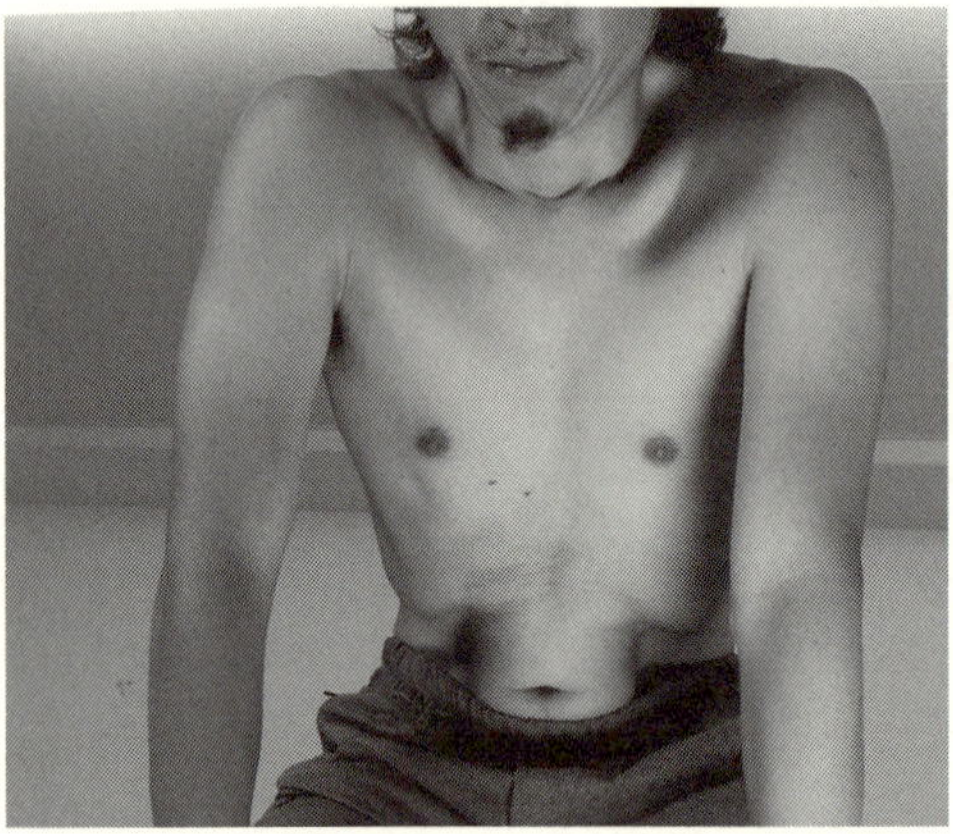

腹直筋の選択的な収縮

Q3：ウディヤーナバンダ（息止めでの内臓の引き上げ）やナウリ（ウディヤーナバンダ中の腹筋マッサージ）は腹筋の働きですか？

A：まずウディヤーナバンダのメカニズムを解説します。肺は胸郭を拡張して空気を取り入れて、絞って空気を吐き出します。基本的に吸気は横隔膜や外肋間筋が、呼気は肺の弾性力で行なわれていますので、筋を使っているのは吸気のみとなります。しかし努力性の場合には、呼気で腹筋を使って強制的に吐くこともできます。ウディヤーナバンダはこの努力性呼気を使います。強制的に息を深く絞り出すと、肺は陰圧になり空気を吸いたくてしようがない状態になります。そこで空気を吸わずに息を止め、お腹をリラックスさせた状態で胸郭だけを拡張させます。すると、空気の代わりに内臓が肺の方に向かって吸引されお腹がへっこみます。ですから、ウディヤーナバンダは腹筋を使っているのではなく、逆に腹筋をリラックスさせて肺の陰圧と胸郭の拡張を使って行なって

パドマーサナ（蓮華座）

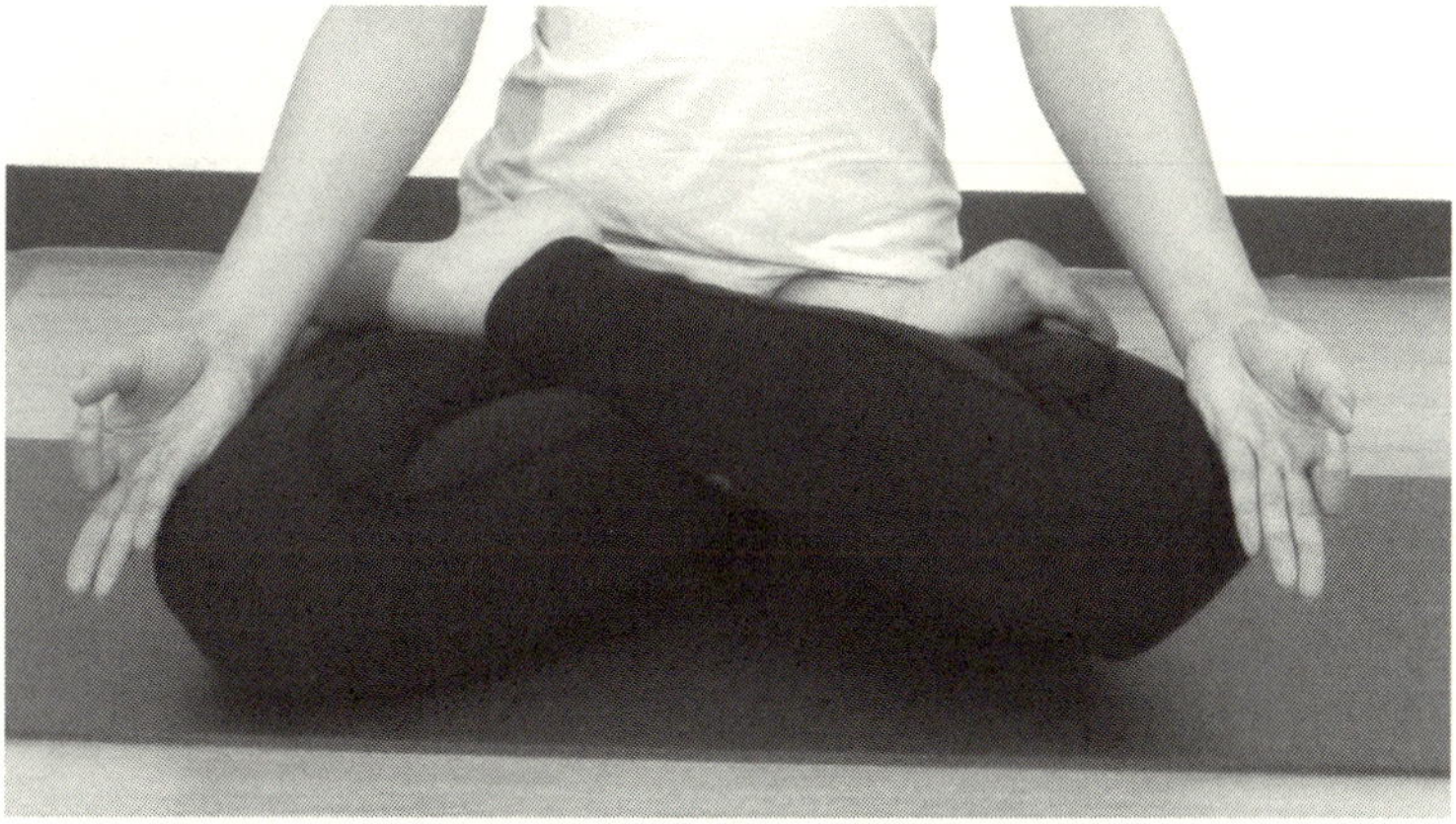

いるのです。ナウリに関しては、ウディヤーナバンダをした状態で、腹筋をあえて使い、内臓をマッサージします。ここでは特に腹直筋を使います。左右の筋線維を交互に使うところがコツです。

Q4：どんな人でも練習すればパドマーサナ（蓮華座）やサマコーナーサナ（左右開脚）はできるのですか？

A：基本的には骨格に個人差があるため、中には練習しても骨格上できない方もいます。特に「前捻角」という大腿骨の形状は大きく股関節の可動域に影響を与えます。大腿骨頭は約15度前に向かう捻じれを持っています。そしてこの角度は人によってかなりばらつきがあります。人によっては45度近くある人もいます。角度が強い場合、股関節は内股傾向（内旋位）になり、結果として構造上脚を開く（外旋）ができなくなります。股関節が開かないのに無理に手を使ったりして股関節を開こうとすると、膝だけが捻じれて半月板などを痛める原因となります。意外とパドマーサナで膝を痛める人は多いのです。

同じようにサマコーナーサナでも前捻角が強いと股関節を横に開く動き（屈曲外転）が脚を外に捻じる動き（外旋）の制限によってやはり困難になります。そのような方はつま先を天井ではなく床の方に倒すと取れることがあります。骨格は構造ですので、ご自分の顔のように受け入れて無理なく自分なりのアーサナを取れるといいですね。

Q5：ストレッチ後になぜ筋肉痛が起こるのですか？

A：ストレッチは筋をゆるめていると思っている人が多いと思います。確かに持続的に筋を伸張すると伸ばされた刺激によってゆるむことはあります。しかし、多くは伸張という刺激に対して逆に防御的に収縮することの方が多いのです。これは見方を変えると抵抗運動ということになります。伸ばされないように抵抗している筋を伸ばすので筋トレと同じ効果になります。つまり、ストレッチ後の筋肉痛は筋トレの効果なのです。ストレッチで筋力が維持されたという報告も多々ありますが、脱力していたのか筋トレになっていたのかは疑問です。覚醒している状態で脱力することそのものが難しいですので、完全に脱力した状態でストレッチすることは実は結構難しいことなのです。特に他人に動かされて、伸ばされている刺激があるのに脱力を維持するというのは実際至難の技です。アーサナのプラクティスでも伸張感を感じている時は、極力脱力する意識を持って、筋トレにならないように気をつけましょう。

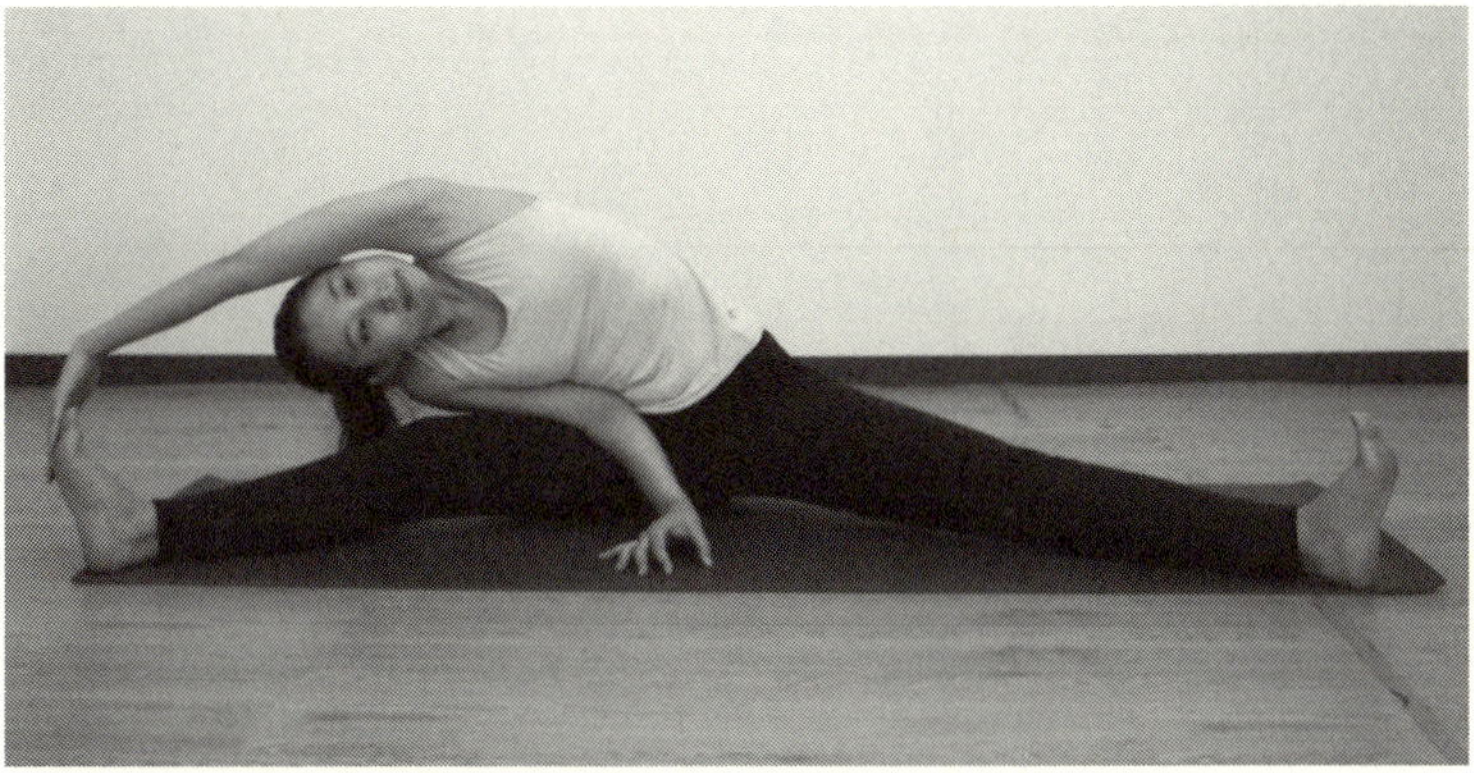

文献：市橋則明、ストレッチングのエビデンス：理学療法学、41巻（2014）8号531-534
野末琢馬他、長期的なストレッチが筋力に及ぼす影響：理学療法学、2013巻（2014）0569

Q6：指導を受ける先生によってアーサナの解説や取り方が違うのはなぜですか？

A：ヨガは歴史が長い分、多くの方が関わって伝えられ、また発展して来ました。そのため、多くの流派や考え方、強調する部分の差などがあります。ですから、指導者によって意見が違うのは当然といえば当然なのです。アーサナにはそれぞれの立場でそれぞれの意義があります。ですから、アーサナに一つだけの答えや正しさがあるとは考えない方がいいと思います。様々な考え方があり、時には実践者に合わせてアーサナも変化するもので、あくまでも心身の制御と調和が目的であり、アーサナはその手段でしかないという大きな捉え方が重要なのだと思います。

本書で提案しているアーサナも解剖生理学、運動学の立場からの一つの提案です。これが正解で他は間違っているということではありません。ヨガの精神は肯定であって否定ではありません。それぞれの違いを受け入れながら、ご自身にとって快適で安定した場所を見つけて下さい。

Q7：よくクラスでインストラクターから「無理をしないで」と言われますが、自分で無理をしてるかどうかが分かりません。

A：無理をしてる兆候はいくつかあります。

① 呼吸が止まる、または荒くなる

これは体が緊張して興奮しているサインですので、体に無理がかかっているのでしょう。自然な呼吸でできる範囲が安全で無理のないところです。

② 顔が怖くなる

危険な状態でニコニコしている人はあまりいないと思います。体に無理がかかってくると危険な状態として顔が怖くなります。眉間にシワを寄せない状態がいいですね。

③ 肩がすくむ

ビックリすると肩がすくみますね。体を守るために丸くなるような反応がおきます。体に無理がかかると守るために肩が上がるのです。肩を下げて首を伸ばした状態で行なえるといいですね。

④ 手先足先が緊張する

手に汗握ると言いますが、緊張すると手や足に力が入ります。逆に手や足の指を揺らすようにすると力が抜けます。よくスポーツ選手がスタートの前に手足を振っていますね。アーサナの中でも指を軽く動かせるくらいの余裕を持って行なうといいですね。

Q8：体が固いのですがどうしたら柔らかくなりますか？

A：体が固いのは体のどこが硬いのでしょうか？　それは多くは筋肉です。筋肉が硬いのはなぜでしょうか。筋肉は心がリラックスすると弛緩して柔らかくなり、心が緊張すると筋肉も緊張して固くなります。ですから、体が固いのは心と体が緊張しているからとも言えます。特徴的なのは防御性収縮です。防御性収縮は、体が自分を守るために筋肉を緊張させる反応です。何かにぶつかる時や、怖い時を想像するといいですね。この防御性収縮はアーサナの中でもよく現れます。例えばウッターナーサナやウパヴィシュタコーナーサ

バスチモーッターナーサナ

防御性収縮を起こさせにくい方法

4

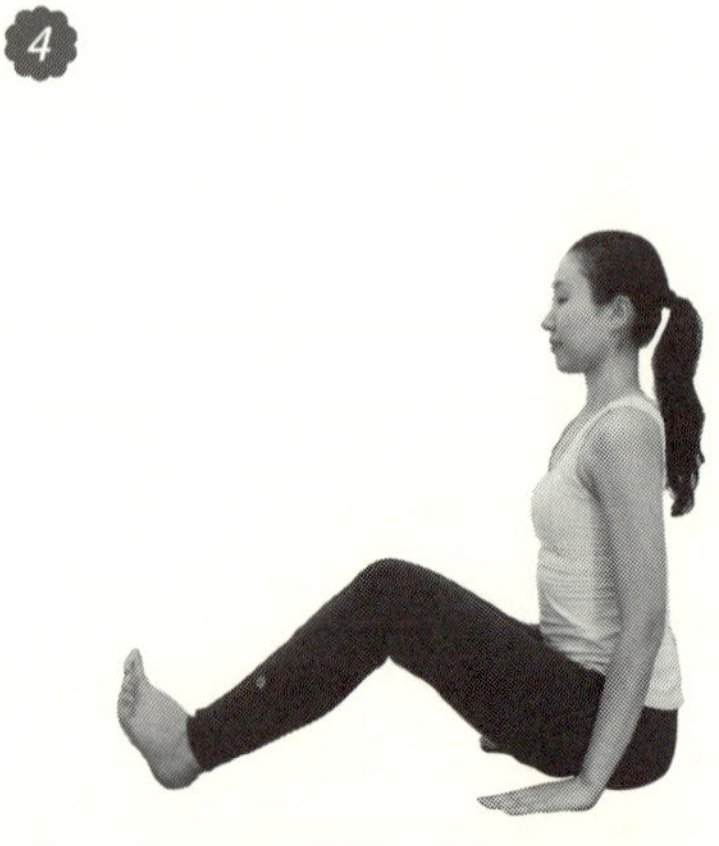

5

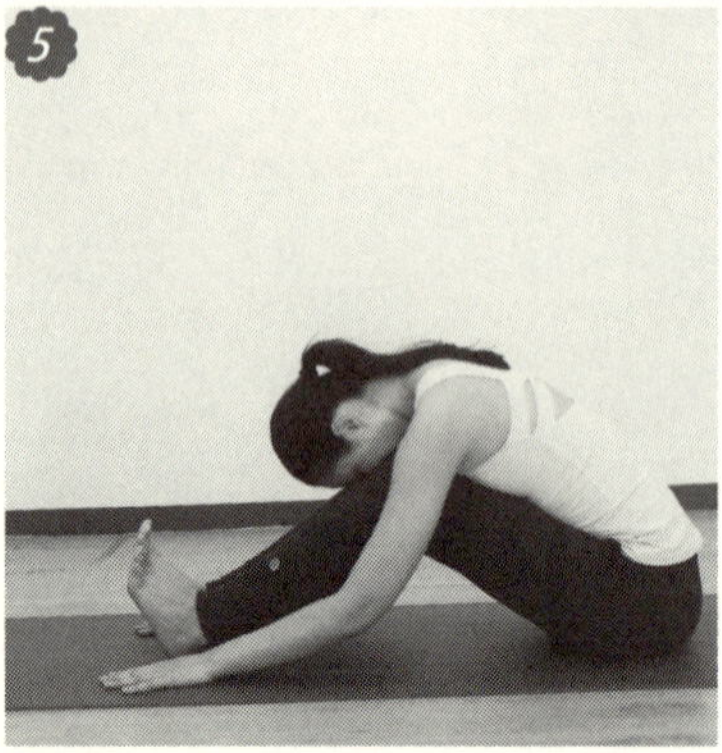

6

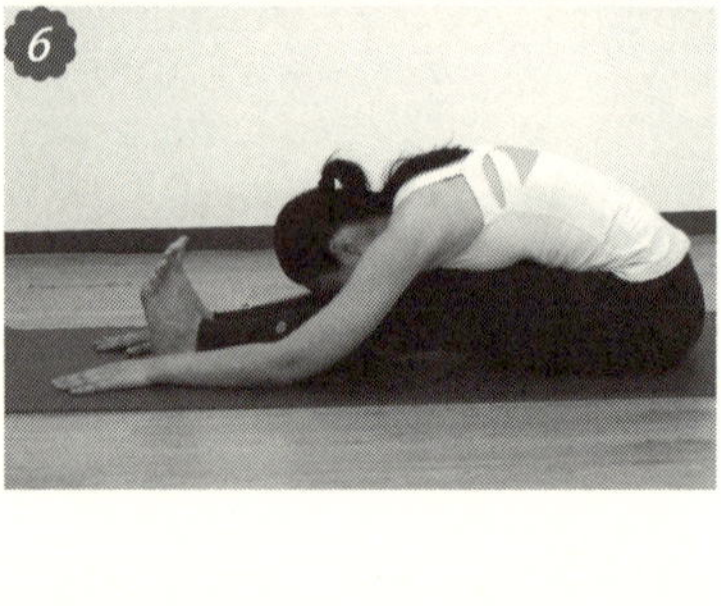

体を足に向かって直接倒す方法

1

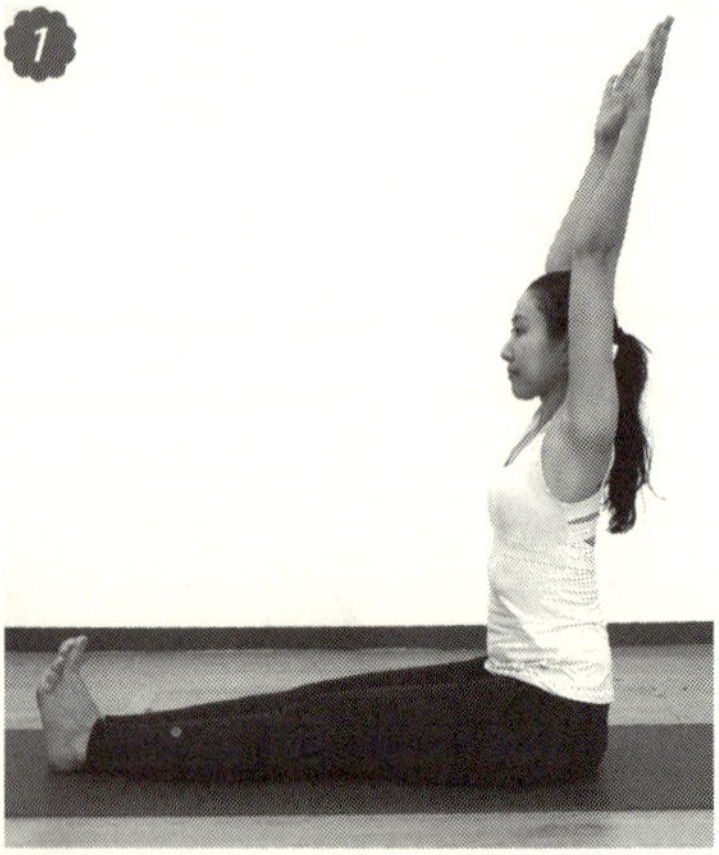

2

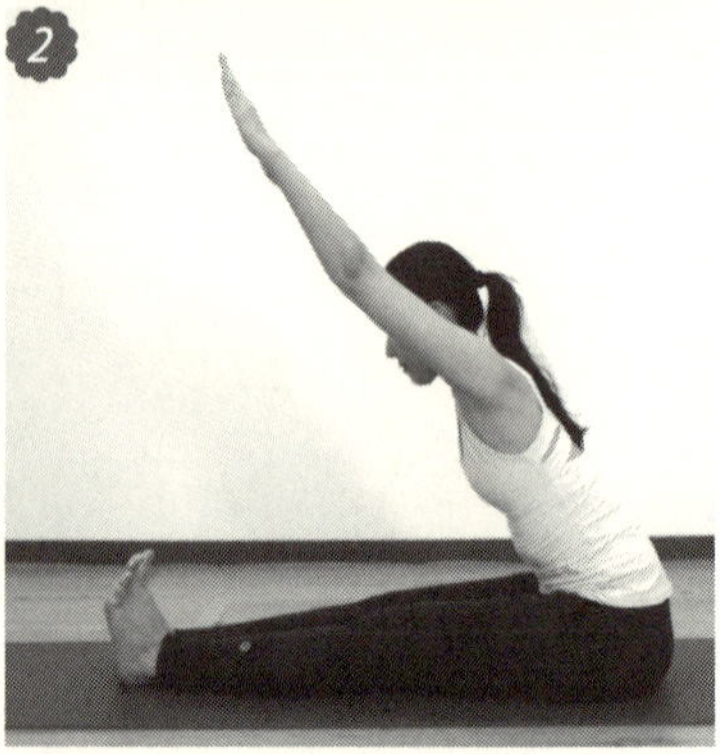

3

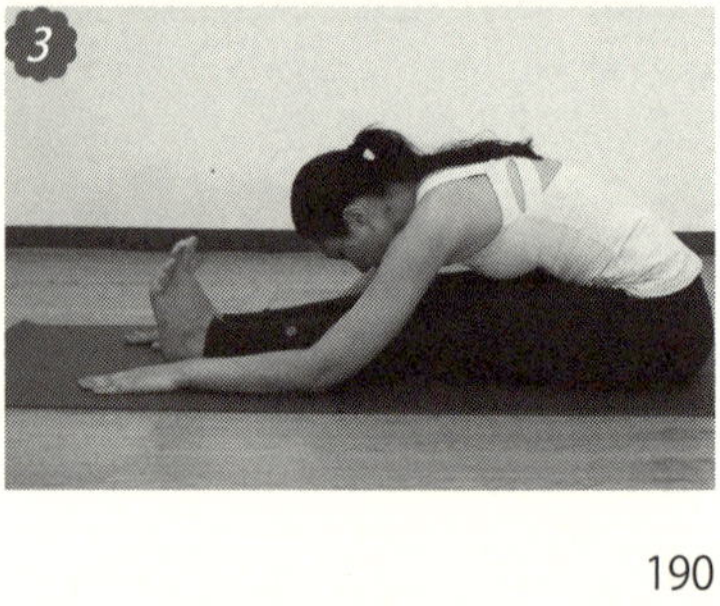

ナ、パスチモーッターナーサナです。前ページ写真の右列は体を足に向かってそのまま倒す方法です。この方法ですと体は倒れないように防御的に太腿の裏（ハムストリング）の緊張を高めて固くなります。左列は手を使って体を支えることで体を安心させて防御性の収縮を起こさせない方法です。一緒に行なってみて下さい、体の固さがアーサナの取り方の少しの違いで変化するのが分かったと思います。体の固さは個人的に元々持っている性質だと誤解している方が多くいます。本来の筋肉の固さではない防御反応を固いと思い込んでしまっているのです。固いと思っている方はまずは体が安定して安心した状態を探してみて下さい。そしてアーサナでは体を危険な状態に向かわせるのではなく、安心させて、心も体もリラックスする方法、環境、場所を探してみて下さい。体のゆるめ方を探すのがアーサナです。

おわりに

ヨガの運動学いかがでしたでしょうか。動きに関わる物理や体の構造が理解できると、アーサナの深め方が、心身ともに一歩前に進んだ感じがしませんか。なんとなくでも練習はできますが、分かればもっと楽しく、集中して練習ができると思います。美味しい料理も、何も考えずに食べるのもいいですが、産地や料理方法などを知るともっと味わい深くなる感じがしませんか。運動学は動きを楽しむ、アーサナを深めるアクセントです。みなさんにとってもそうであったら嬉しいです。

アーサナの練習で怪我を予防するためにも、この運動学の知識が役に立ちます。インドの慣習や、様々な指導者の思いつきに則って発展してきたヨガですが、今後は医学や科学の視点によって更に分かりやすく、理にかなった方法で指導や実戦がなされるようになると思います。古のインドの知恵とメソッドが、現代の言葉で今後はさらに紐解かれ解釈されていくと思います。どんどん科学の言葉で解釈されればされるほどに、文明が現代よりは遥かに劣っていた時代に、ここまで精巧に技法が作られていたことに驚きます。もしかしたら、昔の方達は私たち現代人が無くしてしまった第六感的何かをまだ持っていたのかもしれません。その意味では、まだまだ私達は解釈のみで、新しい何かを作り出すまでにはなっていない発展途上のように感じます。

先人の智慧に心から尊敬と感謝をして、ヨガの運動学はおわりとさせて頂きたいと思います。皆さんにとってヨガが心身の調整法として、人生をより良く生きる道標として役に立ってくれれば、ヨガを伝える者としてこれほど嬉しいことはありません。ヨガがもっと人々に広まり、様々な社会的問題が少なくなることを祈っています。

ありがとうございました。ナマステ。

中村尚人

２０１９年1月

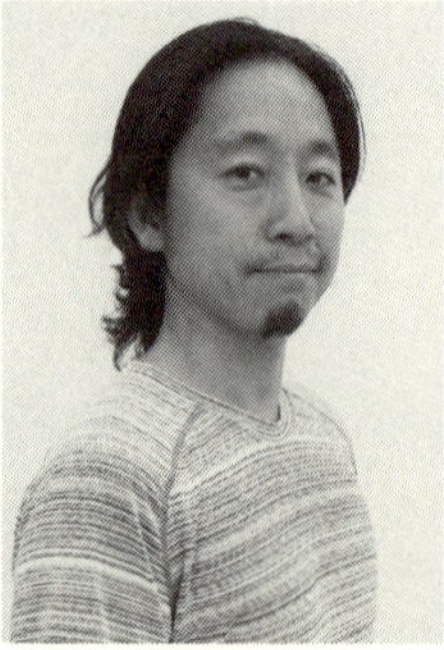

著者紹介

中村尚人（なかむら なおと）

理学療法士、ヨガインストラクター

1999年より理学療法士として大学病院から在宅まで12年間幅広く臨床を経験。その中でヨガと出会う。ヨガの解剖学の第一人者として、2008年からUTLにて解剖学講座を担当。日本最大のヨガイベントYoga Featには毎年招聘されている。未病の重要性に気づき予防医学の実現のために医療業界を飛び出し株式会社P3を設立。八王子にstudio TAKT EIGHT、studio UPRIGHTを設立。また解剖学の視点からアーサナを指導する「アーサナアナトミカルアプローチ」を展開し、安全なヨガ指導を啓蒙している。

株式会社P3代表取締役
RYT 500
sVIYASA YTIC修了
YogaSynergy Level4 teacher

モデル紹介

加藤里沙（かとう りさ）

ヨガインストラクター、
ハーバルセラピスト

体の不調に悩まされていた頃、医師に勧められヨガに出会う。

2009年からヨガインストラクター養成講座にて本格的に学び始め、現在も流派にとらわれず、様々なYOGAに触れることを大切にしている。

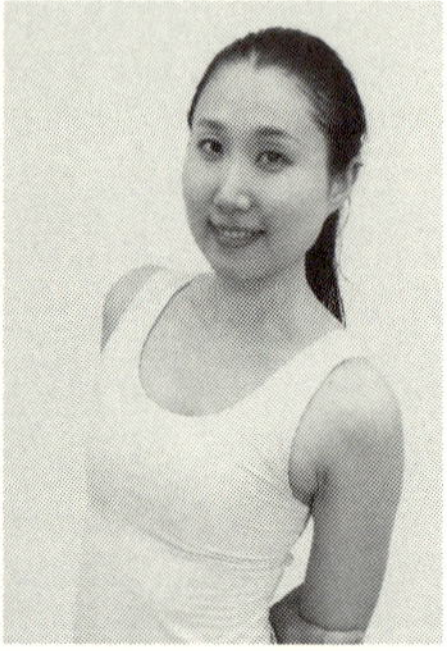

全米ヨガアライアンスRYT200、JYIA Senior Course Diploma 1級
AJYA Senior Course Diploma 1級、マタニティヨガインストラクター養成修了
陰ヨガインストラクター養成修了、リストラティブヨガ指導者養成コース修了
Auspicious Bhakti Flow Basic、Auspicious Ayurveda Basic
ラフターヨガリーダー
日本エアリアルヨガ協会認定エアリアルヨガインストラクターBasic

装幀：谷中英之
本文デザイン：中島啓子

体感して学ぶ
ヨガの運動学 体にやさしく効率的な動かし方

2019 年 2 月 25 日　初版第 1 刷発行

著　　者　中村 尚人
発 行 者　東口 敏郎
発 行 所　株式会社ＢＡＢジャパン
〒 151-0073 東京都渋谷区笹塚 1-30-11 ４・５F
TEL　03-3469-0135　FAX　03-3469-0162
URL　http://www.bab.co.jp/
E-mail　shop@bab.co.jp
郵便振替 00140-7-116767
印刷・製本　中央精版印刷株式会社

ISBN978-4-8142-0190-7　C2075

DVD Collection

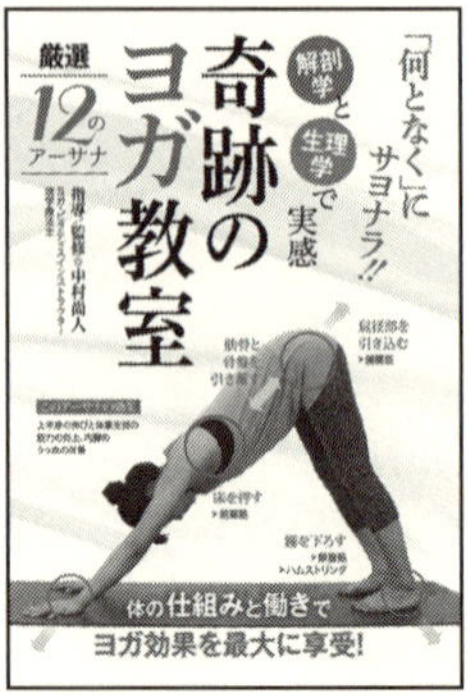

DVD
何となくではない、解剖学と生理学で実感できるヨガ

奇跡のヨガ教室

意味と効果がハッキリと分かる厳選の１２アーサナ!

結構多いヨガ愛好家の皆さんの悩み・想いに、お答えするために作った DVD。

解剖学と生理学によるアプローチで、誰でも出来て、効果を感じられるヨガ。これをテーマに中村尚人先生が、厳選12アーサナ（ポーズ）を丁寧に指導。スタジオレッスンを受けている感覚で一緒に学んでいるうちに、いつものアーサナが一気に味わい深く、より効果を発揮するものとなります。さらに上級者向けオプションも多数収録しています!

●中村尚人 監修・解説　●98min.　●本体3,600 円＋税

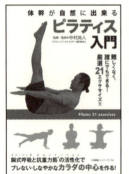

DVD　体幹が自然に出来る

ピラティス入門

難しくなく、誰にでもできる! 厳選 21 エクササイズ !!

腹式呼吸と抗重力筋の活性化で
ブレない・しなやかなカラダの中心を作る!

ピラティスインストラクターの中村尚人氏が三段階のレベルに分けた厳選 21 エクササイズを丁寧に解説。各種アスリート・パフォーマーのバランスの取れた安定した体作り、そして無理なく体を整える健康法として有効なエクササイズです。

内容：準備運動／ベーシック・レベル（デッドバグス、クワドロペッド、マーメイド、その他）／インターミディエイト・レベル（シングルレッグサークル、レッグプルフロント、他）／アドバンス・レベル（クリスクロス、ショルダーブリッジ、ロールアップ、他

●中村尚人 監修・解説　● 61min.　●本体 5,000 円＋税

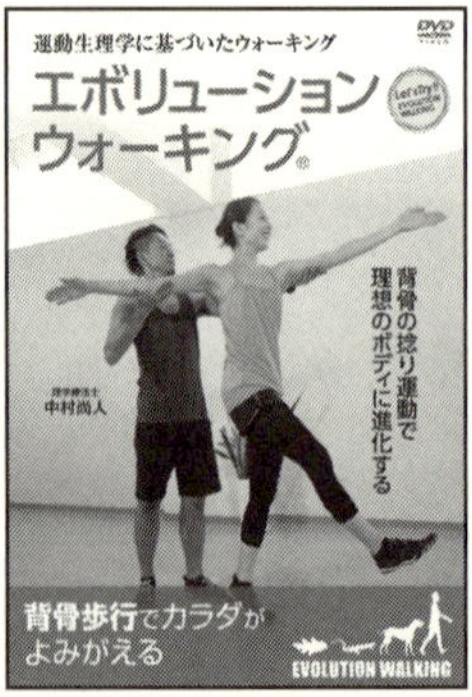

DVD
運動生理学に基づいたウォーキング
背骨歩行でカラダがよみがえる

エボリューション ウォーキング

足からではなく、胸郭を回旋させて歩くことによって背骨が整えられ、体に芯が作られます。本来健康とは「自然であること」。人間の体に合った正しい歩き方ができれば、全身が繋がり効率良く体が動き、痛み・ゆがみが無くなります。

内容：◎体の構造と歩き方について　◎正しいウォーキングのポイント（「Gait-Pendulum 理論」／胸郭からねじる／脊柱のカップリングモーション）　◎スクリーニングテスト（胸椎の回旋／肩の柔軟性／腰椎の前弯保持／頭位の確認／ふくらはぎの筋力／片脚立ちバランス／他）　◎準備運動（アキレス腱伸ばし／ヘッドシェイク／手足ぶらぶら／その場ジャンプ）　◎ EW エクササイズ　◎ EW 10 STEPS WALK　◎２人で行うウォーキング

●中村尚人 監修・解説　●85min.　●本体5,000円＋税

BOOK Collection

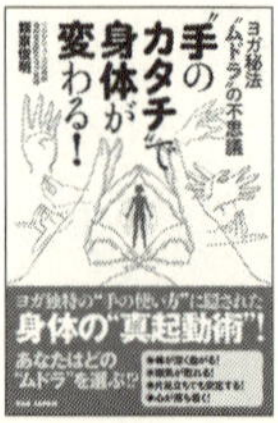

"手のカタチ" で身体が変わる!
～ヨガ秘法 "ムドラ" の不思議～

ヨガで用いられている "ムドラ=手のカタチ" には、身体の可動性を拡大させるほか、人間の生理に直接作用するさまざまな意味がある。神仏像や修験道者・忍者が学ぶ "印" など、実は世界中に見られるこの不思議な手の使い方にスポットを当てた、本邦初、画期的な 1 冊!

●類家俊明 著　●四六判　●168頁　●本体1,200円+税

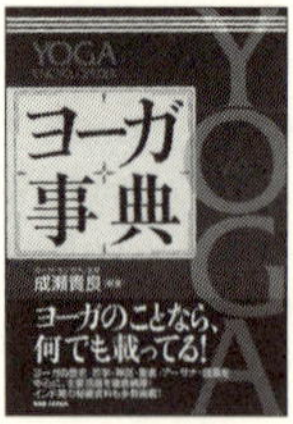

ヨーガ事典

18 年の歳月をかけてまとめられた、 日本初のヨーガ事典。 この 1 冊でヨーガの歴史 ・ 神話 ・ 哲学 ・ 聖者 ・ アーサナ ・ 語源…etc ヨーガのすべてを完全網羅！ ヨーガをより深く知るための座右の書。 ・インド発の秘蔵資料を多数掲載／実技はわかりやすいイラストでの説明付き／全語にサンスクリット語表記あり／ヨーガの教典の出典を掲載／現代用語集とヨーガ年表付き

●成瀬貴良 著　●A5判　●492頁　●本体3,800円+税

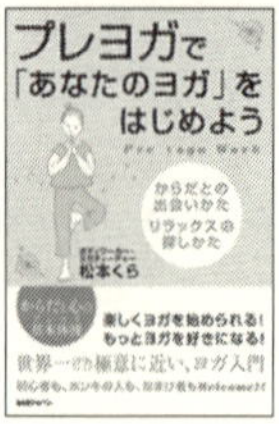

プレヨガで「あなたのヨガ」をはじめよう
からだとの出会いかた、リラックスの探しかた

ヨガでリラックスできる人、いくらやっても辛くて苦しい人。その違いはリラックスする感覚を知っているかどうかにかかっています。本書はそんな「リラックス感覚」をつかむためのボディワークを紹介します。ビギナーには入門書に、ベテランにも新しい発見がある内容です。

●松本くら 著　●四六判　●240頁　●本体1,600円+税

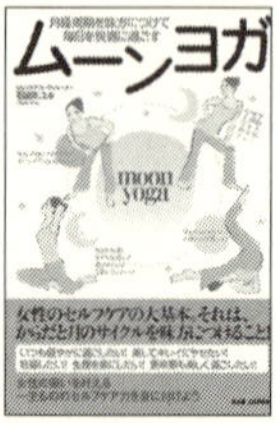

月経周期を味方につけて 毎日を快適に過ごす
ムーンヨガ

女性のセルフケアの大基本。それは、からだと月のサイクルを味方につけること!　この本では、女性の願いを叶える一生もののセルフケア力の身に付け方を紹介します。子宮や卵巣が歪むってホント!?　女性ホルモンはどんな働きをするの?　知ればからだが愛おしくなる、女性の生理学を優しく解説。

●石田ミユキ 著　●A5判　●224頁　●本体1,300円+税

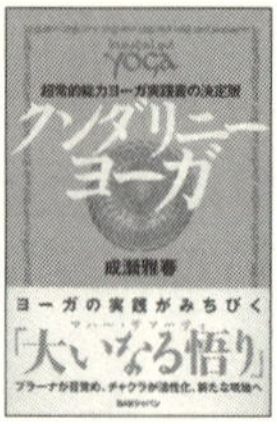

超常的能力ヨーガ実践書の決定版
クンダリニー・ヨーガ

超常的能力ヨーガ実践書の決定版。日本ヨーガ界の第一人者成瀬雅春師が、クンダリニーエネルギー覚醒の秘伝をついに公開！　根源的エネルギー「プラーナ」が人体内で超常的能力として活性化する「クンダリニー覚醒」を本気で目指す人のための実践マニュアル。

●成瀬雅春 著　●四六判　●288頁　●本体2,000円+税

BOOK Collection

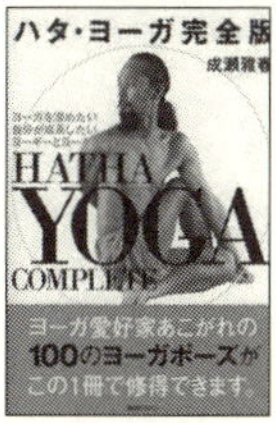

ハタ・ヨーガ完全版

ハタ・ヨーガは「身体の操作」によって解脱を目指す、ヨーガ流派のひとつです。特徴は「積極的な実践法」にあります。長い修行の伝統の中で生まれてきたさまざまなアーサナ（ポーズ）は、瞑想に頼らず自分から解脱に至ろうとするハタ・ヨーガの強さを象徴しています。

●成瀬雅春 著　●B5判　●240頁　●本体2,000円+税

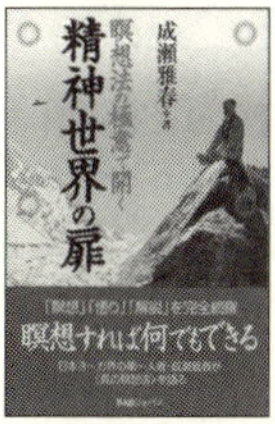

瞑想法の極意で開く 精神世界の扉

「瞑想」「悟り」「解脱」を完全網羅! 日本ヨーガ界の第一人者・成瀬雅春が〈真の瞑想〉を語る。■目次：瞑捜編（瞑想とは何か・サマーディへの階梯・瞑想の実践法・制感の実践法）／瞑想編（観想の実践法・瞑想の実践法・他）／究極編（聖地への道程・瞑想法の極意・究極の瞑想・他）／系観瞑想／特別対談　角川春樹×成瀬雅春

●成瀬雅春 著　●四六判　●320頁　●本体1,600円+税

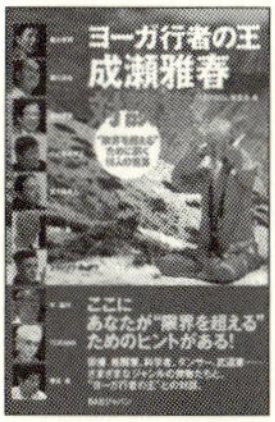

ヨーガ行者の王 成瀬雅春 対談集

"ヨーガ行者の王"成瀬雅春。各界選りすぐりの達人たちとの超絶対談集!
■対談者：第1部　表現者との対話［榎木孝明、TOZAWA］／第2部　格闘者との対話［平直行、小比類巻貴之、増田章］／第3部　求道者との対話［柳川昌弘、日野晃、フランソワ・デュボワ］／第4部　研究者との対話［武田邦彦、苫米地英人］

●「月刊秘伝」編集部 編　●四六判　●280頁　●本体1,500円+税

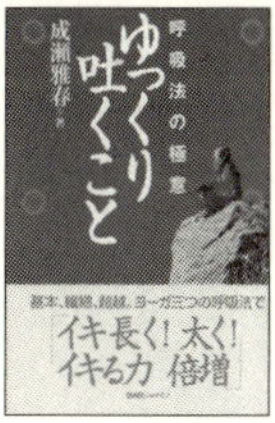

呼吸法の極意　ゆっくり吐くこと

人は生まれてから「吸う、吐く」を繰り返している。それを意識することは宝を手に入れたようなもの。身体は疲れにくくなり集中力が高まり活力が漲るという。本書は呼吸法のテクニックを初級・中級・上級のレベル別に。女優の高樹沙耶さんの特別対談収録! ■目次：第一章 導入　呼吸法の本質／第二章 本意　基本的な呼吸法／第三章 達意　繊細な呼吸法／第四章 極意　超越的な呼吸法

●成瀬雅春 著　●四六判　●288頁　●本体1,600円+税

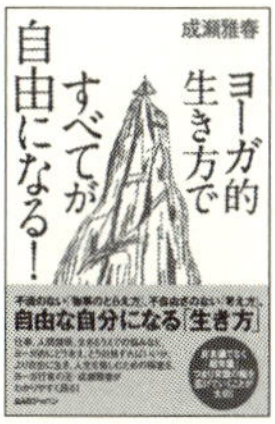

ヨーガ行者・成瀬雅春が教える「超常識学」

ヨーガ的生き方ですべてが自由になる!

非常識でなく「超常識」、つまり常識の幅を広げていくことが大切! 仕事、人間関係、生きるうえでの悩みなど、ヨーガ的にどう考え、どう対処すればいいか、より自由に生き、人生を愉しむための極意を、ヨーガ行者の王・成瀬雅春がわかりやすく語る!

●成瀬雅春 著　●四六判　●180頁　●本体1,400円+税

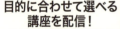

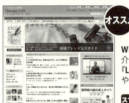